高等医药院校"十三五"规划教材

# 大学生心理健康教育

（供中医学、中药学、针灸推拿学、护理学、管理学等专业用）

主 编 胡 真

中国中医药出版社
·北 京·

图书在版编目（CIP）数据

大学生心理健康教育/胡真主编．—北京：中国中医药出版社，2019. 10（2021. 12重印）
高等医药院校"十三五"规划教材
ISBN 978 - 7 - 5132 - 5720 - 6

Ⅰ．①大…　Ⅱ．①胡…　Ⅲ．①大学生－心理健康－健康教育　Ⅳ．①G444

中国版本图书馆 CIP 数据核字（2019）第192854号

**中国中医药出版社出版**
北京经济技术开发区科创十三街 31 号院二区 8 号楼
邮政编码　100176
传真　010 - 64405721
山东百润本色印刷有限公司印刷
各地新华书店经销

开本 787 × 1092　1/16　印张 17. 5　字数 393 千字
2019 年 10 月第 1 版　2021 年 12 月第 2 次印刷
书号　ISBN 978 - 7 - 5132 - 5720 - 6

定价　55. 00 元
网址　www. cptcm. com

**服 务 热 线　010 - 64405510**
**购 书 热 线　010 - 89535836**
**维 权 打 假　010 - 64405753**

微信服务号　**zgzyycbs**
微商城网址　**https：//kdt. im/LIdUGr**
官 方 微 博　**http：//e. weibo. com/cptcm**
天猫旗舰店网址　**https：//zgzyycbs. tmall. com**

如有印装质量问题请与本社出版部联系（010 - 64405510）
版权专有　侵权必究

# 高等医药院校"十三五"规划教材

## 《大学生心理健康教育》编委会

# 编写说明

大学生心理健康状况如何，不仅关系到大学生在校期间的学习和生活，更影响其未来职场的进步与发展；不仅关系其个人的前途和命运，更影响其家庭的和谐与幸福。所以，开展大学生心理健康教育就显得尤其重要，甚至可以说是关系重大，影响深远。

心理学是一门以人类行为和心理活动为研究对象的学科。心理学一词来源于希腊文，原意是关于灵魂的科学。随着科学的发展，心理学的关注对象由灵魂变为心灵。1879 年德国学者冯特受自然科学的影响，在莱比锡大学建立了文字记载的第一个心理实验室，标志着科学心理学脱离思辨性哲学成为一门独立学科的诞生。

心理学分为基础心理学和应用心理学两大领域。其研究涉及感觉、知觉、记忆、思维、想象、人格、意志、人际关系等范畴。

心理学兼具理论性和实践性。其研究目的是通过描述和解释人的行为，尽可能地预测和影响人的行为，从而提高人的自主认识水平，有效改善人的生活质量。

高等学校承担着培养德、智、体、美全面发展的高素质的社会主义建设者和接班人的重任。立德树人是高等学校的根本任务。高等教育要坚持育心与育德相统一，加强人文关怀和心理疏导，规范发展心理健康教育和咨询服务，更好地适应和满足学生的心理健康教育服务需求，引导学生正确认识义和利、群和己、成和败、得和失，培育学生自尊自信、理性平和、积极向上的健康心态，促进学生心理健康素质、思想道德素质和科学文化素质的全面协调发展。

加强和改进大学生心理健康教育，是高校人才培养体系的重要组成部分；是全面落实教育规划纲要，促进大学生健康成长，造就高级专门人才的重要途径；是全面贯彻党的教育方针，全面提高高等教育人才培养质量，建设人力资源强国的重要举措。

2018 年 7 月 4 日，中共教育部党组印发了《高等学校学生心理健康教育指导纲要》（以下简称《纲要》）。《纲要》要求，培养大学生健康身心，培养健全人格。

培养大学生健康身心和健全人格，是高等教育的培养目标之一，也是大学生心理健康教育这门课程的终极目标。

大学生心理健康教育是集知识传授、心理体验与行为训练为一体的公共必修课，旨在让学生知晓心理健康的标准和意义，增强自我心理保健和心理危机预防意识，掌握并应用心理健康知识，培养自我认知能力、人际沟通能力和自我调节能力，切实提高心理素质，促进其健康发展。

大学生心理健康教育立足于向学生介绍中外心理学领域最具代表性的基本知识、基本理论和基本实验，为大学生提供学习心理知识、认识自我、了解自我、提升自我的门径与方法，使大学生从客观认识心理发展到逐步接受心理，再提升到主动改善心理。与此同时，高校通过心理学知识的教育和普及，帮助大学生认识心理的发展规律，全面提升大学生的心理素养和自信心，进而培养大学生的健全人格，以达到培养人才、塑造灵魂、服务社会的目的，完成立德树人的根本任务。

高校开展大学生心理健康教育，目的是使大学生在知识、技能和自我认知三个层面达到以下目标。

在知识层面，使学生了解心理学的有关理论和基本概念，明确心理健康的标准及意义，了解大学阶段人的心理发展特征及异常表现，掌握自我调适的基本知识。

在技能层面，使学生掌握自我探索技能、心理调适技能和心理发展技能，如学习发展技能、环境适应技能、压力管理技能、沟通技能、问题解决技能、自我管理技能、人际交往技能和生涯规划技能等。

在自我认知层面，使学生树立心理健康发展的自主意识，了解自身的心理特点和性格特征，能够对自己的身体条件、心理状况、行为能力等进行客观评价，正确认识自己、接纳自己，遇到心理问题时能够进行自我调适或寻求帮助，积极探索适合自己发展并适应社会现实的生活状态。这一点尤其重要。

本教材以心理学经典理论及研究为指导，力图举一反三，帮助学生了解心理和行为的本质和规律，以期引导他们从环境、自我的主客观两个源头上学习、领会、把握心理现象产生的原因和影响。以心理测评与心理健康实践活动为载体，提升大学生的心理素养水平，培养其对各种变化和挑战的心理应对能力，成为适应现实社会发展的合格人才。

本教材共十一章，每章大致包括三方面内容，一是阐述心理健康的基础知识，使学生了解心理健康的标准及意义，了解异常心理的表现，树立正确的心理健康观念。

二是从心理科学知识普及的角度帮助学生正确了解自我，认识自我发展的重要性，了解并掌握自我意识发展的特点，能够识别在自我意识发展过程中出现的偏差及原因，并能够对其进行调适，建立自尊自信的自我意识，主动积极地发展自我。

三是通过科学训练，提高大学生自我心理调适能力，包括帮助学生了解大学期间需要发展的能力目标，在此基础上对其大学生涯进行规划，有目的地安排自己的时间，更好地适应大学生活，获得自我发展；帮助学生了解大学学习活动的基本特点与学习心理特点，了解大学生学习心理障碍的表现及成因，学会调适学习心理障碍，使自己拥有良好的学习心理状态；帮助大学生了解自身的情绪特点，掌握情绪调适的方法，自主调控情绪，保持良好的情绪状态；帮助大学生了解人际交往的意义、特点及类型，理解影响大学生人际交往的因素，掌握基本的交往原则和技巧，了解人际关系障碍的类型及调适方法，增强人际交往能力；帮助大学生正确理解压力和挫折，了解压力及挫折的主要来源，了解压力与挫折对人生的意义，学会正确管理压力和应对挫折；帮助大学生识别心理危机的信号，掌握初步的干预方法，预防心理危机，维护生命安全等。

本教材注重理论联系实际，重点培养大学生的实际应用能力。本教材选择心理学经典理论和案例进行系统介绍和集中学习，以精读为手段，力图读懂其中经典内容，帮助大学生从源头上学习、领会、把握心理学理论体系的核心内容和本质。在加强传统理论阅读、经典案例研修的基础上，增加案例分析、实践讨论等，形成学以致用、知行合一的学习和链接，使学生"学中乐""乐而学"，集体合作，运用单元所学心理学知识，通过协商、交流、合作，完成学习任务。采用理论与体验教学相结合、讲授与训练相结合的方法，如课堂讲授、案例分析、小组讨论、心理测试、团体训练、情境表演、角色扮演、体验活动等，既有心理学知识的传授和心理活动的体验，也有心理调适技能的训练等，集知识、体验和训练为一体，将理论教学的内容、形式与实践阅读训练有机结合，充分体现教材的针对性、应用性和实效性。

本教材的目的是根据大学生身心发展规律和心理健康教育规律，科学开展心理健康教育，切实提高大学生的心理健康水平，有效解决学生思想、心理和行为方面的问题。

本教材由主编提出总体思路、编写原则、写作大纲和编写体例，确定人员编写分工。第一章由胡真、徐巍、韩璐编写；第二章由张秀琴、刘艳红、代锦华编写；第三章由陈雪莲、阴山燕编写；第四章由柳静、王红松编写；第五章由胡霞编写；第六章由门瑞雪、李菲编写；第七章由胡真、徐巍编写；第八章由陈捷、景永昇编写；第九章由李俊、刘潇荃编写；第十章由柳静、贺婷婷编写；第十一章由姬旺华编写。初稿完成后，各副主编分别审阅，提出修改意见，交由编写者修改，最后由主编统稿、审定全文。

本教材参考了全国中医药行业高等教育"十三五"创新教材《大学生心理健康教育》。编委会成员精诚合作，竭尽全力，不足之处敬请读者不吝赐教，以便再版时修订提高。

《大学生心理健康教育》编委会

2019 年 6 月

# 目 录

# 第一章 从"心"出发——大学生心理健康导论

随着科学技术与社会经济水平的不断进步，人们对健康的认识也在与日深化，健康是人的基本权利，也成为人人都希望拥有的无价之宝。什么是健康？1948年，世界卫生组织（WHO）成立宪章中提出，"健康乃是一种身体上、精神上和社会适应上的完好状态，而不仅仅是没有疾病和虚弱的现象"。1989年，世界卫生组织又提出了21世纪健康新概念："健康不仅是没有疾病，而且包括躯体健康、心理健康、社会适应良好和道德健康。"重视心理健康教育，提高全民心理素质是人类自我完善的客观要求。作为当代大学生，提高心理健康水平，是完善自我人格、提高综合素质的首要任务。

## 第一节　初识心理学

**【案例导入】**

### 鹰击长空

亨利是一名高空极限跳伞爱好者，每到周末，他都要穿上一套紧身翼装进行飞机跳伞练习，因为他不满足于只做个普通的跳伞爱好者（他坚持认为"那太没劲了"），而紧身翼装可以让他以最快的速度向下俯冲，并且他最大限度地晚开降落伞。亨利有点儿迷信，如果不随身携带他的幸运银币，他绝不跳伞。这枚银币是美国在1986年铸造的，与他同龄，上面有一只雏鹰。每当他以惊人的速度从高空扑向大地怀抱时，这枚银币一定会放在他的口袋里。

你或许觉得奇怪，亨利为什么会有这种疯狂之举，还一遍又一遍地乐此不疲？这与那枚银币有什么关系？他心里是怎样想的？为什么会有这些想法？

（案例来源：Dennis Coon，《心理学导论》）

**思考**

1. 是什么心理让亨利有这样的行为。

2. 这些心理活动是怎样产生的。学习本章后，试着阐述心理活动的发生过程。

### 一、心理学概述

当我们在日常生活中提及心理学时，一般人总觉得有些神秘莫测。所谓"知人知面不知心"，但心理学看上去却能知道不可知的"心"。有的人因此认为心理学就是"读心术"，也有的人认为心理学就像"算卦"一样不靠谱。其实这些看法都是因为不了解心理学的科学性所造成的。从某种意义讲，我们每个人都是心理学家。我们大多会揣摩他人的想法，研究和分析他人的行为，并试图对其下一步行为做出预测。如果去问非心理学专业的人心理学是什么，可能会得到各种不同的答案，其中自然也包括一些偏见和误解。

## （一）大众心理学——对心理学的偏见和误解

### 1. 心理学能知道你在想什么

大多数心理学的学习者和工作者都有过这样的经历：当周围人知道你的专业或职业后，往往会好奇地问："你是学心理学的，那你说说我现在在想什么……"人们总认为心理学家能解读他人的内心活动，跟算命先生差不多。"心理不就是别人的所思所想"吗？

是的。心理活动并不只是人在某种情境中的所思所想，还包括人的感觉、知觉、记忆、思维、情绪和意志等。心理学是系统探索这些心理活动的普遍规律，即它们是如何产生、怎么发展等。由于人的心理活动具有内隐性，很难直接获得，所以心理学工作者不是在"读心"，而是根据人的外显行为和情绪反应来研究人的心理。当我们问"你知道我心里在想什么"时，这里的"里"是"内心的、里面的"，而心理学中用到的是"理"，即"规律"。

### 2. 心理学就是心理咨询

心理咨询是目前社会上一个火热的行业，大量心理咨询相关的信息通过各种大众媒体被大家熟知。因此，很多人听到的第一个与心理学有关的名词就是心理咨询，因此把它当作了心理学的代名词。当周围人知道你的专业或职业后，就会很自然地说："你是学心理学的，那你可以当心理医生，做心理咨询了……"

是的。心理咨询只是心理学的一个应用分支，此外还有很多其他的分支，如社会心理学、管理心理学、发展心理学等等。心理学涵盖广泛，心理咨询是心理学的一个分支。心理学的学习者和工作者在长期的学习或工作中，会就心理学领域中某一个方向或主题进行进一步的探索。心理咨询只是心理学众多主题中的一个。

### 3. 心理学就是研究变态

很多人都会说走进心理咨询室需要很大的勇气，因为在大多数人看来，去寻求心理咨询的都是"心理有问题"的人，心理健康的人是不需要心理咨询的。心理有问题就是不正常，就是变态。

是的。大多数心理学研究都是针对正常人的，探讨正常人的心理现象，如儿童情绪、能力、社交能力等等。心理咨询的对象也是正常人，来访者有心理困扰，但没有出现严重的心理障碍。如果是严重的精神疾病，就需要临床心理学家或精神病学家介入了。"变态"从标准上也意味着偏离"常态"，只有更多关注"心理正常的标准是什么"才能更好地理解"心理异常"。

### （二）心理学的研究对象

**1. 心理现象（mental phenomena）**

在你阅读开篇的这一章时，类似的问题可能曾一两次进入你的脑海：什么是心理学？心理学研究什么？

心理学是研究人和动物心理现象的发生、发展和变化规律的科学，主要以研究人的心理现象为主。只要有人生活、存在的地方，就有心理学问题，就需要心理学。畅销教材《心理学与生活》的作者、美国斯坦福大学心理学教授津巴多将心理学定义为"关于个体的行为及精神过程的科学的研究"。心理学家探索个体做什么及如何在一套特定的行为模式和更广泛的社会环境或文化环境中做这些事情。心理学分析的对象通常是个体，例如一个坐在教室里准备参加期末考试却频繁上厕所、心跳加速、局促不安的大学生。实践证明，只有理解人的精神过程才能理解人的行为。

心理学研究人的心理现象，包括感觉、知觉、表象、记忆、思维、想象、情感和意志等。

图 1-1 人的心理现象示意图

心理现象是心理活动的表现形式，分为心理过程、心理状态和心理特征三类。心理过程是心理现象的动态表现形式，包括知、情、意三个方面，具体是指人的感觉、知觉、记忆、思维、想象、言语等认知活动，以及情绪活动与意志活动。心理状态是指在一段时间内相对稳定的心理活动。如认知过程的聚精会神与注意力涣散状态、情绪过程的心境状态和激情状态、意志过程的信心状态和犹豫状态等。心理特征是指心理活动所表现出来的稳定特点。如有的人观察敏锐、精确，有的人观察粗枝大叶；有的人思维敏捷，有的人思考问题深入；有的人情绪稳定内向，有的人情绪易波动、外向；有的人办事果断、有的人优柔寡断等等。这些差异体现在能力、气质和性格上的不同。在人的心理活动中，心理过程、心理状态和心理特征三者紧密联系。

**2. 心理过程**

心理过程着重探讨人的心理的共同性，主要包括认知、情绪和意志三个方面，即常说的知、情、意。认知过程是指客观事物来临时，大脑利用感觉、知觉、记忆、思维和现象对这些外在信息进行加工，进而转换为内在的心理活动的过程。也就是说，我们的大脑是如何认识客观事物的，这就是认知过程。在认识客观事物的过程中，我们自然会对客观事物产生一定的态度，如喜欢或厌恶、热爱或憎恨等主观体验，这就是情感过程。人们在认识客观世界后还会有计划、有目的地改造世界。人们为了达到自己的目的，采取行动，克服困难，最终达到目标的过程就是意志过程。知、情、意不是孤立的而是相关联的一个统一的整体，它们相互联系，相互制约，相互渗透。认知是产生情、意的基础；行是在认知的基础上和情的推动下产生的，它能提高认知，调节情感，磨炼意志。

### （三）心理学研究的目标

一般而言，心理学研究的目标是探索心理现象的事实、本质和规律，具体包括描述、解释、预测和控制四个方面。

**1. 描述（description）**

心理学研究最基础的工作是在质和量上确定心理活动的具体事实，解决"是什么"的问题。描述的目的是将研究问题时所获知的表面事实客观地用口头或文字描述出来，只求事实的真实性，不涉及问题发生的原因。

**2. 解释（explanation）**

心理学研究不只限于对心理现象的描述，而是从描述中探求其规律，解决"为什么"的问题。因此，心理学研究的另一个方面就是解释和说明心理现象和行为，找出产生所研究心理现象的原因。

**3. 预测（prediction）**

心理学研究的第三个目标是能够预测行为。根据已获得的资料以及发现的规律，去推估将来发生问题的可能性。对某些因果关系明确的问题，根据以往多次问题发生后所得的因果关系资料，去预测未来同类问题发生的可能是相当可靠的。

**4. 控制（control）**

行为的预测必然伴随行为的改变和控制。预测和控制是解决"怎么做"的问题。控制的目的是指设法控制问题发生的原因，使可能发生的问题不至于发生；或将可能发生问题的严重性减少到最低限度。例如，疾病是无法完全避免的，死亡也是不能避免的。医药科学的研究，虽然无法达到使人永不生病或长生不老的目的，但了解某些疾病的病因，则能控制疾病的发生。

## 二、心理学的发展

### （一）西方心理学的发展

心理学（Psychology）一词已有数千年的历史，它来自于希腊语词根 psyche 和 logos，前者的意思是"心灵"，与后者的意思是"知识"或"研究"。心理学可以追溯到古代的哲学思想，哲学和宗教很早就讨论了身与心的关系以及人的认识是怎样产生的问题。古希腊哲学家如柏拉图、亚里士多德等，中国古代思想家荀子、王充等都有不少关于心灵的论述。

在西方，从文艺复兴到19世纪中叶，人的心理特性一直是哲学家研究的对象，心理学是哲学的一部分。这段时期，英国的培根、霍布斯、洛克等人，以及18世纪末法国的百科全书派思想家都试图纠正中古时代被神学歪曲了的心理学思想，并给予符合科学的解释。培根的归纳科学方法论对整个近代自然科学的发展起了很大作用，霍布斯提出人的认识来源于外在世界，洛克最早提出联想的概念，这都推动了心理学的发展。法国百科全书派的拉梅特里在《人是机器》一书中干脆把人说成是一架机器。这些虽然不免有机械唯物论的观点，但都有进步意义。19世纪中叶，由于生产力的进一步发展，自然科学取得了长足的进步，科学的威信在人们的头脑中逐步生根。这时作为心理学孪生科学的生理学也接近成熟，心理学开始摆脱哲学的一般讨论而转向对具体问题的研究。这种时代背景为心理学成为一门独立的科学奠定了基础。

"心理学有着漫长的过去，但只有短暂的历史"。作为一门科学，与其他领域相比，心理学是一门非常年轻的学科，只有130多年的历史。1879年，在德国，心理学家冯特在莱比锡大学建立了世界上第一个心理学实验室，研究人类的意识体验。这一里程碑式的大事件，标志着科学心理学的诞生，心理学从此宣告脱离哲学而成为独立的学科，冯特也因此被尊为"心理学之父"。

冯特是一位哲学家兼生理学家，他的心理学实验室主要研究感知觉的心理过程，所采用的主要是生理学的实验技术，所以他称自己的这种研究为"生理心理学"，也称"实验心理学"。至今现代心理学已经经历了一百多年的历史。

在这期间，关于心理学研究对象的讨论有过几次大的反复。最初，冯特认为心理学是研究人的直接经验或意识的科学，复杂的心理活动是由简单的单元构成的，心理学的任务就是把心理活动分解为一些心理元素。例如，对一本书的知觉是由长方的形状、一定的大小、绿色的书皮等感觉成分相加而成的。这种看法无疑受到当时化学发展的影响。化学因为采取了分析的方法，化学元素才不断被发现。正因为如此，后人把冯特的心理学体系称为元素心理学或构造心理学。冯特晚年还开展了民族心理学研究，这是现代社会心理学的先导。冯特在莱比锡招收了欧美各国大批进修生，他们学成归国后分别建立了心理学系和心理学实验室，使这门新兴的科学得到迅速推广。冯特所创立的心理学只兴盛了三四十年就遇到了困难，问题出现在"心理学是研究意识的科学"这个定义上。因为要承认这个定义，首先就要求承认意识的存在，但这不是心理学界所有的人都能同意的。1913年美国心理学家华生首先向冯特的心理学提出挑战。

华生指出，心理学如果要成为一门科学，能与自然科学的其他学科处于平等地位，就必须来一场彻底的革命，就要放弃意识作为心理学的研究对象。华生指出，意识是主观的东西，谁也看不见、摸不到，更不能放到试管里去化验，这样虚渺的东西绝不能成为科学的研究对象。他认为，科学的心理学要建立在可以客观观察的事物上面。人和动物的行为是可以客观观察的，因而行为才是心理学研究的对象。心理学是研究行为的科学，探讨的是有机体发生了什么，在什么环境下产生了什么行为。至于头脑内部发生的过程，由于只能推测不能肯定，所以不必理会。华生在心理学界掀起了一场影响深远的行为主义运动。

20 世纪 40 年代前后出现了新行为主义，强调在实验操作的基础上研究人和动物的行为。新行为主义者斯金纳最大胆的尝试是把行为主义原理用于改造社会。他写过一本小说《沃尔登第二》，是以日记的形式描写一个乌托邦式的理想社会。斯金纳把这种社会设计称作"行为工程"，并把这样一个社会的实现寄托于中国。20 世纪 60 年代，美国卷入越南战争，社会危机四起，人们开始怀疑美国的社会制度，向往一个理想社会，于是这本书不胫而走。

行为主义在美国影响很大，从 20 年代到 50 年代，行为主义一直统治着美国心理学。现在看来，行为主义的理论太简单化和绝对化了，不能因为头脑的活动看不见，就否认人的思维和意识的存在。同样，在物理学中，原子、分子、电子也不能被肉眼见到，但仍可以用仪器或其他工具进行研究。人的思维等心理活动同样可以通过技术手段进行客观的研究。心理学毕竟要研究人的心理的内部过程。再者，人的社会活动极为复杂，不是简单的行为工程所能阐明的。

在行为主义兴起的同时，在欧洲又出现了两大心理学派别，一个是格式塔学派，另一个是精神分析学派。

格式塔心理学诞生于德国，它反对冯特的构造心理学的元素主义，代表人物是韦特海默、科夫卡和克勒。格式塔是德语 Gestalt 的音译，意思是整体、完形。该学派主张心理学研究人脑的内部过程，认为人在观察外界事物的时候，所看到的东西并不完全取决于外界，而是在人的头脑中有某种"场"的力量把刺激组织成一定的完形，从而决定人看到的外界东西是什么样的。当时，物理学中正流行着"场"的理论，格式塔学派则认为人的大脑是物质世界的一部分，所以物理规律同样适用人脑的活动。格式塔心理学对猿猴的智力进行了研究。克勒观察了猿猴如何把几只木箱叠起来，爬到木箱顶上拿到悬挂在屋顶上的香蕉。猿猴还能把棍棒连起来去取被栏杆挡住的食物。格式塔心理学家认为，人和动物解决问题是靠突然发生的"顿悟"。格式塔学派反对冯特学派只强调分析的做法，认为心理现象是一个整体，整体决定其内在的部分。这种强调整体和综合的观点对以后心理学的发展是有益的。科学研究不应只从分析的观点看问题，整体中的相互关系是更重要的一面。

精神分析学派来源于精神病学，它给予心理学以巨大的冲击。奥地利医生弗洛伊德利用催眠术和自由联想法让精神病患者回忆往事，以找出致病原因。他发现，患者的幼年经验，特别是儿童与父母的情感关系非常重要。他还发现，做梦往往反映出一个人的内在心理矛盾，所以分析患者的梦也是一种治疗方法。弗洛伊德认为，一方面人的内在生物性的情欲是最基本的冲动；另一方面，人的社会习俗、礼教和道德又约束着这种原始冲动的发泄，将其压抑到无意识中去。意识的内容是理智的、自觉的，无意识的内容多是与理智、道德相违背的。当理智与无意识的矛盾激化时，就会导致神经症。为了治病就需要对患者的无意识进行心理分析。这就是精神分析。精神分析学派认为，心理学是研究"无意识"的作用，人的根本心理动机都是无意识的冲动。这种强有力的"无意识"的心理活动在人的生活中起着决定性的作用，而有意识的心理过程则只是显露在表面的一些孤立的片断。近年的新精神分析已不再那么强调生物冲动的作用，而更为重视人际间的社会关系。在西方，精神病发病率很高，所以精神分析理论很容易被接受。

巴甫洛夫专门研究了条件反射，他的条件反射学说促进了美国行为主义的兴起。巴甫洛夫学说对苏联心理学产生了巨大的影响，成为其理论基础之一，也直接影响了新中国成立以后我国及一些东欧国家的心理学。

### (二) 中国的心理学发展

在中国，现代心理学开始于清代末年改革教育制度、创办新式学校的时候。在当时的师范学校里首先开设了心理学课程，所用教材多是从日本和西方翻译过来的。1907年，王国维从英文版重译丹麦霍夫丁所著的《心理学概论》。1918年，陈大齐著的《心理学大纲》出版，这是中国最早以心理学命名的书籍。1917年，北京大学建立了心理学实验室。1920年，南京高等师范学校建立了中国第一个心理学系。

这时，构造心理学、行为主义心理学、格式塔心理学、精神分析等都被介绍到中国，中国也开始有了自己的心理学研究。中华人民共和国成立后，1951年中国科学院成立了心理研究所，几所大学和很多师范院校设立了心理学专业和教研室。20世纪五六十年代，心理学在国内受到多次不公正的冲击，相对1949年以前发展比较缓慢。"文革"期间，心理学发展基本处于停顿状态。

改革开放以后，国内形势发生了很大变化，我国心理学界与国外心理学界开始加强联系与交往。80年代前后，北京大学、北京师范大学、杭州大学、华东师范大学、华南师范大学等院校设立了心理学系。随后许多师范大学和综合性大学也设置了心理学专业，组建了心理学研究所。与此同时，国家也开始重视心理学科的发展。1999年，科技部组织制定了"全国基础研究'十五'计划和2015年远景规划"，由国家自然科学基金委员会牵头实施。根据学科地位、国际发展趋势、前沿性、我国的现状、未来发展规划和相关政策措施等6个方面的综合状况，心理学被确定为18个优先发展的基础学科之一。2000年，心理学被国务院学位委员会确定为国家一级学科，表明心理学被正式列为我国主要学科建设系列。

### 三、心理学与生活

近百年来心理学得到了迅速发展，原因有两个方面：一是实际生活的需要。在社会生活、现代化生产和管理中，心理因素的重要作用越来越为人们所重视。早期教育、情商培养引起社会的广泛关注，由心理异常带来的个人健康问题和社会问题引发社会思考，这一切都推动了心理学的发展。二是由于相关学科（生理学、教育学、社会学等）的发展，极大地扩充了心理学的研究领域，在心理学与这些学科的交叉处形成了许多新兴的分支学科。心理学家活动的领域相当广泛，在心理咨询中心、精神卫生中心，都能看到他们的身影。学习心理学、教育心理学关注的是学生如何学习、教师怎样教学，以及如何针对不同的课程设计不同的授课方式等等。犯罪心理学、司法心理学研究的是社会犯罪的特征与规律，提供预防减少犯罪的措施。

心理学研究涵盖人们生活的各个层面，如内心与外显的、个体与群体的、常态与偏态的。由于本质和方法的着重点不同，心理学的各领域有着不同的探讨对象。

## （一）发展心理学 （developmental psychology）

发展心理学研究的是心理的种系发展和人的心理的个体发展。发展心理学探讨的是各个年龄阶段的心理特征，。揭示个体心理从一个年龄阶段发展到另一个年龄阶段的规律。发展心理学中关于儿童生理、心理发展的理论，有助于儿童教育和培养工作的开展。近 20 年来，人们对早期经验和早期教育（早教）的重要性有了进一步认识，早教机构的火爆和育儿书籍的畅销就是最好的佐证。

## （二）工业心理学 （industrial psychology）

工业心理学研究的是工业劳动过程中人的心理特点和行为方式。根据所研究的问题，又可分为管理心理学、消费心理学、人事心理学、广告心理学等。工业心理学研究的内容包括在生产条件下，人与机器设备之间的信息传递、工作制度的设立、人员的训练和人才选拔、工作环境的安全和舒适、人力资源的开发、消费者的购买愿望和需求等。企业内部如何进行制度建设、员工招聘、职工岗位调整、商家设计广告的形式与内容、商品推广等都是工业心理学的应用范畴。

## （三）社会心理学 （social psychology）

社会心理学是系统研究社会心理与社会行为的科学，不仅研究大群体中的社会心理现象，如社会情绪、阶级与民族心理、社会交往与人际交往等，还研究小群体中的社会心理现象，如群体内的人际关系、领导力等。此外，社会心理学还研究群体与个体心理的关系，以及群体对于个体心理的影响，如从众、责任扩散、服从等。社会心理学的应用非常广泛，从个人的社交行为、婚姻生活到一个民族、一个国家人群的特质，都能看到它的身影。

## （四）积极心理学 （positive psychology）

积极心理学一词源于亚伯拉罕·马斯洛 1954 年所著的《动机与人格》，而作为心理学的一个新领域，开始于被称为现代积极心理学之父的马丁·塞利格曼。马丁·塞利格曼指出，第二次世界大战后半个世纪的临床心理学都在关注和治疗精神疾病，但是人们只看到了个体的心理问题以及外在世界的不良事件和恶劣环境，目的是消除心理问题，而忽略了培养人的积极方面。没有问题并非就是心理健康，教会个体开发潜能、充满希望和幸福的生活，并主动发展才是心理健康的崇高目标。在经济充裕、人民生活自由的现代社会，提高人们的主观幸福感和生活满意度成为当代社会的主要目标。积极心理学主张研究人类积极的品质，充分挖掘人固有的、潜在的、具有建设性的力量，促进个体和社会的发展，使人类走向幸福。研究人类幸福是积极心理学的一个重要方面。除此之外，积极心理学还研究道德、智力、审美、创造、积极的社会关系、积极的社会组织、生活的意义等，以及这些美德与幸福的关系。

## 第二节 心理健康概述

常言道：健康是无价之宝。健康是亘古至今人类生命史上一个令人神往的不断追求的共同目标，是人类永恒的主题。何谓健康？没有疾病就是健康吗？日常生活中我们对健康的理解是否正确呢？只有转变健康观念，树立正确的健康观，才能建立健康的生活方式，以维护和促进健康。

### 一、健康与心理健康

健康是人类生存和发展的基础，人类社会自诞生之日起就祈求健康，但对健康概念的认识则有一个逐渐发展并深入的过程。20 世纪以前，人们普遍认为"身体没有病，不虚弱就是健康"。现代健康观告诉我们，健康已不再仅是指四肢健全、无病或虚弱，除了身体健康外，还需要精神上有一个完好的状态。人的精神、心理状态和行为对自己和他人，甚至对社会都会有影响，更深层次的健康观还包括人的心理、行为的正常和社会道德规范，以及环境因素的完美。

健康的含义相当广泛，健康的定义也是多种多样。世界卫生组织（WHO）在成立宪章中指出："健康是一种身体的、心理的和社会适应的健全状态，而不只是没有疾病或虚弱现象。"

1989 年世界卫生组织提出了 21 世纪健康新定义，"健康不仅是躯体没有疾病，它包括生理健康、心理健康、社会适应良好和道德健康，只有具备了上述四个方面的良好状态，才是一个完全健康的人。"同时，世界卫生组织还规定了健康的十项标准。

①有足够充沛的精力，能从容不迫地应付日常生活和工作压力，不感到过分紧张。

②处事乐观，态度积极，勇于承担责任，不论事情大小都不挑剔。

③善于休息，睡眠良好。

④能适应外界环境的各种变化，应变能力强。

⑤能够抵抗一般性的感冒和传染病。

⑥体重适当，身体匀称，站立时头、肩、臂的位置协调。

⑦反应敏锐，眼睛明亮。

⑧牙齿清洁，无空洞、无痛感、无出血现象，齿龈颜色正常。

⑨头发有光泽，无头屑。

⑩肌肉丰满，皮肤有弹性。

在这十项标准中，前四项是对心理方面提出的要求，后六项为生物学方面的内容（生理、形态）。这十项标准从整体上诠释了现代健康的概念，强调健康不仅仅指躯体健康，还包括心理健康、社会适应良好和道德品质等。

心理健康是指一个人智力发育正常，情绪稳定乐观，意志坚强，行为规范协调，精力充沛，应变能力较强，能适应环境，能从容不迫地应对日常生活和工作压力。经常保持充沛的精力，乐于承担责任，人际关系协调，心理年龄与生理年龄相一致，能面向未来。据医学专家测定，良好的心态能促进人体分泌出更多有益的激素，从而增强机体的抗病能力，促进人体健康长寿。

社会适应良好是指一个人的心理活动和行为能与自然环境、社会环境保持良好接触，并对周围环境有良好的适应能力，有一定的人际交往能力，能有效应对日常学习、生活和工作中的压力。正常地工作、学习和生活。良好的社会适应能力是心理健康的表现，心理健康是良好的社会适应能力的基础和条件。

道德健康是指一个人能够按照社会道德行为规范和准则约束自己，支配自己的思想和行为，有辨别真伪、荣辱的是非观念和能力。

总之，心理健康、社会适应、道德品质这几方面相互依存，相互促进，有机结合，同时具备这几个方面，才称得上健康。健康是人类宝贵的社会财富，是人类生存与发展的基本要素，是人类取得成功的重要基石。

## 二、心理健康相关概念及其发展

20 世纪中叶后，现代科技与社会文化的迅猛发展，使人们普遍面临激烈的竞争、频繁的应激和快速的节奏，前所未有的心理压力使人不堪重负，心理健康越来越受到重视。1946 年，第三届国际心理卫生大会指出："所谓心理健康，是指在身体、智能及情感上与他人的心理健康不相矛盾的范围内，将个人心境发展成最佳状态。"其将心理健康与身体健康放在了同等重要的位置，是人们以多元的视角看待健康，反映了现代社会人们对健康概念的总结和更新。1989 年，其又在健康定义中增加了道德健康，使其内容更加全面。

早在半个多世纪前，瑞士精神分析心理学派的代表人物荣格就曾经指出，要防止远比自然灾害更危险的人类心灵疾病的蔓延。心理学家英格里士认为："心理健康是指一种持续的心理状况，主体在这种状况下能作良好的适应，具有生命的活力，能充分发展其身心的潜能。这是一种积极的、丰富的状况，不仅仅是没有疾病。"日本学者松田岩男认为："心理健康是指人对内部环境具有安定感，对外部环境能以社会认可的形式适应的一种心理状态。"精神病学家孟尼格尔（K. Menninger）认为："心理健康是指人们对于环境及相互之间具有最高效率以及快乐的适应情况，不仅要有效率，也不只是要能有满足之感，或是能愉快地接受生活的规范，而需要三者的同时具备。心理健康者应能保持平静的情绪、敏锐的智能、社会环境的行为和令人愉快的气质。"我国学者刘华山指出，心理健康指的是一种持续的心理状态，在这种状态下，个人具有生命的活力、积极的内心体验、良好的社会适应，能够有效发挥个人的身心潜力与积极的社会功能。

虽然不同文化背景下的学者对心理健康的理解有一定差异，但都倾向认为心理健康是一种适应良好的状态。此外，心理健康的定义还有广义和狭义之分，广义的心理健康是指一种高效而满意的、持续的心理状态。在这种状态下，人能做出良好的反应，具有生命的活力，而且能发挥其身心潜能。狭义的心理健康是指人的心理活动和社会适应良好的一种状态，是人的基本心理活动协调一致的过程，即认识、情感、意志、行为和人格的完整协调。

据世界卫生组织估计，全球每年自杀未遂者超过 1000 万人；造成功能残缺的前十位疾病中有五个属于精神障碍，2020 年，中国神经精神疾病的负担将上升至疾病总负担的四分之一。在中国，保守估计大概有 1.9 亿人一生中需接受专业的心理咨询或心理治疗。据调查，13 亿人口中有各种精神障碍和心理障碍患者为 1600 多万，1.5 亿青少年中受情绪和压力困扰的有 3000 万。由此可见，心理健康的危机不容忽视。可以预测，未来世界范围内将会对心理健康越来越重视。

## 三、心理健康的标准

判断一个人心理是否健康及有无标准，一直受到人们的关注。不同的专家、学者对心理健康的评价标准不完全相同。以统计学的常态分布为标准，利用统计学的方法找出正常行为的数值分布，如果一个人接近数值分布的平均状态就被认为是健康的，否则为不健康；以社会规范为标准，行为符合行为规范为健康，明显偏离社会规范为异常；以主观经验为标准，当事人自我感觉到痛苦、抑郁视为不健康，没有心理疾病症状者视为健康；以生活适应情况为标准，能够适应社会生活者为正常，生活适应困难者为异常；以心理成熟与发展水平为标准，个体生理、心理两方面成熟以及发展与同龄人相当者为正常，心理成熟落后于生理成熟程度，也落后于同龄人平均水平者为不健康等。

美国人本主义心理学家马斯洛（Maslow）和米特尔曼（Miltelman）提出了衡量心理健康的十大标准：①有充分的自我安全感。②能充分了解自己，并能恰当估计自己的能力。③生活理想切合实际，不脱离周围现实环境。④与现实环境保持接触，而非沉溺于空想或自我封闭。⑤能保持人格的完整与和谐，取悦接纳自己。⑥善于从经验中学习。⑦能保持良好的人际关系。⑧能适度地宣泄情绪和控制情绪。⑨在符合团体要求的前提下，能有限度的发挥个性。⑩在不违背社会规范的前提下，能使个人适当地满足个人的基本需求。

郭念锋（1986 年）在《临床心理学概论》一书中提出了评估心理健康水平的十个标准：①心理活动强度。②心理活动耐受力。③周期节律性。④意识水平。⑤耐蚀性。⑥康复能力。⑦心理自控力。⑧自信心。⑨社会交往。⑩环境适应能力。

王登峰教授等人提出了八条心理健康标准：①调整自我，悦纳自我。②接受他人，善与人处。③正视现实，接受现实。④热爱生活，乐于工作。⑤能协调与控制情绪，心境良好。⑥人格完整和谐。⑦智力正常，智商在 80 以上。⑧心理行为符合年龄特征。

我国心理学家黄希庭教授提出心理健康者表现出的七大特征：①积极的自我观念。②对现实有正确的觉知能力。③热爱生活，乐于学习和工作。④有良好的人际关系。⑤能面对现在，吸取经验，筹划未来。⑥能真实地感受自己的情绪，能恰当地调控自己的情绪。⑦智力正常，智商在 80 以上。

国内外学者们有关心理健康标准的论述，虽然提法不同，但意义相近，有些标准甚至是相同的，都认为心理健康是一种心理状态，是一种内外协调统一的良好状态，强调心理健康是一种积极向上发展的心理状态。我国学者的心理健康标准更倾向于适应性标准，也称生存标准。

# 第三节  大学生心理健康概述

科学技术的进步、知识的爆炸和文明程度的不断提高，促使人们不断地进行知识更新。在中国走向现代化的进程中，人们的家庭结构、观念意识和人际关系都发生了很大变化。人们需要适应社会变化的速度，需要持积极、灵活的态度，主动调整身心，迎接挑战。

## 一、大学生心理健康的现状

我国大学生的年龄大多处在 18～25 岁。这个阶段，很多学生的生理发展已接近成熟，各项生理指标基本达到成年人标准。特殊的年龄、环境与特殊的学习任务会带来心理上独有的特点。近年来，许多学者采取各种方法对大学生的心理健康状况进行了调查，结果表明，当代大学生的心理特征普遍表现为思想活跃、善于独立思考、参与意识较强、朝气蓬勃。他们有正确的自我主观意识，能很好地把握自己，控制自己的情绪，妥善处理同学、师生间关系，积极融入集体，热爱并勤奋学习，更好地适应新环境。这样的状态有利于其健康成长。

与此同时，学者们也发现了一些问题，部分学生存在不同程度的心理健康问题，有的甚至出现了严重的心理障碍，因心理问题休学、退学的人数不断增多，一些极端、恶性事件不断见诸报端，提示当代大学生的心理健康必须引起社会重视。这也对我国高等教育提出了严峻考验。

## 二、影响心理健康的因素

影响心理健康的因素很多，主要有生理因素和环境因素等。

### （一）生理因素

从生理因素看，家族遗传、胎儿时期脑神经系统受损、大脑内神经递质出现异常等均会增加罹患精神疾病的可能性，如精神分裂症、躁狂症等均存在一定的遗传性。大学生如果能够做到坚持锻炼身体、睡眠充足、生活规律、心情舒畅等，则有助于保持身心健康，远离心理疾病。

### （二）环境因素

**1. 家庭因素**

大学生来自全国各地不同的家庭，家庭状况、父母素质、城乡差别等无形中都成为大学生心理健康的影响因素。特别对农村的学生来说，比城市学生多了一些自卑，更加敏感；家庭贫困的学生，生活在这样的大环境中，不仅学习方面增加了一些压力，在经济方面也存在很多压力。他们除了要参与学业的竞争，还要承受高额的学费和生活开支带来的经济压力，不少学生要牺牲课余时间勤工俭学。因此，这部分学生所承受的心理重压力明显超过其他同学，容易引发心理问题。

**2. 社会环境因素**

当代大学生处在东西方文化融合交汇、多种价值观冲突激烈的时代，面对不同于以往的文化背景和多重价值选择，他们会感到茫然、矛盾、无所适从，在许多观念上认识模糊，例如享乐与享受等。标新立异的心理容易使大学生跟风，盲目追求西方文化，与中国现实情况格格不入，导致在人生道路的选择上处于两难境地。长时间的空虚、混乱、压抑和焦虑状态，导致大学生会出现适应不良的心理反应。

**3. 学校因素**

学生的主要任务是学习，无论是哪个阶段的学生，这个任务都是重中之重。刚刚踏入大学，学习方式与高中阶段发生了很大变化，对于这种变化的不适应，会影响大学生的心理健康。部分学生对所学专业不满意，越深入学习，越觉得不符合其兴趣和爱好，从而产生调换专业的想法，甚至还有调换不成退学重考的。在学习上表现为缺乏兴趣，上课无法专心听讲，情绪低落，悲观消极，长期缺课，由于心理压力长期得不到解决，最终导致各种心理疾病的发生。

大学生刚刚结束疲惫的高中生活，对大学充满了好奇，对业余生活的多样化迫切需求。丰富的网络世界，强烈地吸引大学生的注意力，远离了学校和父母严格的管教，部分学生由于网络成瘾而荒废学业的现象越来越多。

## 三、大学生常见的心理问题与应对

大学生都是通过严格考试从全国各地选拔出来的成绩优秀的青年。他们具有较高的智力，较高的求知欲和浓厚的学习兴趣，具有开拓创新精神，高度的社会责任感和使命感，对未来充满憧憬，有远大的理想和抱负。但由于大学生无论在生理上还是在心理上都处于成长迅速发展变化的过程中，处于从不成熟到逐渐成熟的过渡时期，对社会对自己还缺乏全面正确的认识，一旦理想与现实之间发生冲突或遇到挫折，便很容易产生各种各样的心理矛盾和冲突，从而引发各种各样的心理问题，甚至导致心理障碍的出现。就目前情况看，大学生的问题主要表现在自卑、抑郁、焦虑、偏执、强迫甚至精神分裂，究其原因大多是大学生的心理问题没有得到及时的调试和解决。

### （一）大学生常见的心理问题

大学生常见的心理问题归纳起来主要有以下几种。

**1. 入学适应问题**

心理适应是主体对环境变化所做出的一种反应。人们生活的环境处于不断的变化之中，因此每个人都存在适应问题，都会产生不断适应新环境的需求，良好的适应能力是个体生存与发展的必备能力，适应是心理健康的基本标志，是大学生健康成长的必备心理素质，也是个体需要完成的重要社会化课题。人生是一个不断使自己适应环境的过程。从一种生活环境进入另一种生活环境都是适应，都需要学会适应。面对当今剧烈的社会变革，谁的适应能力更强，谁就更易获得成功。

大学校园是许多人心目中的殿堂，进入憧憬已久的殿堂是人生一次重要的转折。但是很多大学生进入大学校园后却出现了适应不良问题，这在刚入学的新生中较为常见。

陌生的校园、生疏的面孔和全新的生活及学习方式，对首次远离家乡、长期依赖父母和熟悉生活环境的大学生来说，通常会产生不同程度的压力和心理上的不适应，即对将来如何独立生活、怎样适应新的环境，内心或多或少会感到担忧与不安，并伴有焦虑、苦闷和孤独等现象。这在一些适应能力较差的大学生中表现得尤为突出，且往往还会出现食欲不振、失眠、烦躁及注意力不集中等情况，个别严重者甚至不能正常坚持学习或提出退学要求。

**2. 自我意识方面的心理问题**

人的所有行为无不受意识左右，自我意识是影响心理健康的重要因素，也是大学生认识自我、发展自我、完善自我的重要条件。从心理发展的角度看，大学生的自我意识出现理想我与现实我的分化。一方面，大学生所处的年龄阶段及其所具备的文化水准，使其注重自我体察，注重内省，已具备一定的承担社会责任的素质，自我意识不断发展；另一方面，他们毕竟还只是在校学生，不同于社会上的人，尽管被赋予了一定的社会责任，但这个责任是要求未来去完成的，而不是现在立即做。也就是说，"天之骄子""社会栋梁"这些社会赋予他们的称号是指向他们的未来，是一种社会责任，而不是一种社会地位；是一种社会期待，而不是一种褒奖。由于大学生仍以间接经验学习为主，所处的环境还是理想色彩较浓的校园环境，加之阅历尚浅、缺乏实践，现实所具备的能力与他们所期待的水平尚存在相当距离，从而使得大学生的理想我与现实我出现分化。

这种理想我与现实我的分化在促进大学生思维与行为主体性形成的同时也会带来一系列的心理问题，出现意识偏差，甚至陷入认知矛盾。例如，理想我与现实我的矛盾、满足感与空虚感的矛盾、独立性与依赖性的矛盾、理智与情感的矛盾、过分追求完美与过分注意外界评价等。这些矛盾解决不好往往会造成不良的心理反应，影响其心理状态。

**3. 学习方面的心理问题**

大学的教学目标、教学内容、教学方式都与高中有明显的差异。这就要求大学生必须改变高中的学习模式和方法，明确学习目的，端正学习态度，学会科学用脑，掌握正确方法，以适应全新的大学生活。但很多大学生由于学习动力不足、学习方法不当或对专业缺乏兴趣，导致成绩不佳，从而引发考试焦虑，甚至产生厌学、弃学等情形。

许多学生在中学时代便确立了自己的学习优势，有着较高的学业期待。进入大学后，学习的主要特点是自主独立性，学生是学习活动的主体，教师是指导者。大学生面临学习目的、学习方法和学习内容的诸多变化，但许多学生失去了明确的学习目标，缺乏良好的学习方法和正确的学习态度，学习过程中感到迷茫与困惑，缺乏学习动力。专业兴趣也是影响大学生学习的重要原因。部分学生因不喜欢所学专业，学习兴趣缺乏，情绪低落。大学生在校期间不仅要学习专业知识，掌握专业技能，还要培养综合能力与良好素质，力求全面发展，这样才能在社会上立足。

大学生如果缺乏足够的思想准备，缺乏较强的学习能力，就会产生厌烦和抵触情绪，从而导致学习成绩不理想，出现焦虑、紧张等情绪反应，严重影响其自信心，产生自卑、自我否定的心理问题，甚至会产生强烈的嫉妒心理和攻击行为，极大地影响心理健康。

### 4. 人际交往方面的心理问题

与高中生相比，大学生的人际交往更为复杂、更为广泛、更具有社会性。大学生对人际交往更加重视，希望发展这方面的能力。但由于认识、情绪和个性因素的影响，再加上缺乏人际交往的经验和技巧，在交往中往往会遇到各种困难和挫折，从而产生焦虑等心理问题。

《中国青年报》报道，福州博智市场研究有限公司对福建六所大中专院校的1200名大学生进行了有关人际关系的查，结果显示，23%的大学生在人际关系上存在一定问题。与高中相比，大学生对人际关系的关注程度超过了学习，大学生的人际关系更为广泛，角色呈现多元化。一方面大学生渴望友情，不仅愿意保持较广泛的人际交往，而且希望通过交往获得较亲密的友谊；另一方面，大学生又缺乏一定的交往经验，面对大学新的生活环境，他们不再得到老师的细致关心和照顾，同学也来自四面八方，他们在经济文化背景、生活习惯和行为习惯等方面存在明显差异。因而交往起来比较困难，交往过程中会感到不自然，常常表现为难以跟他人愉快相处，缺少知心朋友，过分委曲求全等，由此而引发自卑、孤独、妒忌、猜疑、社交恐惧等痛苦感受。

### 5. 恋爱与性方面的心理问题

大学生处于性生理逐渐发育成熟时期，性意识的觉醒与性心理的发展促使其渴望了解异性，向往爱情。很多大学生在大学期间开始谈恋爱，但由于缺乏经验与指导，有些人出现单相思，陷入被动恋爱或失恋等苦恼之中，从而引发诸多心理问题。也有些大学生因对性知识、性行为的不恰当理解导致诸多心理压力，如因性压抑、性自慰而产生的羞耻感、极度自责和恐惧等。

爱情是大学校园中的一个敏感话题，年轻的恋人也是大学校园中一道美丽的风景，但是大学生对于自己该寻找什么样的爱情、爱情与喜欢如何区分、如何面对性心理等往往感到迷茫与困惑。在享受爱情甜蜜的同时也会带来一系列复杂而独特的情感体验。一项调查显示，近35%的大学生存在情感困惑。其中恋爱失败导致的心理变异现象最为突出，有的因此走向极端，造成悲剧。在处理感情问题时，大学生常常表现为因理想与现实的落差大而失落，因与异性交往困难而陷入多角恋爱不能自拔，因失恋、性自慰行为而焦虑自责等等。各种心理问题，最终导致心理障碍。

### 6. 情绪、情感方面的心理问题

良好的情绪情感状态是大学生心理健康的重要保证。良好的情绪和情感状态表现为稳定、乐观的心态，对不良情绪具有调节和控制能力。大学生的情绪和情感具有两极性、矛盾性的特点，情绪易波动起伏，好冲动，自制力不强，一旦遇到挫折容易产生抑郁、焦虑、恐惧、紧张、妒忌等不良情绪。

稳定的情绪和积极良好的情绪反应是大学生成才的重要因素，也是大学生心理健康的重要标志。程晓玲和鲁丽娟的调查发现，大学生经常会有压抑（35.71%）、烦恼（35.15%）、空虚（27.79%）和烦躁（30.64%）等心理体验。超过一半的大学生有时或经常出现情绪失衡、焦虑、孤独感和寂寞感，常常为自己的前途感到困惑和担忧。这些负性情绪与学业压力、人际关系、家庭环境、情感问题、就业压力有关，如果不能及时调节，负性情绪会在一定程度上影响正常的学习和生活，甚至导致身体不适、睡眠不足等影响身体健康的状况发生。

### 7. 个性方面的心理问题

近年来，个性发展不良导致的心理问题逐渐增多，在性格方面，主要表现为自卑、怯懦、猜疑、偏激、孤僻、抑郁、自私和任性等，有的甚至发展为人格障碍。

不同个性特征的大学生心理健康状况有很大差异。内向个性特征的人较外向个性特征的人心理健康状况差；焦虑抑郁和偏执因子分高于非内向人群；情绪不稳定的人比情绪稳定的人心理健康状况差；焦虑、抑郁、恐怖、敌对和精神变性因子分高于情绪稳定的人。也就是说，情绪越不稳定，心理健康状况越差。总之，性格内向、自卑、冲动偏激、不爱交流、不知如何与人和谐相处、观念极端、自我中心、争强好胜、完美主义、高焦虑等个体因素都不利于心理健康的维护。

大学生的心理问题往往是内因和外因长期共同作用的结果。从外因看，首要的是情感问题，其次是学业压力；从内因看，主要是潜意识中的自卑和集中爆发的焦虑。作为一种偏差型的自我认识，这种自卑往往长期存在，即使遭受小的挫折，也会将其无限扩大，如坠深渊。一些阻碍因素，如持续的学业压力、长时间失恋、自卑便会逐步发展为自怜、自毁，如果再遇到考研、就业等问题无法排解时，便会突破生死的最后防线，最终走上自杀或伤人之路。

大学生在这个时代面临压力是无法逃避和改变的，要想得到健康发展，就需要了解自我，了解社会，优化自我，懂得根据自己的不足和社会的需要调节自己，以使自己处于良好的心理状态和发展优势之中。

### 8. 求职择业方面的心理问题

大学生毕业前夕最大的心理压力来自于求职、择业等。在求职、择业过程中，由于缺乏经验和准备不足，往往导致择业渠道不畅，难以找到合适的工作等；有的大学生脱离社会发展需要，盲目择业；有的过高估计自己，造成就业困难。这些都会引发心理冲突，产生心理问题。

在即将跨入社会时，大学生如何选择自己的职业、什么才是适合自己的工作、如何规划职业生涯、求职需要什么技巧、自己的职业倾向是什么、自己的长处如何在职场展现等都会或多或少地带来困惑和忧虑。

大学生职业选择中面临的心理问题主要表现为：

（1）盲目心理　自我意识模糊，不了解与自己个性能力相匹配的职业领域，不能正确把握就业方向。

（2）自卑心理　对自己没有信心，惧怕职业选择，缺乏择业竞争意识。

（3）逃避心理　不能正视社会现实，把握机会顺利就业。

（4）依赖心理　依赖于父母、学校，缺乏独立求职的观念和积极自荐意识。

（5）随意心理　对工作抱无所谓的态度，缺乏择业的主动性。

（6）自负心里　认为自己能力出众，择业中高估自己的实力。

这些都在一定程度上阻碍大学生顺利择业与成功就业，并对今后走向社会的未来发展产生重大影响。另外，在其他领域诸如家庭关系、经济负担、出国留学、闲暇生活、个性发展等方面，大学生也不同程度地存在心理困惑和苦恼，表现出焦虑、抑郁、强迫、紧张等，严重的会发展为心理障碍。因此，大学生必须认清就业形势，正确分析就业市场，积极面对，妥善处理，不应逃避社会或过于担忧。

### （二）大学生常见心理问题的应对

大学生的心理健康受到来自个体、家庭、学校和社会文化诸方面的影响，其心理健康维护需引起学生、家庭与社会的共同关注。大学生该如何应对各方面的影响呢？

**1. 学会进行自我调节，自己的人生自己做主**

心理学工作的一个重要理念是"助人自助"，相信每个人都是有潜力的，有能力解决自身的问题。因此，大学生心理健康教育的过程也是不断提高大学生心理自助水平的过程。

首先，大学生要悦纳自我，坦然接受自己的缺点和不足，在努力提高自我的同时，认识到缺点和不足也是形成自己独特自我的一部分。金无足赤，人无完人，不要过分追求完美。对于自身存在的心理问题也是如此。心理疾病如同躯体疾病一样，只有坦然接受，才能更好地寻求帮助，尽快扫除自己心中的阴霾。如果能如此看待心理疾病，则心理疾病也就不可怕了。

其次，在交往中，正确认识他人对自己的态度与评价。有的大学生过分关注他人对自己的态度与评价，害怕他人对自己失望、不满意，过分压抑自我，这也是造成心理问题的重要原因。实际上，一人难服百人心，一个人无论多么优秀、多么努力也不可能满足所有人的愿望，让所有的人都认可自己。要意识到他人的意见和评价并不能决定自己的自我价值。

最后，要学会合理宣泄，释放压力。面对着学习压力、考研压力、就业抉择等心理负担时，大学生要学会恰当、合理的宣泄，这样不仅能有效预防严重心理问题的发生，还可以使已经形成的心理负担在一定程度上得到缓解。

**2. 加强入学教育，使大学生尽快适应新的环境**

入学教育是使大学生了解、适应新环境的有效手段，可以缩短大学生对新环境的适应时间，较快投入正常的学习生活中。及时进行专业教育，能够使新生尽快了解本专业的特点、培养目标、发展方向、就业方向、教育资源、学习方法等，解答大学生的专业疑惑，使其较快适应大学阶段的学习。各学院的教师、辅导员、心理健康教育教师组织的团体活动，能够为学生创造集体活动的机会，促进学生互相认识、结交新朋友，建立友谊，有利于学生摆脱离开父母、进入新环境的孤独、不安，尽快投入新的学习和生活。

**3. 进行挫折教育，提高抗挫折和应对能力**

挫折教育是教育者有意识地采用一定的教育方法和手段，帮助和引导受教育者以正确态度认识挫折，坦然面对挫折，适时调整，有意识地防范挫折可能带来的负面效应，以保持良好的心态，并将其固化为良好的心理素质，为最终实现自己的长远目标打下基础。当前的大学生多是从小养尊处优，对遭受挫折、经历磨难的心理准备不足，学校根据学生成长的需要，对其进行吃苦教育、生命教育、生存教育、社会教育等多种形式的挫折教育，能够帮助大学生正确看待挫折，认识到苦难也是以后生活的营养。

**4. 开设心理健康教育课程，对大学生进行心理健康教育**

成功的心理健康教育是培养大学生良好心理素质、预防和减少各种心理问题的有效途径。一方面，高校应开设心理健康教育课程，引导大学生完善自我，培养其理性思考的能力，拓展看问题的角度，增强自我教育的能力。同时，加强大学生对心理健康的重视，注重心理卫生，使其认识到不良情绪产生的原因与应对策略，保持积极健康的心态。另一方面，应该根据大学生中出现的突出心理问题及不同年级学生的具体情况，设计举办大学生心理健康教育系列讲座，如正确认识网络的作用、恋爱与性心理、人际交往、考研与就业等，对大学生进行适应性指导。

**5. 建立心理档案，定期进行心理测试**

利用现有的标准测试工具，如大学生健康调查表、生活事件量表、心理适应性量表、社会支持量表、防御方式问卷、社会功能缺陷评定量表、抑郁状态量表、焦虑自评量表等，为在校大学生建立心理档案，以全面、系统地了解不同专业、不同年级大学生的心理健康状况，及时把握其心理状态，了解存在和亟待解决的心理问题。

**6. 在社会实践活动中加强大学生的适应性教育**

社会实践活动可以加强学生对社会的了解。高校应创造更多的社会实践机会，让大学生在社会实践中增长见识，了解自己的不足，改变盲目乐观和眼高手低的现状，适应社会要求，对未来踏入社会建立信心，减少心理迷茫。

参加社会实践活动能够锻炼大学生的意志。目前的大学生在思考问题和处理事情的时候容易以自我为中心，很少考虑他人的感受，且索取多于奉献，思维狭隘，容易接受负性信息，对生活失望。社会实践为大学生提供了接触社会、接触他人的机会，能使其意识以自我为中心的弊端，主动摈弃自身缺点，不断完善自我，树立正确的世界观、人生观、价值观，更好地适应社会。

**7. 动员家长参与大学生的心理健康教育**

父母是孩子的第一任教师，同时也是孩子自我认识、自我评价的最初来源与重要影响因素。家长的举止言行、处理问题的方式、家庭的各种问题都会对大学生的个性形成和心理健康产生重要影响。另外，父母是与学生接触最密切的人之一，对子女的了解胜于他人，他们同样是子女行为最强有力的影响因素。因此，教育部门应动员学生家长通过各种渠道加入大学生心理健康教育工作。一方面，教育家长要相信孩子，敢于放手，培养孩子的独立意识和独立面对生活、解决问题的能力。另一方面，要摈弃家长制，要尊重孩子，相信并尊重孩子自己的选择和决定，营造民主、和谐的家庭氛围。

现代社会充满机遇也充满挑战，对大学生而言，当今社会比以往任何时候都需要良好的心理素质。因此，加强对大学生心理素质的培养，是全面推进素质教育的重要环节，是培养适应社会发展要求的高素质人才的必要举措。在学校、家庭、社会的密切配合和共同努力下，一定能够引导大学生走出自我认识的误区，更新观念，超越自我，走向成熟，成为具有创新精神和实践能力的能够承担未来祖国建设重任的优秀人才。

**思考**

1. 什么是心理健康，心理健康有哪些表现。

2. 大学生主要存在哪些心理问题，产生的原因是什么，你认为有哪些解决问题的方法。

3. 你是否有过严重的心理困扰，原因是什么，如何解决的，结果如何。

# 第二章　探"心"自我——自我意识的发展与培养

在古希腊戴尔费城的神庙里矗立着一块石碑。石碑上刻着这样一句话："人啊,认识你自己。"千百年来,这句话就像一把永不熄灭的火炬,传递着一个人们所追寻的不变的命题——"认识你自己"。其实这个命题也是自古以来最难的一个命题。在西方的神话寓言中,它被表述为著名的斯芬克斯之谜。

古希腊有这样一个传说。一个王国城堡的附近有个狮身人面的女魔叫斯芬克斯。她每天守着那条过往行人必经的路,让人猜一个谜:"什么东西早上是四条腿,中午是两条腿,傍晚是三条腿。"如果行人答不出谜底,她就把他吃掉;如果猜出来了,她自己就会死去。因为人们猜不出谜底,于是王国中死去了许多人,外面的人也不敢来这个地方了。整个王国内外充满了恐惧。终于有一天,一个叫俄狄浦斯的年轻人来到斯芬克斯面前,说出了这个神奇东西的谜底。他说,这个动物就是人。斯芬克斯听了大叫一声后,便跑到悬崖边跳了下去。

这个传说说明什么问题呢?人在成长的过程中,可以不断认知天地万物,丰富经验,增长才干,但唯独难以认清自己。我,是什么?会什么?有什么?想什么?能够做什么?我是否有价值?我为什么要生活?我努力奋斗为什么?我的人生目的是什么?总而言之,就是"我是谁"?这就是本章所要讲的内容——自我意识的发展与培养。

## 【案例导入】

### 自我认识的误区

一天,一位辅导员带来一名中文系大二的女生,说该女生长期营养不良,导致全身长满紫癜,精神不佳,学习成绩下降,人际关系紧张。经与这个女生交谈后得知,她的家庭十分贫困,无钱供她读书,她靠家教挣来的钱上学和生活,还要养活一个读高中的弟弟。为此,她很自卑,总觉得同学都瞧不起她,心里很痛苦。其实,该女生成绩不错,大一时曾获得二等奖学金,同学对她的评价也不错。可她却固执地认为同学们都因她家庭困难而"鄙视"她。最令她苦恼的是,没有男生追求她。为了改变现状,她常常连续1个月不吃肉,节约伙食开支,去买漂亮衣服,甚至买新上市的水果,在寝室吃给同学看,以获得同学的美慕与"尊重"。但是这样的"牺牲"并没有让她感觉处境有任何好转,反而发现同学投来异样的眼光,故而心情越来越糟。由于长期节食,她严重贫血,常常头晕目眩,上课注意力难以集中,记忆力减退,学习成绩滑坡,以至多门功课补考,成为班上"困难"

学生，烦恼、自卑、懊恼，时刻吞噬着她不甘人后的自尊心，但此时她已感觉力不从心。

（摘自《百度文库》）

**思考**

1. 该女生出现了什么问题。
2. 什么原因造成的。

# 第一节　自我意识概述

## 一、自我意识的概念

自我意识是主体对其自身的意识，是主体觉知到自身存在的心理历程，是人对自身状态及自己与客观世界关系的意识。自我意识是意识的最高级形式，它不是单一的心理品质，而是认识、情感、意志的融合体，是一个完整的心理结构。

自我意识的出现，不是意识对象或意识内容的简单转移，而是人的心理发展进入了一个全新的阶段，是个体社会化的结果，是人类特有的高级心理活动形式之一。它不仅使人们能认识和改造客观世界，而且能认识和改造主观世界。因此，心理学界把自我意识归入个性的调节系统，作为个性结构中的一个组成部分，成为个性自我完善的心理基础。

## 二、自我意识的心理成分

个体的自我意识是由自我认知、自我体验和自我调控三种心理成分构成的。这三种心理成分相互联系、相互制约，统一于个体的自我意识之中。

### （一）自我认知

自我认知属于自我意识的认知成分，是一个人对自身和自身与周围世界关系的认识。自我认知主要涉及"我是一个怎样的人""我为什么是这样一个人"等问题，包括自我感觉、自我观察、自我观念、自我分析和自我评价等，它是自我意识中最基础的部分，决定着自我体验的主导心境以及自我控制的主要内容。

如果一个人不能正确认识自我，过低估计自己，看不到自己的优点，觉得处处不如他人，就会产生自卑，丧失信心，做事畏缩不前。相反，如果一个人过高估计自己，只看到自己的优点，看不到自己的不足，"看自己一朵花，看别人豆腐渣"，用自己的长处比别人的短处，就会骄傲自大，盲目乐观，导致学习或工作的失误，或者不思进取，甚至倒退。许多心理困惑来自于不能自知，过高或过低地认识和评价自己会导致适应性障碍，引起不良的情绪反应，进而影响心理健康。比如案例中的大二女生，就是由于自我认识的偏差而导致自尊与自卑的矛盾体验。为了掩饰自己的自卑，偏颇地以为穿上几件漂亮衣服、吃点新上市的水果就能得到同学的尊重，事实上，在她采取这些在同学看来"可笑"的办法之前，同学们对她的评价还是不错的，是她的自我认识走入了误区，导致后来的恶性循环。

【延伸阅读】

### 伤痕实验

美国科研人员进行过一项有趣的心理学实验。他们向参与其中的志愿者宣称，该实验旨在观察人们对身体有缺陷的陌生人做何反应，尤其是面部有伤痕的人。每位志愿者都被安排在没有镜子的小房间里，由好莱坞的专业化妆师在其左脸做出一道血肉模糊、触目惊心的伤痕。志愿者被允许用一面小镜子照一下化妆的效果后，镜子就被拿走了。

关键的是最后一步，化妆师表示需要在伤痕表面再涂一层粉末，以防止它不小心被擦掉。实际上，化妆师用纸巾偷偷抹掉了化妆的痕迹。对此毫不知情的志愿者被派往各医院的候诊室，他们的任务就是观察人们对其面部伤痕的反应。

规定的时间到了，返回的志愿者竟无一例外地叙述了相同的感受——人们对他们比以往粗鲁无理、不友好，而且总是盯着他们的脸看！可是实际上，他们的脸上与往常并无二致，没有任何不同。

这个实验说明什么？一个人内心怎样看待自己，在外界就能感受到怎样的眼光。同时，这个实验也从一个侧面验证了一句西方格言："别人是以你看待自己的方式看待你。"

## （二）自我体验

自我体验属于自我意识的情感成分，是指在自我认识的基础上产生的对自己的情感体验，反映对自己的满意状况。自我体验主要涉及"我是否喜欢自己""我是否满意自己"等问题，主要是一种自我的感受，包括自尊感、自卑感、自豪感、自信、内疚等。自我体验往往与自我认知、自我评价有关，也与自己对社会的规范、价值标准的认识有关。有些女大学生的自我体验十分强烈，而且由于女性特有的敏感与细腻，使她们的自我体验更加丰富、深刻而持久。比如，有的女生非常关注自己的外表，甚至放弃基本的营养而节食减肥；压缩伙食开支购买时装或某些饰品，并且在其中体验自尊心的满足，乐在其中。在自我意识结构中，自我体验强化了自我认知，决定了自我控制的行动力度。

## （三）自我调控

自我调控属于自我意识的意志成分，是一个人对自身的心理与行为的主动支配和掌握，即指一个人不受外界因素的干扰，能自觉调节自己的情感冲动和行为。自我调控主要涉及"我怎样控制自己""如何使自己成为理想中的那种人"等问题，包括自制、自主、自立、自我监督、自我控制、自我教育等。

自我调控集中体现了自我意识在改造主观世界方面的能动作用。这种能动作用表现在两个方面：一是启动作用，它是自我发动与支配自己行为的结果。在克服困难的过程中，个体强制使自己的言语器官和运动器官进行种种活动就属于这种情况，如学生克服贪睡的欲望晨起跑步、早读。二是制止作用，即抑制不正确或在当时情境中不应有的言论和行为，如身患感冒的学生为了不影响他人，上课时避免咳嗽。

自我调控是自我意识的关键环节，"知"与"行"之间有很长的路，大学生常常"心动而不行动"。事实上，心动是一件容易的事，而真正历练意志则需要更多的自我调控。在自我意识结构中，自我调控是完善自我的实际途径，对自我认知、自我体验都有调节作用。

### 三、自我意识的分类

自我意识是一个多因素、多层次的心理系统，从不同的角度，自我意识可分为以下几类。

#### （一）生理自我、 心理自我和社会自我

**1. 生理自我**

生理自我是指个体对自己的身体和生理状况的认识、体验和评价，包括对自己的身高、体重、容貌、身材、性别等的认识，以及生理疾病、温饱饥饿、劳累疲乏等生理状态的感受。

在自我意识的发展过程中，个体最先是从自己的身体知道自己的存在，产生了有关身体自我的意识。它使个体能把自己与外部世界区分开来，并意识到自己的生存是依托于自己的身体。在心理急剧发展变化、自我意识不成熟、各方面不确定性很大的青少年时期，身材、相貌、衣着、风度等往往是青少年最为关注的，并且是影响其自信心的重要因素。大学生处于对生理自我高度关注的时期，女生往往很在意自己是不是漂亮、迷人；男生则往往很关注自己的体形、高矮、风度，甚至声音的吸引力等。如果觉得自己身材、相貌等各方面都不错，能够接纳自己的生理自我，就会对自己满意，并在这方面感到快乐和自信，在活动、交往中也表现出积极、主动。反之，如果一个人对自己的生理自我不能接纳，嫌自己长得不漂亮，身材不好，就会讨厌自己，表现出自卑和缺乏自信。

**2. 心理自我**

心理自我是个体对自己心理状况与特征的认识和评价，包括对自己的心理活动、个性特征、心理品质等方面的认识，如对自身气质、性格、兴趣、意志、情感、能力、理想等的认识和体验。

心理自我是个体自我意识的核心，在自我意识的发展中起着重要作用。如果一个人对自己的心理属性评价过高，认为自己智商超群，能力过人，就可能骄傲自负。相反，如果一个人对自己的心理属性评价过低，认为自己智商不高，能力差，就会否定自己，甚至自卑消沉。心理自我随着个体的年龄、阅历、文化水平、心理水平等的发展而逐渐成熟。它促使个体根据需要调节和控制自己的心理与行为，修正自己的经验和观念。

**3. 社会自我**

社会自我是指个体对自己与周围关系的认识和评价，包括个体对自己在客观环境及各种社会关系中的角色、地位、权利、义务、责任等的认识。

社会自我是随着个体社会化的发展，在学习和实践各种社会角色的基础上逐渐形成的。伴随着个体的社会化进程，社会自我逐渐体现出在自我意识中的重要性，成为影响个体自信的重要的因素。生活在社会中的每一个人，都需要他人或群体的关注和尊重，都希望得到他人的拥戴，也需要与他人建立友谊。个体对自己被他人或群体所关注的反应，即个体对社会自我的认识和体验。当然，大学生更是特别看重他人对自己的看法和评价。也就是说，大学生都特别重视自己的社会自我。因此，社会自我是大学生自我意识的中心内容。

### （二）现实自我、理想自我和投射自我

**1. 现实自我**

现实自我是个人从自己的立场出发，对自己目前的实际情况的认知和看法。它是个体对自己现实的观感。也就是说，它是个人在现实生活中获得的真实感觉，回答的是"我是一个怎样的人"的问题。比如，王同学觉得自己喜欢与人相处，性格上虽然不是很开朗、活泼，但至少不是一个内向的人，这是他的现实自我。

**2. 理想自我**

理想自我是指个人想要达到的比较完善的自我境界和形象，是个人追求的目标。它引导个体达成理想中的个人自我，回答的是"我想成为怎样的人"的问题。比如，王同学希望自己成为一个健康活泼、积极向上、外向开朗的人，这是他的理想自我。

**3. 投射自我**

投射自我也叫镜中自我或他人自我，是个体想象自己在他人心目中的形象，想象他人对自己的评价，以及由此产生的自我感。投射自我不一定准确，往往主观成分多一些，因为是"我想象中别人会怎么看我"，不是自己真的就是那个样子。比如，王同学跟其他人在一起的时候，不知道该怎么说话，也不知道如何与他人互动，于是总是一个人保持沉默。他心里很着急，总觉得大家一定认为他很内向，或者不合群、清高等。这是他的投射自我，即他想象中认为大家可能怎么看待他。实际上，大家不是这么看他的，很可能有其他看法。比如，他这个人是不是比较内敛、更喜欢独处。

简单地说，现实自我是指我眼中的自己，理想自我是指我希望成为的自己，投射自我是指我认为的他人眼中的自己。投射自我与现实自我之间往往存在距离。当距离加大时，个体便会感到自己不为他人所了解。理想自我与现实自我也不一定是一致的。理想自我虽非现实自我，但它对个人的认识、情绪和行为的影响很大，是个人行为的动力和参照系。这三种类型的自我之间可能会有差距和冲突，个体的某些心理问题也会因此而产生。

## 第二节　大学生自我意识的发展

### 一、大学生自我意识的发展历程

不少心理学家对自我意识的发展进行研究，并提出了相应理论。心理学家埃里克森指出，人的自我发展持续一生，但会经历不同的阶段。每个阶段都有一种危机或矛盾需要解决，或者说有一种发展任务需要完成。如果危机解决得顺利，个体就会获得积极品质，增强自我力量，为下一个阶段的发展创造条件；如果危机解决得不顺利，个体就会形成消极品质，削弱自我力量，影响下一阶段的发展。

大学时期的主要发展任务是形成自我同一性，避免角色混乱。所谓自我同一性是一种熟悉自身的感觉，一种知道个人未来生活目标的感觉，一种从信赖的人们中获得所期待的认可的内在自信。这种内在自信是一个人对他人认可的内在一致性和连续性方面的

内在自信,即个体的跨时空的内在的一致感和连续感。自我同一性发展顺利就会形成自我认同感,自我概念清晰,接纳自我,有生活的目标和前进的方向,为自我以后的发展打下良好的基础。自我同一性发展不良就会产生角色混乱,表现为对自己缺乏清晰而完整的认识,"自我"各部分是混乱的、矛盾的、冲突的,迷失自我和生活的方向,难以应对复杂的社会生活。

很多大学生在自我意识发展的过程中品尝到了酸甜苦辣,付出了艰难代价,并为解决内心的矛盾冲突进行了不懈努力。大学生的自我意识在自我认知、自我体验和自我控制三者相互影响、相互作用的过程中逐步成熟,期间经历了一个明显的分化、矛盾和统一的过程。

## (一)自我意识的分化

青年期自我意识的发展是从明显的自我分化开始的。原来完整、笼统的我被打破了,出现了两个我:主观的我(I)和客观的我(me),即大学生既是观察者又是被观察者。也就是说,自己可以像观察他人那样观察自己。伴随着主观我和客观我的分化,理想自我和现实自我也逐渐分化。理想自我是自己想要达到的完美形象,现实自我是实际所达成的自我状态。自我意识分化是自我意识开始走向成熟的标志。

大学生因为自我意识开始分化,所以能主动、迅速地关注自己的内心世界和行为,产生新的认识、体验,自我反思能力增强了,自我的形象更加丰富、完整和深刻。由此而来的种种激动不安、焦虑与喜悦增加,自我体验丰富多彩,要求有属于自己的一片空间和世界,渴望被理解、被关怀。同时,自我控制能力增强了,经常思考自己应该怎样做、能怎样做,不应该怎样做、不能怎样做的问题,并努力从行动上约束自己。就像许多大学生在中学时是引人关注的优等生,上大学后便成了普通生。这一转变促使他们重新审视自己,开始自我反思和反省,这会带来各种烦恼和忧虑,也会有激动和喜悦。

## (二)自我意识的矛盾

自我意识的分化一方面使大学生开始意识到自己不曾注意的许多"我"的细节;另一方面也加剧了自我矛盾冲突。大学生往往因为自我不能统一、自我形象不能确立、自我概念不能形成表现出明显的内心冲突,甚至产生强烈的内心痛苦和不安感。归纳起来,当代大学生自我意识的矛盾冲突主要表现在四个方面。

### 1. 理想自我与现实自我的矛盾

青年人富于理想,抱负高,成就欲望强,对自己的未来充满了信心。然而,他们较少接触社会,不能很好地将理想与现实有机地结合起来,而且自己的现实条件往往与自己的理想相差甚远,这给大学生带来很大的苦恼和冲突。其实,理想自我与现实自我有一定距离是正常的,也正是这种冲突和差距激励着大学生奋发进取,积极向上,向着梦中的方向飞奔。但是如果理想自我与现实自我迟迟不能趋近、统一,大学生便会产生各种各样的心理不适,甚至自暴自弃,变得平庸无为,变得无所事事,变得没有动力,严重者还会引起自我分裂,导致一系列心理问题。

**2. 独立意向与依赖心理的矛盾**

大学生生理与心理的成熟使他们渴望独立，渴望以独立的个体面对生活、学习和工作中遇到的问题。但由于长期的校园生活使他们的社会阅历与经验相对匮乏，故当应激事件出现时，则又盼望亲人、老师、同学能够替自己分忧。另一方面，大学生心理上的独立与经济上的不独立形成了明显反差。他们在迫切希望摆脱约束、追求自立的同时，又不可能真正摆脱家长、老师的支持和帮助。特别是某些独生子女，由于长期被父母溺爱，这种独立与依赖的矛盾就表现得更为突出。

**3. 自尊心与自卑感的矛盾**

大学生是同龄人中的佼佼者，优越感和自尊心都很强。他们渴望成功，不甘落后，对成功的渴望与预期高。但随着大学学习、生活的深入，许多同学逐步发现自身某些方面的不足，感到"天外有天"。尤其是遭遇失败与挫折时，有时甚至是小小的失利如考试失败、恋爱失败等，他们便开始怀疑自己的能力，进而产生自我否定，产生自卑心理。

**4. 交往需要与自我闭锁的矛盾**

大学生迫切需要友谊，寻求理解，更渴望同辈群体的认同与归属感。他们有强烈的交往需求，希望有知心朋友向其倾吐对人生、生活和学习的看法，盼望有人分担痛苦、分享快乐。但很多大学生常常感到"交往不如中学那么自如真诚"，这是为什么呢？因为大学生同时存在自我封闭的倾向。这个时期，许多大学生总是不经意地将自己的内心深藏起来，不愿敞开心扉，与同学间有意无意地保持着一定距离，存在着较强的戒备心理。正是这种交往需要与自我闭锁的矛盾冲突，使不少大学生常有孤独感。

自我意识的矛盾冲突使大学生在心理和行为上出现了某种不适应或适应困难，感到苦恼焦虑、痛苦不安，严重者影响了其心理发展和心理健康，但这又是迈向成熟必须走的一步，是个体逐步获得自我内在力量的必经之路。

**【延伸阅读】**

### 矛盾的我

我是一个矛盾体，是真正意义上的矛盾体。我经常感到有两个"我"在斗争：一个"我"健康活泼、积极向上、懂事孝顺、控制能力强、做事有计划、效率高；另一个"我"强迫性暴饮暴食、消极悲观、怨天尤人、毫无自制力，在自我折磨中浪费时间，挥霍金钱。一个"我"喊："停！你不能再堕落了！"另一个"我"说："唉，反正都已经这样了，何必跟自己过不去呢？"于是，我就处在痛苦的挣扎中。大多数情况下，我被放任的"我"所俘虏，堕落得一塌糊涂。有的时候，这个魔鬼般的"我"会暂时离开，于是理智的"我"回想曾做过的一切会有一种毛骨悚然和陌生的感觉，并经常问自己"这还是我吗？我怎么会变成这样？"我经常给自己保证"这是最后一次了。从明天开始，我一定远离这个毛病。"可是，我一次又一次地让自己失望，我在自己心中的形象也随着一次次的失望跌到了谷底。

## （三）自我意识的统一

自我分化、矛盾所带来的痛苦不断促使大学生寻求方法以求得自我意识的统一，即自我统一性的建立。自我统一主要指主观我与客观我的统一、自我与客观环境的统一、理想自我与现实自我的统一，也表现为自我认识、自我体验、自我控制的和谐统一。消除矛盾以获得自我意识统一的途径有三条：第一，坚持理想的自我标准，努力改善现实自我，使之逐渐接近理想自我。第二，修正理想自我中某些不切实际的过高标准，同时努力改进现实的自我，使现实自我与理想自我相一致。第三，放弃理想的自我标准而迁就现实自我，自暴自弃，得过且过。由于每个大学生的生活经验、成长环境、心智发展水平及追求目标等存在差异，因此其自我意识分化、矛盾、统一的途径会有所不同，结果也会不同。按照心理健康的标准，无论通过哪种途径达到自我意识的统一，只要统一后的自我是完整的、协调的，就是积极和健康的统一。

## 二、大学生自我意识发展的特点

大学生是青少年中一个特殊群体，社会要求高，家长期望高，个人成才欲望强烈。大学又十分强调独立，注重自我发展，许多大学生能够按照自己的方式安排自己的生活，相对宽松自由。但大学生心理发展尚未成熟，缺乏社会经验，社会实践能力不强，适应能力差，情绪不稳定，心理失衡常常发生。这些因素使大学生自我意识的发展有其特殊性。

### （一）大学生自我认识日趋成熟

#### 1. 自我认识的广度和深度大大提高

大学这一特殊的学习、生活环境，为大学生提供了一个博览群书、自由发展、自我实现的新天地。这个新天地为他们的自我认识向广度和深度发展提供了有利条件。大学生利用这一时间学习并试验各种角色，学习各种本领，接触各种思想、人生观和价值观，尝试着做出自己的选择。大学生不仅对各类自我进行分析，而且深入揭示自己的内心世界。

#### 2. 自我认识的自觉性和主动性明显提高

大学生能够积极主动地探索自我，关心自己的现状和未来的发展。他们会经常思考"我到底是一个怎样的人""我将成为一个什么样的人""我怎么活着才更有意义"等诸多问题。他们的自我认识不仅涉及自我的气质、兴趣和性格等一般问题，还涉及自己的社会地位、社会责任和自我价值等深层次问题。这种思考比少年时期更主动、更自觉，具有较高水平。

#### 3. 自我评价逐渐全面和客观

大学生的自我评价已不再完全以他人评价为根据，而是能够进行自我分析，会通过主动与周围同学、老师进行比较认识和评价自己。大多数学生对自己的分析、评价逐渐变得全面、客观，对自己的优缺点有较正确的认识和评价，并能选择自己的长处进行发展，开始具备在自觉基础上的"自知之明"。这种借助一定社会评价认识自己，但又不完全依赖他人评价的能力，表明大学生自我评价能力的提高。就像有的大学生认为那样："我天真但我不认为这是缺点，我幼稚是因为我不想学得世故。"但是由于大学生对客观事物的理解和判断仍比较肤浅和片面，所以有时对自我的理解和判断往往只看到一面而看不到另一面，只看到表象而看不到本质。

### （二）大学生自我体验丰富深刻

#### 1. 自我体验的丰富性

大学生丰富多彩的学习、生活，为他们发展自我体验的丰富性提供了有利条件。例如，由于意识到自己的成熟就产生了成人感；由于意识到自己的能力和品德的高低而产生了自豪、自尊或自卑、自惭等体验；由于意识到自己的社会角色和社会地位而产生了社会责任感和义务感。大学生自我体验比较丰富，有肯定和否定的体验，有积极和消极的体验，以及紧张和轻松、敏感和迟钝等的体验，但大学生自我体验的情感基调是积极的、健康的。大学生要注意增强自我意志的指向能力，提高自我认识水平，这将有助于大学生自我体验的丰富性向健康方面发展。

#### 2. 自我体验的敏感性

大学生对自我的认识在不断探索中，个性还不够成熟和稳定。加之情感体验比较复杂，缺乏驾驭情感的力量，因此他们的情感体验往往表现出明显的敏感性和波动性。凡涉及自我的事物往往能引起他们的兴趣，带来强烈的情绪反应。大学生特别关注自己在他人心目中的形象与地位，关心他人对自己的意见和看法，所以对他人的言行和态度极为敏感。有时他人无意间的一句话，会在其内心掀起轩然大波。他们会不断琢磨并反思他人的意思，还会根据他人的言谈举止，由此及彼地引发一连串联想。正所谓：言者无意，听者有心。当他们取得成绩受到表扬时、当他们的言行举止被他人接纳时，就会产生积极的、愉快的情感体验，甚至骄傲自满，忘乎所以；当他们受到挫折、批评时，就会低估自我或丧失自信心，甚至悲观失望，产生消极、否定的情感体验。

#### 3. 自我体验的深刻性

大学生自我体验的深度在不断加深。从自我体验上讲，少年时期人们往往关注的是外貌长相并因之产生喜怒哀乐的情绪体验，青年期则将注意力放在能力、品行等内在的个性品质上。随着自我评价社会性程度的提高，青年时期大学生的自我体验更多地与自己的道德品质、社会价值、事业成就、地位等联系在一起。例如，有的大学生有目的地参加各种有益的社会活动，从中锻炼和表现自己的才干；从自我体验的程度上来说，大学生由于生活、学习环境的特殊性，对自己往往抱有很大的期望，希望通过勤奋努力、博览群书等提高自学能力，为将来事业的成功打下良好基础。这些问题所引起的自我体验尤其强烈深刻。

### （三）大学生自我控制能力增强

#### 1. 自我控制的自觉性显著发展

随着大学生活的来临，大学生逐渐懂得了自我监督、促进自我发展的重要性，越来越意识到自己作为独立个体在社会生存、竞争的艰难，危机感不断增强。大学生做事目的明确，能够按照预定的计划有条不紊地进行，能够根据他人的评价和自己行动的结果进行反省，及时调整自己的行为和目标。尤其是他们的行为和目标能以社会期望和社会要求为转移。例如，社会对大学生的要求越来越高，不单看文凭，更看重真才实学和竞争意识。面对社会的期望和要求，大学生能对自己的目标进行及时调整，在掌握专业知识的同时，注重各种能力的培养，以更好地适应社会。这说明，大学生行为的自觉性明显增强，盲目性和冲动性逐渐减少。但大学生自我控制能力的自制性和坚持性还比较薄弱，当外界出现诱因时，他们往往会产生强烈的内心冲突，有的便会屈从外界诱惑，尤其在情绪等方面出现问题时，常常感到难以自控。因此，大学生尤需在抵御诱惑和持久性方面加强锻炼，提高自我控制能力。

**2. 自我设计的愿望强烈**

大学生有设计自我、完善自我的强烈愿望，他们往往根据自我设计的"最佳自我形象"不断充实自己的知识，培养自己的能力，形成良好的性格与品德。大学生的成就动机是最强的，他们不愿做一个庸庸碌碌无为的人，都想干出一番事业，能对社会、对祖国有所贡献，以实现自己的人生价值。但是大学生的自我设计常常存在与社会要求不一致的矛盾。主要表现在：一方面，大学生支持改革开放，希望有一个公平、民主、自由的社会，强烈地反对腐败行为；另一方面，在涉及自身利益时，又对合理的利己主义、享乐主义、拜金主义等表示认同，甚至为了所谓的自我实现而损人害己。

**3. 强烈的独立意识**

大学生在生理上已完全具备了成人的特点，心理成熟和社会成熟也已达到较高水平。通过对自我的认识、体验和控制、调节，他们的心中已逐渐确立了一个新的自我——成人式的自我，成人感特别强烈。他们要求自己像成人那样待人接物，同时也要求他人把他们当成人来对待。他们有着强烈要求独立的愿望，渴望有独立思考的机会，有独立行动的权利，希望自己能够主宰自己的生活，希望摆脱依赖和管束。他们对各种束缚和干涉自己的现象往往十分反感，对各种约束自己自由、独立的环境和措施表示不满，甚至表现出强烈的反抗倾向。

## 三、大学生自我意识的偏差

总体而言，大学生的自我意识发展水平较高，但尚未成熟，加之个体自我认识的视角、方法和途径的差异，因而容易导致自我意识偏差，由此伴随成长的烦恼，导致问题的发生。这种偏差，根据自我意识的表现形式可分为自我认识的偏差、自我体验的偏差和自我控制的偏差。

### (一) 自我认识的偏差

不少大学生未能处理好主观的我与客观的我这对矛盾，常出现两种自我认识的偏差。一种是只看重"自省"，进而发展为"自我中心"；另一种是一味受"人言"左右，进而变得丧失自我，也就是"从众"。

**1. 自我中心**

适度的自我关注、自我分析有利于正确、客观地认识自己，有助于正确地认识自己采取的行为和做法，从而及时调整自己的不当行为，克服自己的不足。但有的大学生只关心自己，凡事从自我出发，只顾自己的感受和想法，不考虑他人的感受和需要，也不考虑对方的立场。他们往往盛气凌人，为人处事总认为自己对、别人错，好把自己的意志强加于人，因而他们不易赢得他人的好感和信任，人际关系多不和谐，行为做事难得到他人帮助，易遭受挫折。有的大学生总是抱怨"为什么别人总是不能理解我呢""他们应该想得到啊"……在家的时候，家人会适应其思维和行为方式，能得到理解，但在学校里，其他人是看不懂或理解不了的，这样便容易产生矛盾冲突，甚至同学对立。大学生生活在群体当中，每个人都必须学会与他人相处，都要设身处地地进行客观思考尊重他人感受，考虑他人需要。

**2. 从众**

从众是一种普遍存在的心理现象，是指个体由于受到群体或舆论压力，在观点和行为上不由自主地会趋向于多数人，即通常所说的"随大流"。从众心理是一种自我保护行为，人皆有之。但如果过强，凡事从众，实际上是依赖反应，就会导致独立性差，缺乏个体倾向性的世界观、人生观、价值观，自我意识薄弱，有碍于心理发展。

有较强从众心理的大学生，在现实社会中缺乏主见，丧失自我，无创造性；在大是大非面前无法把握自己，甚至迷失方向。这样的人易接受暗示和受人指使，容易轻信谣言和诽谤，听到对自己有伤害的语言就会悲痛不已。

事实上，任何人都不可能在任何事情上都独立，为所欲为，但个人要能主宰自己的思想和观念。对大学生而言，在求学、就业、交友、婚姻等方面虽不能随心所欲地支配一切来满足自己，但必须充分思考、分析和研究自己在困境中可以通行的道路，至少是独立思考遇事和看待问题，既要慎重考虑多数人的意见和做法，也要有自己的思考分析，从而做出正确判断，并以此决定自己的行为。

**【延伸阅读】**

### 从众心理

美国人詹姆斯·瑟伯有一段十分传神的文字用以描述人的从众心理。

突然，一个人跑了起来。也许是他猛然想起了与情人的约会，现在已经过时很久了。不管他想些什么吧，反正他在大街上跑了起来，向东跑去。另一个人也跑了起来，这可能是个兴致勃勃的报童。第三个人，一个有急事的胖胖的绅士也小跑起来……十分钟之内，这条大街上所有的人都跑了起来。嘈杂的声音逐渐清晰了，可以听清"大堤"这个词。"决堤了！"这充满恐怖的声音可能是电车上一位老妇人喊的，或许是一个交通警说的，也可能是一个男孩子说的。没有人知道是谁说的，也没有人知道真正发生了什么事。但是两千多人都突然奔逃起来。"向东！"人群喊叫了起来。东边远离大河，东边安全。"向东去！向东去"……

## （二）自我体验的偏差

自我体验的偏差来源于不合理的自我认知，通常是指消极的自我体验，主要包括自卑和自负。有的人过低地评价自己，就表现为自卑；有的人过高地评价自己，就表现为自负。

**1. 自卑**

自卑是对自己不满、否定的情感。这类人自我认识不客观，往往只看到自我的缺点而忽略了自我的长处，不喜欢自己，不能容忍自己的缺点和弱点，否定、抱怨、指责自己，看不到自己的价值，或夸大自己的不足，感到什么都不如别人，处处低人一等。过度自卑可导致精力不集中、意志消沉、自信心丧失，甚至封闭自己、自暴自弃，严重的可导致自杀。

在学校中，大学生会因学习成绩不好、经济条件差、社交能力弱、人际关系不佳，直至外貌不佳等原因产生自卑心理，感觉自己抬不起头，不愿与人交往，沉默离群，从而导致孤单寂寞，孤独情绪油然而生。表面上看自卑有诸多客观原因，但实质是个体没有正确认识这些问题，没有正确认识和评价自己，总盯着自己的缺点、不足，从而痛苦、逃避、退缩，这是自卑的表现。此外，自卑往往也是自尊屡屡受挫的结果。当一个人的自尊需要得不到满足，又不能恰如其分、实事求是地分析自己时就容易产生自卑心理。事实上，过强的自尊心和过强的自卑感是密切联系、互为一体的。自尊心表现得越外显、越强烈的人，往往是极度自卑的人。他们特别害怕别人伤害自己的尊严，过分在意他人的评价，并且千方百计抬高自己的形象，保持自己的优越感。

**2. 自负**

自负是过高评价自己、自以为是、自命不凡的情感体验。这类大学生在生活与学习中处处显示自己的优越感，希望超过别人。自负的人往往目空一切，过分相信自己的能力，对自己的肯定评价往往有过之而无不及，容易产生盲目乐观情绪，而且过高评价会滋生骄傲，对自己易提出过高要求，承担无法完成的任务、目标而导致失败。

自负的人唯我独尊，听不进师长的教诲，听不进同龄人的意见和批评，一意孤行，骄傲自大。为了维持在自己心中、在他人眼中对自我虚假的评价，他们无法真诚地与人交往，人际交往模式往往是"我好，你不好""我行，你不行"；将把自己的意志强加在他人身上，不能与人和睦相处。由于缺乏自知之明，自负的人容易失败，也容易受伤害。

自负的产生原因一方面是自我归因错误。自负的学生在归因上，容易将事情的成功归因于自己的能力，而把事情的失败归因于努力、运气和任务难度。这样就不会体会到失败的挫折感，而只会关注自己的成功。长此以往，他就逐渐形成了错误的自我认识，总觉得自己是最棒的；另一方面来源于他人不切实际的夸奖和赏识。特别是家庭中父母或者其他长辈，为了鼓励学生，采取过分的赏识教育，误导学生高估了自身的能力和表现。

## （三）自我控制的偏差

自我控制是完善自我的实际途径，对自我认知、自我体验都有调节作用，但有些大学生在调节控制自己情感和行为时出现偏差，自制力差，会不顾场合宣泄一番，行为充满"情境性"，主要包括逆反和放纵。

**1. 逆反**

逆反是大学生在交往的过程中，为了维护自尊或满足自身某方面的需要，而对对方的要求采取相反的态度和言行。从本质上讲，逆反心理是青年人试图确立自我形象、寻求自我肯定、强调个人意志的一种手段，也是青年期心理发展的自然要求。

　　大学生自我意识发展最显著的标志之一是独立意向。绝大多数大学生已度过 18 岁的成年期，他们自认为已达到法定的公民年龄，强烈要求像成年人那样独立自主地行事，"走自己的路"，不愿受父母的约束和教师的训诫，要按照自己的意志行事。

　　但这个时期由于阅历有限，经验不足，故容易感情用事，甚至出现偏激行为。"为了反抗而反抗"，对于约束、压制自己的权威就要反抗，越是不让做的事情越要做，常常以对着干来显示自己的与众不同。持这种心理的大学生往往对师长的教育或周围的正常事物持消极、冷漠、反感甚至抗拒的态度。他们逃课旷课，沉迷于网络的虚拟世界，听不进老师、家长的劝说，甚至在明知道老师、家长的话是正确的情况下依然我行我素。他们对正面教育和宣传表现出一种怀疑、不认同的抵制态度，对社会、人生和个人前途显示出玩世不恭。

### 2. 放纵

　　放纵是指大学生不能约束自己的行为和克制自己的情绪，"跟着感觉走"的状态。在大学里，不管是学习还是生活都依赖于学生的自我管理、自我教育，要过好大学生活，需要高度的自觉性。与中学生相比，大学生在自我控制上有了明显的自觉性、主动性。但是处于青年期的大学生最大的特点是感情易于冲动，对待问题容易偏激和情绪化，往往是理智让位于情感，自我控制能力明显不足。某些学生平日里觉得"好听"的课就去上，"不好听"的课就不去；明明确立了一个目标，却缺乏恒心与决心，在困难面前望而生畏，虎头蛇尾，半途而废。还有一些大学生认为，中小学寒窗苦读十余载，如今考上大学，总算解放了，从而不再埋头苦读，只要求"60 分万岁"，消极懒惰。有的学生到大学之后，过分追求物质享受，盲目攀比，甚至不顾家庭实际情况。

## 四、大学生自我意识的完善

　　自我意识在大学生人格形成和人格结构中占有极重要的地位。健全的自我意识是人全面发展的重要途径，也是心理健康的具体反映。完善自我意识的目的在于正确地认识自我、积极地悦纳自我、有效地控制自我，达到自我意识的和谐统一，即自我同一性，从而减少自我意识的偏差，防止自我意识障碍的出现。

### （一）正确认识自我

**【延伸阅读】**

#### 乔·哈里窗口理论

　　美国心理学家乔（Jone）和哈里（Hary）于 20 世纪 50 年代提出了关于人自我认知的窗口理论，被称为乔·哈里窗口理论，通常被称为"认识自我的窗口"。

　　在该理论中，他们将自我划分为四个领域：A 是自己和他人都认识到的公开自我，B 是他人认识到但自己不知道的盲目自我，C 是只有自己认识到但他人认识不到的秘密自我，D 是自己和他人都没有认识到的未知自我。

|  |  | 自我 | |
| --- | --- | --- | --- |
|  |  | 认识到 | 未认识到 |
| 他人 | 认识到 | A<br>公开自我 | B<br>盲目自我 |
|  | 未认识到 | C<br>秘密自我 | D<br>未知自我 |

一个人 A 部分越大，则自我评价就越客观、全面，心理也就越健康。B 部分比较大的人，对自我的认识往往存在偏差，或者夸大自己的优点，拿放大镜看自己的优点，甚至把自己的缺点看成优点；或者只看到自己的短处，忽视自己的长处，有些过分自卑。C 部分大的人，特别怕别人否定自己，害怕对方认识到自己后就失去了他（她），总是按别人对自己的预期评价来表现自己，其精神负担过重，长此以往会导致心理异常。D 部分是一个未知部分，由于它的存在，我们无法确切知道自己在何种程度上了解自我。

乔·哈里窗口理论认为，每个人的自我都由这四部分构成，但每个人四部分的比例是不同的。随着人的成长和生活阅历的丰富，自我的四个部分会发生变化。当一个人自我的公开自我领域扩大时，则其生活变得更真实，无论与人交往还是自处都会显得轻松愉快而有效率。盲目自我领域变小，人对自我的认识越清楚，越能在生活中扬长避短，发挥自我的能力。

"人贵有自知之明"，全面而正确的自我认知是培养健全的自我意识的基础。自我认知是从多方位建立的，既有自己的认识与评价，也有他人的评价。一般而言，认识自我主要有三种方法。

**1. 反省法——根据自己的心理和行为判断**

古人曰："吾日三省吾身。"大学生可以观察评判自己的心理状态及通过自己待人处事的行为认识自己。大多数情况下，人们常常根据内部线索（想法、情绪）了解自己。比如，一见到人多就紧张，不知说什么，想躲着走，所以觉得自己比较内向，不爱交往。但在内部线索微弱或模糊的情况下，人们常常根据外在行为推断自己的特征，如性格、态度、品质、爱好等。比如，当学生参加公益事业时，会认为自己是一个高尚的人，道德感很强；自己当选班干部，获得众多的好评，会认为自己管理能力比较强，人缘不错。通过自己的内部线索认识自己比外显行为更准确，因为行为易受外在压力的影响，更易伪装。但是现代大学生，因受多元价值观念的影响，他们对自我的认识难以客观、全面。

**2. 比较法——在与他人的比较中认识自我**

大学生正处于人生重要的发展时期，他的人生目标、职业理想、生活态度等都在形成之中，社会比较为大学生提供了认识自我、了解自我和发展自我的重要标尺。大学生在与他人的比较中会认清自己的优势和劣势、长处和短处，从而取长补短，缩小差距。同时，只有在与他人的比较中，才能找准自我的坐标，按照自己的需要去规划自己的前途。

但是通过与他人比较认识自己时，应该注意正确选择比较的参照系，找准比较的对象，把握好比较的尺度。

第一，跟他人比较是行动前的条件还是行为后的结果？大学生到大学学习，如果认为自己来自农村，条件不如别人，开始就置自己于低人一等的位置，自然就会影响心态，而实际上看大学毕业后的工作成绩才有意义。

第二，跟他人比较是依据相对标准还是绝对标准？是可变的标准还是不可变的标准？经常有大学生认为自己不如他人，其实他们关注的可能是身材、家庭等不能改变的条件，没有实际比较的意义。

第三，比较的对象是什么人？是与自己条件相类似的人，还是个人心目中的偶像或特别不如自己的人？与比自己太弱的人比较，易盲目自信；与比自己太强的人比较，易产生不必要的自卑。

确立合理的参照体系和立足点对自我的认识尤为重要。盲目比较，只会使自我认知出现偏差。在与他人比较时，一定要注意可比性，看看双方的基础是否相当、双方的条件是否相同、双方的机会是否均等。只有具备这些条件，比较才有意义，才能反映出自我的真实面目。

**3. 他评法——依据他人的反馈**

大学生在人际交往互动中根据他人对自己的看法和反应从侧面了解、认识自己。他人对自己的反馈像一面镜子，可以用来观测自身。不管你自认为多么了解自己，但总会出现"当局者迷，旁观者清"的情况，总有自我认识中的"盲区"。通过与同伴相处，谈论对事物的看法，就能更新自己的观念。通过与父母、师长沟通，汲取其宝贵经验，可以作为自己的参考。当我们被告诫要更加大胆一些，更加主动、勤奋一些时，我们便会从反馈中得知：自己有些害羞，不够主动，学习不够勤奋。有时，有些意见不便当面提出，可以从他人对你的态度中觉察出来。如果很多人嫌弃你、疏远你，不愿意你参加他们的活动，那你就要好好反省自己了。但如果别人一向对你热情友好，那也要分析一下自己有哪些方面吸引人，不要对自己的优点熟视无睹，要让它充分地发挥出来。

当然，在接受他人的评价前，大学生应学会先分析、评价他人的身份、地位、态度等，以便有选择性地接受或参考他人的评价，从而形成自己的概念。同时，他人的态度和评价有时难免被歪曲、夸张，对方由于缺乏了解或存在偏见，都有可能使他人的评价与自己的实际不符。这时就要多用这几面镜子，学会观察和分析大多数人的态度，客观地认识和评价自己。

**【延伸阅读】**

### 自我评价与他人评价的差异

20世纪二三十年代，哥伦比亚大学的研究者采用美国心理学家霍林沃斯的自我评价排队法，对大学生的自我评价和他人评价进行了研究，探讨两者之间有无差别。研究者选择了25个人作为被试者，被试者彼此很熟悉。研究者提出了9种品质（文雅、幽默、聪明、交际、清洁、美丽、自大、势利、粗鲁），要求每位被试者分别将这些品质在所有被试者身上（包括自己在内）依次排队，程度最高者排第一，程度最低的列为第二十五。统计结果显示，自评的排位与他人评价的排位比较，差异很大。例如，一位被试者自以为他的"文雅"程度应该排在前几名，可是将24个人对他的评价平均起来，他的名次却排在了20名以后。另一个被试者对"清洁"品质的评价，自己排的位置要比他人排的平均位置提前五名，"聪明""美丽"提前六名，"势利""自大""粗鲁"等的平均位置要退后5～6名。这一实验结果表明，优良品质的自我评价常常高于他人评价，不良品质的自我评价往往低于他人评价。

## （二）积极悦纳自我

### 1. 悦纳自我的含义

悦纳自我是指对自己的本来面目持肯定、认可的态度，喜欢并接受自己，是自我意识健康发展的关键所在。每个人都知道"自我"是重要的，可总有些人不真正地尊重自己、爱惜自己。他们可以喜欢朋友、喜欢知识、喜欢自然，却不喜欢自己，结果不快乐。心理学研究表明，心理健康者更多地表现出对自己的认可和接纳，心理障碍者则明显表现出对自我的不满和排斥。如果以积极的态度认可自我，就容易形成自尊；如果以消极的态度拒绝自我，就容易形成自卑。所以一个人要对自己的本来面目持认同、接纳态度。一个人只有认同、接纳自己，才会有自尊感、自豪感。只有积极地悦纳自我，才有可能科学地塑造自我，确立正确的自我奋斗目标。

悦纳自我是要接纳自己的不完善和失败，接纳自己的不完善也是自信的表现，是完善自我的起点，因为每个人在外表、身材、能力、个性方面都有一定的局限，对过去的错失不要耿耿于怀，要勇于大胆尝试；要建立实际目标，不要对自己提过高的要求；要扩大社交圈子，不为讨好他人而去做事；要积极思考善用时间，不断学习。

### 2. 大学生如何形成悦纳自我的积极态度

（1）全面看待自己的优缺点，克服完美主义　悦纳自我首先要接纳自己，要无条件地接受自己的一切，好的和坏的、成功的和失败的；接纳自己的缺点，欣赏自己的优点。所谓"尺有所短，寸有所长"，每个人既有长处又有短处，要承认自己的不完美。人既不可能事事行，也不可能事事不行；一事行不能说明事事行，一事不行也不可能事事不行；要肯定自己的价值，善于吸收他人长处，克服自己的缺点，扬长避短，充分发挥自身潜力。过度追求完美的人对自己、对社会要求过高，压力过大，当理想与现实发生冲突时就容易造成心理失衡。

（2）保持乐观，性情开朗　悦纳自我要喜欢自己，欣赏自己，肯定自己的价值，珍惜自己的独特性，在此基础上体验价值感、幸福感、愉快感与满足感。进入大学后，同学们会面临各种生活、学习压力，会遇到各种挫折和冲突，有的同学遇到挫折后，会把挫折当成笑话讲给他人听，使自己始终保持一种愉快、充实的心境。其实，生活中谁没有烦恼呢，只要能换个角度，乐观看待，就一定会快乐。

【延伸阅读】

### 三个老太太的故事

第一个是中国古代的老太太。她有两个女儿，大女儿卖雨伞，二女儿卖布鞋。她晴天忧虑大女儿的雨伞难卖，阴雨天忧虑小女儿的布鞋难卖，每天都闷闷不乐。智者告诉她：反过来想想吧，其实雨天你大女儿的雨伞好卖，晴天你小女儿的布鞋好卖。顿时，老太太豁然开朗，雨天帮大女儿卖雨伞，晴天帮小女儿卖布鞋，天天开心，其乐融融。

第二个是外国的老太太。她乘船去英国，途中突遇暴风雨，人们无不惊慌失措，唯有这位老太太神色自若。风雨过后，有人问她：“为什么你当时一点都不害怕呢？”老太太说：“我有两个女儿，大女儿戴安娜去了天堂，二女儿玛利亚就住在英国。刚才风雨肆虐时，我默默向上帝祷告：‘如果接我去天堂，我就去看我的戴安娜；如果留我在船上，我就去看我的玛利亚。’不管去哪儿，我都可以和心爱的女儿在一起，我怎么会害怕呢？”

第三个是中国现实中的老太太。在路旁，一个又小又矮的破帐篷旁边，有一对衣衫褴褛的老夫妻在石头垒起的土灶上做晚饭，浓浓的黑烟熏得那老太太直抹眼泪。此情此景，令人顿生怜悯。然而不一会儿，令人震惊的一幕发生了：老太太斜躺在老头儿的怀里，任由老头用粗糙的双手为她梳理花白的头发，脸上露出孩童般灿烂、满足而又幸福的微笑。这笑容，在这春寒料峭的初春是那样温馨，那样动人，那样熠熠生辉，完满诠释了什么是快乐与幸福！

（3）合理定位自己的抱负水平　每个人都对自己抱有一定的期望，期望过高或过低都不会让人体验到成功的喜悦，而且会逐渐让人丧失自信，放弃追求。合理的抱负水平是建立在恰当的自我评价基础上的，所以大学生要恰当地评价自己，建立合乎自身实际的目标，确定合理的抱负水平，既不好高骛远，也不过于简单，不苛求自己，不为讨好他人喜欢而去做事。只有明确这一点，才能真正认清自己，规划发展方向。要定期反省个人的成长历程，多对自己的成就给予鼓励和奖赏，以产生正确的自我体验，最终建立独立的自我。

## （三）不断完善自我

加强自我修养、不断进行自我塑造、完善自我、超越自我是健全自我意识的终极目标。在这个过程中，最重要的是要有效地控制自我，这是一个人主动地改变自我心理品质、特征及行为的心理过程，是大学生健全自我意识、完善自我的根本途径。很多大学生对自我抱有很高的期望，但因为没有足够的自制能力和意志，经受不住挫折和打击，无法实现自我理想。那些自卑自怨、自暴自弃的大学生更是因为无法控制不良情绪，使自己偏离了健全的自我意识轨道。要做到有效地控制自我，需注意两点。

**1. 目标确立要适宜**

大学生处于充满激情的青年期，有崇高而远大的理想，希望成为时代强者，有不平凡的人生，能干出一番轰轰烈烈的大事。加上条件优越，不少人把未来设计得很完美，但理想与现实之间尚存在距离，不切实际的抱负只能导致一事无成。因此，要建立科学、正确的理想自我，不要为虚荣心所驱使，只从自己的意愿出发，而是根据自己的特长和社会提供的条件设计自我，将现实与理想结合起来，既要敢于树立远大目标，又要脚踏实地、从一点一滴做起。古人云：千里之行始于足下。要通过实现一个又一个小而具体的目标，由近及远，由低到高，逐步实现人生的理想。

**2. 实现目标要有恒心和信心**

不少大学生虽然制定了一个又一个目标，但却缺乏持之以恒的精神，容易受到外在因素的干扰，"三天打鱼，两天晒网"，不是"立长志"而是"常立志"，结果什么事也没做成。心情好、情绪高涨时，觉得自己什么都行，什么都想去干；心情不好时，情绪跌入低谷，做什么都提不起劲来，行为常常受情绪波动的影响。因此，要塑造全新的自我，就要从调整自己的情绪、约束自己的行为开始，使自己的情绪、情感和行为朝着健康、正确的轨道前进，努力实现自己的抱负和目标。任何一个目标的实现都要以坚强的毅力作为保证，如对目标认识的自觉性和主动性、实现目标的恒心和毅力、克服困难的信心和决心、对成功的正确态度和较强的挫折耐受性等。这些心理品质都处在发展过程中，因此，大学生要特别注意增强自我控制的自觉性和主动性，将社会需要转化为实现理想我的内部动机，增强自信心，为目标的实现而不懈努力。

【延伸阅读】

### 发掘潜能

有一只小鹰，主人从小把它放到鸡群里一起喂养，小鹰始终认为自己是一只鸡，所以当主人要放飞它时，怎么打、怎么骂、怎么诱惑都不行，小鹰就认为自己是鸡飞不起来。主人太失望了，说："我白养了一只雏鹰，一点儿用处都没有，干脆把它扔了吧。"于是把这只鹰带到悬崖边，像扔一只鸡崽一样，手一撒，小鹰垂直地朝悬崖掉了下去。

掉下悬崖的雏鹰会遭遇到怎样的命运？一只跟鸡一起长大的小鹰能恢复雄鹰的本性吗？这个故事揭示了什么人生道理呢？

就在坠落的过程中，这只小鹰扑棱扑棱翅膀，还没有落地的时候，突然飞了起来。这是为什么？因为就在从悬崖坠落的这一过程中，它的天性恢复了。它发现翅膀是有用的，过去一直跟鸡一起生活，翅膀从没用过，这次是它的潜能被激发出来了。其实人也是一样。在成长过程中，一定有某种潜能在等待开发，所以不要轻易否定自己。心理学方面有个规律，就是你认为自己是什么，就会有一种力量推着你变成什么。你如果认为自己笨，即使有130的智商，照样解决不了简单的问题。真实的自我处在不断变化之中，就像一株植物，昨天还是一株幼芽，今天已经有了两片叶子，过了一段时间，就变成了强壮的植物。我们要面对辩证的自我，善于发现自我，接纳自我。

美国心理学家马斯洛指出：实际上，绝大多数的人一定可能比现实中的自己更强大，只是缺乏一种不懈努力的自信。

## 第三节 认识你自己

正确的自我意识测评是做出正确奋斗方向的前提。在与他人的比较中，要尽可能全面些、辩证些、灵活些。人的知识和才能通常处于离散、朦胧状态，需要不断挖掘、发现和开发。从个人兴趣爱好、思维方式的特点、毅力的恒久性、已有的知识结构、献身精神与果敢魅力等多个方面进行考察和测试，有助于做出科学的自我评价。简便易行的自我意识测评方法有心理活动和心理自测。

## 一、心理活动

"我是谁"

请尽量写出 20 个 "我是谁"，回答每次提问的时间为 20 秒。如果写不出来，可以略去，继续往下写。这是一个用于自我分析的材料，不用给他人看，想到什么就回答什么，不要有任何顾虑，要求尽量反映个人特征、风格。例如，"我是一个爱笑的人" "我是一个诚实的人" ……

1. 我是

2. 我是

………………

20. 我是

对自己的答案进行分析，内容包括几个方面：

**1. 答案的数量和质量**

即一共写出几个答案，答案中哪些方面内容多。能写出 9 ~ 10 个答案，大体认为没有特别的障碍。只写出 7 个或更少答案，可认为是过分压抑自己，因为回答时会以感到无聊、感到害羞、时间不够等为借口，而不能回答更多的问题。

**2. 答案的归类情况**

内容包括身体状况、情绪状况、才智状况、社会关系状况及其他状况。

**3. 回答内容的表现方式**

有三种情况：①符合客观情况：如 "我是大学生" "我是大女儿" 等。②主观解释的：如 "我是老实人" "我胆小" 等。③中性情况：即谁都不能做出判断的情况。主观评价和客观评价都有，可以认为自我意识处于平衡状态；倾向于主观或客观，则不能认为自我意识处于平衡状态。在主观评价中，应该既说好的地方，也说不足之处。如果只说好，会使人觉得是自满；只说不好，会让人感到没有信心。

**4. 回答的内容是否涉及自己的未来**

即使只有一项回答涉及未来（如 "我是未来的中医专家"），也说明有理想和抱负，现实生活中充满生机。如果没有涉及未来的回答，说明对未来考虑不多。

请同学们与大家分享对自己的描述。谈谈你的感受，你拥有什么，你缺少什么，你了解自己么？

**【活动扩展】**

### 请同学们完成他观自我的描述

父母眼中的我：＿＿＿＿＿＿＿＿＿＿＿＿＿＿＿＿＿＿＿＿

同学眼中的我：＿＿＿＿＿＿＿＿＿＿＿＿＿＿＿＿＿＿＿＿

老师眼中的我：＿＿＿＿＿＿＿＿＿＿＿＿＿＿＿＿＿＿＿＿

恋人眼中的我：＿＿＿＿＿＿＿＿＿＿＿＿＿＿＿＿＿＿＿＿

兄弟姐妹眼中的我：＿＿＿＿＿＿＿＿＿＿＿＿＿＿＿＿＿＿

······················

当你自己将这些描述清晰地整理出来时，可以与同学、家人、朋友、恋人沟通，听取他们对你自己评价的认同度，这也是自我过滤的过程。先将优点列出，并得到大家的认同；再写出弱点，请大家帮助分析。这个过程是自我认识不断深化的过程。然后再寻找这些描述中共同的品质，将其归类。描述的维度越多，越会找到比较正确的自我。心理学家认为，当一个人的自我评价与他人评价有较大程度的一致性时，就表明他的自我意识比较成熟。了解他人对自己的看法有助于发现自己忽视的缺点。

## 二、心理自测

用来测评自我意识的心理量表较多，下面介绍几个常用的量表。

### （一）自我意识量表

自我意识量表（self-consciousness scale，SCS）是心理学家 Feningstein、Scheier 和 Buss 于 1975 年编制的。根据每一个陈述与实际情况的符合程度，在认为合适的数字上打"√"。A. 完全不符合；B. 不太符合；C. 说不清；D. 比较符合；E. 非常符合。

| 序号 | 题项 | A | B | C | D | E |
|---|---|---|---|---|---|---|
| 1 | 我经常试图描述自己 | | | | | |
| 2 | 我关心自己做事的方式 | | | | | |
| 3 | 总的来说，我对自己是什么样的人不太清楚 | | | | | |
| 4 | 我经常反省自己 | | | | | |
| 5 | 我关心自己的表现方式 | | | | | |
| 6 | 我能决定自己的命运 | | | | | |
| 7 | 我从不检讨自己 | | | | | |
| 8 | 我对自己是什么样的人很在意 | | | | | |
| 9 | 我很关心自己的内在感受 | | | | | |
| 10 | 我常常担心我是否给别人留下一个好印象 | | | | | |
| 11 | 我常常考察自己的动机 | | | | | |
| 12 | 离开家时，我常常照镜子 | | | | | |
| 13 | 有时，我有一种自己在看着自己的感受 | | | | | |
| 14 | 我关心他人看我的方式 | | | | | |
| 15 | 我对自己的心情变化很敏感 | | | | | |
| 16 | 我对自己的外表很关注 | | | | | |
| 17 | 当解决问题时，我清楚自己的心理 | | | | | |

计分方法：代表内在自我的题目有：1、3、4、6、7、9、11、13、15、17；代表公众自我的题目有：2、5、8、10、12、14、16。

第 3 题和第 7 题为反向题，即选 A 得 4 分，选 B 得 3 分，选 C 得 2 分，选 D 得 1 分，选 E 得 0 分；其余各题为正向题，即选 A 得 0 分，选 B 得 1 分，选 C 得 2 分，选 D

得 3 分，选 E 得 4 分。

解释：内在自我的人对自己的感受比较在乎，常常坚持自己的行为标准和信念，不太会受外界环境的影响。公众自我的人更看重外界、他人的影响，担心他人对自己有不好的评价。由于过于看重他人评价，常常会产生暂时性的自尊感低落，在理想自我与现实自我间易产生距离。

就大学生而言，内在自我的平均得分为 26 分，公众自我的平均得分为 19 分。分值越高，说明越倾向于某种自我。

### (二) 自卑心理诊断量表

指导语：下面这份自卑心理诊断量表，有助于你了解自己是否存在明显的自卑感及造成自卑的主要根源。本测验共 15 个问题，每个问题有 A、B、C 三种选择答案，请在与自己情况较符合的答案上打"√"。

测试题：

1. 你的身高与周围人相比如何
   A. 较矮　　　　　　　B. 差不多　　　　　　　C. 较高

2. 早晨，照镜子后的第一个念头是什么
   A. 再漂亮一点儿就好了　B. 想精心打扮一下　　C. 别无他想，毫不在意

3. 看到最近拍的照片你有何想法
   A. 不称心　　　　　　B. 拍得很好　　　　　　C. 还算可以

4. 如果能够重生，下列三种选哪类好
   A. 做女人够受的，做男人好　　　　B. 做男人太辛苦了，做女人好
   C. 什么都行，男女都一样

5. 你是否想过五年或十年后会有什么使自己极为不安的事
   A. 多次想过　　　　　B. 不曾想过　　　　　　C. 偶尔想过

6. 你受周围人们欢迎和爱戴吗
   A. 常有　　　　　　　B. 没有过　　　　　　　C. 偶尔有

7. 你被别人起过绰号吗
   A. 常有　　　　　　　B. 没有过　　　　　　　C. 偶尔有

8. 老师批过的考卷发下来了，同学要看怎么办
   A. 把分数折起来让他们看不到　　　B. 让他们看
   C. 将考卷全部藏起来

9. 体育运动后，有过自己"反正不行"的想法吗
   A. 常有　　　　　　　B. 没有　　　　　　　　C. 偶尔有

10. 你有过在某件事上绝不次于他人的自信吗
    A. 一两次　　　　　　B. 从来没有过
    C. 在某些方面自己有这种自信，但对不是特殊之事并不介意

11. 如果你所喜欢的异性同学与其他人更亲近，你怎么办
    A. 灰心丧气，以后竭力避开那位异性

  B. 跟对方公开或暗地里展开竞争

  C. 毫无在乎，一如往常

12. 碰到寂寞或讨厌之事怎么办

  A. 陷入深深的烦恼中

  B. 吃喝玩乐时就忘却了

  C. 向朋友或父母诉说

13. 当被他人称作"不知趣的人"或"蠢东西"时，怎么办

  A. 我回敬他："笨蛋，没教养的"

  B. 心中感到不好受而流泪

  C. 不在乎

14. 如果碰巧听到有人正在说你所要好的同学的坏话，你怎么办

  A. 断然反驳："根本没有那种事"

  B. 担心会不会真有那回事

  C. 不管闲事，认为别人是别人，我是我

15. 如果你的主要功课不管怎样努力学习，结果都输给你的竞争对手，你怎么办？

  A. 尽管如此，还是继续挑战，今后加劲干

  B. 感到不行，只好认输

  C. 从其他学科上竞争取胜

| 答案 ＼ 题号 | 1 | 2 | 3 | 4 | 5 | 6 | 7 | 8 | 9 | 10 | 11 | 12 | 13 | 14 | 15 |
|---|---|---|---|---|---|---|---|---|---|---|---|---|---|---|---|
| A | 5 | 5 | 5 | 5 | 5 | 1 | 5 | 3 | 5 | 1 | 5 | 5 | 3 | 1 | 3 |
| B | 3 | 3 | 1 | 1 | 1 | 5 | 1 | 1 | 1 | 5 | 1 | 3 | 5 | 5 | 5 |
| C | 1 | 1 | 3 | 3 | 3 | 3 | 5 | 3 | 3 | 3 | 3 | 1 | 1 | 3 | 1 |

判断标准：

把 15 题的得分加起来计算出总得分，与下面的总体评价标准对照，看看自己是属于哪个类型的，再阅读有关四种自卑类型的说明。

| 类型 | I | II | III | IV |
|---|---|---|---|---|
| 得分 | 15～19 | 30～44 | 45～60 | 61～75 |

类型 I：环境变化造成自卑。

你平时没有自卑感，是个乐天派，并且往往很自信。你对自己的才能和外表、风度充满自信和骄傲，极少有自卑感。如果你抱有自卑感的话，那是环境起了变化的缘故。譬如，你进了出类拔萃的人物相聚一堂的学校或其他场所而未能充分体现你个人价值时，才引起自卑。

类型 II：动机与期望过高引起自卑。

你有过高的追求，有动机过强、期望值过高的缺点。你不满足于现状，想出人头

地，以至于去追求不切实际的目标。也可以说，你过分地与周围计较长短、得失、胜负，追求虚荣，而无法实现时则往往陷入自卑难以自拔。

类型Ⅲ：过早断定不行造成自卑。

你在干事情之前就贸然断定自己不行，自认为不如别人。这主要是你不了解周围人们的真实情况，不清楚使你焦虑的事情的本来面目。当你搞清楚后，会恍然大悟："怎么竟是这么回事？"随之则坦然自如。你的自卑感主要是你的无知造成的，症结在于自认为不行就心灰意冷。

类型Ⅳ：性格怯懦造成自卑。

用消极、悲观的眼光看待事物也与你的自卑有关。症结在于对自身的体魄和外貌缺乏自信，只是看到不足与不利之处，因而遇事退缩胆怯。不管与人交往还是学习功课，懦弱导致你自酿苦酒。

尽管自卑可以分成上述四种类型，但造成你自卑的往往不是某一个方面的原因，而可能是两方面或多方面的原因造成的。不过，其中必有一两个原因是主要的。一般来说，自卑心理的产生都会经过这样一个过程：由于某种原因（或某些原因）使你在某一（或某几）方面遇到挫折，于是你的自尊心受到压抑和打击。你承受不住这种打击而使自尊心"内化"，不再求进取与表现自己。几次的循环重复，使你的自卑感加强，进而泛化，最终导致自卑心理形成。

## （三）一般自我效能感量表　（GSES）

量表简介：自我效能感是指个体对自己面对环境中的挑战能否采取适应性的行为的知觉或信念。一个相信自己能处理好各种事情的人，在生活中会更积极、更主动。这种"能做什么"的认知反映了一种个体对环境的控制感。因此，自我效能感是以自信的理论看待个体处理生活中各种压力的能力。一般自我效能感量表（general self - efficacy scale，GSES）由德国柏林自由大学的著名临床和健康心理学家 Ralf Schwarzer 教授编制。

请仔细阅读下面的一些描述，每个描述后有四个选项：A. 完全不正确；B. 尚算正确；C. 多数正确；D. 完全正确。根据真实情况，在最符合你情况的一项上打√。

| 序号 | 项目 | A | B | C | D |
|---|---|---|---|---|---|
| 1 | 如果我尽力去做的话，我总是能够解决问题的 | | | | |
| 2 | 即使别人反对我，我仍有办法取得我所要的 | | | | |
| 3 | 对我来说，坚持理想和达成目标是轻而易举的事 | | | | |
| 4 | 我自信能有效地应付任何突如其来的事情 | | | | |
| 5 | 以我的才智，我定能应付意料之外的情况 | | | | |
| 6 | 如果我付出必要的努力，我一定能解决大多数的难题 | | | | |
| 7 | 我能冷静地面对困难，因为我相信自己处理问题的能力 | | | | |
| 8 | 面对一个难题时，我通常能找到几个解决方法 | | | | |
| 9 | 有麻烦的时候，我通常能想出一些应付的方法 | | | | |
| 10 | 无论什么事在我身上发生，我都能够应付自如 | | | | |

计分方法：A. 完全不正确 1 分；B. 尚算正确 2 分；C. 多数正确 3 分；D. 完全正确 4 分。

1～10 分：你的自信心很低，甚至有点自卑。建议经常鼓励自己，相信自己是行的，正确地对待自己的优点和缺点，学会欣赏自己。

11～20 分：你的自信心偏低，有时候会感到信心不足。找出自己的优点，承认它们，欣赏自己。

21～30 分：你的自信心较高。

31～40 分：你的自信心非常高，但要注意正确看待自己的缺点。

【教学设计】

### 心理游戏之背上留言

**一、游戏规则**

1. 大家取出一张白纸，在纸的最上方写上自己的名字（字迹工整，不要太大），然后贴在自己的背上。

2. 拿一支笔，每位同学可以在其他同学的背上留言，写下你对这位同学最中肯的评价（认识、优点、缺点、建议或最想说的话）。

**二、注意事项**

1. 游戏过程中，不能把背上的纸撕下来看，也不能互相交流留言的内容。

2. 写的时候，秉持真诚、客观、负责的态度对待，不要用开玩笑的语气。

**三、分享与感悟**

1. 人自身存在很多东西是自己看不到的，就像看不到自己的后背一样。"当局者迷，旁观者清"，所以要想更清楚地了解自己，就要多听他人的意见和评价。

2. 背上的留言就像来自同学的支持和鼓励，即使遇到再多的挫折，我们的身后随时都有支持的同学和朋友。

3. 接受他人的意见固然重要，但不能随时都受他人的影响，要以良好的心态对待外界评价，选择性地应对外界评价，更好地完善自己。

# 第三章　用"心"交往——大学生人际交往

大学生阶段是学习知识、了解社会和探索人生的重要时期，在这一时期免不了要与人沟通。因此，大学生对人与人交往有强烈的需求。人际关系的好坏会影响人的情绪、生活和工作，对心理健康也会产生很大作用。每个成长中的大学生，都希望自己生活在人际关系良好的氛围中，但实际上，在人际交往中都会或多或少地出现问题。如何改善人际关系、如何加强人际交往，是每个大学生都希望解决的问题。

## 第一节　人际交往概述

【案例导入】

### 按需分配

2014 年新生入学前，浙江大学宿管中心通过网络向新生采集了身高、体重、生活习惯等数据，希望根据生活习惯为新生分寝室。以往浙江大学都是根据新生专业和班级进行寝室分配的，今年根据作息习惯改变分配方式的目的是为新生提供更为优化的居住环境。网友们对此举措纷纷表示赞同，但也有少数新生留言，认为自己是晚睡型，希望能有早睡型的舍友督促自己，有动力让自己改变不良生活习惯。

（资料来源：人民网微博）

思考

1. 如何看待案例中分配方案。

2. 如果因生活习惯不同和室友产生矛盾，你将如何处理？试列举处理方法。

### 一、人际交往的概念

人际交往是指人与其他社会成员之间沟通信息、交流思想、表达情感、协调行为的互动过程，通过人与人之间的互动，在心理上产生稳定、持久的影响，从而建立一定的人际关系。

**1. 人际交往与人际沟通**

人际沟通是指个体通过一定的语言、文字或肢体动作、表情等表达手段将某种信息传递给其他个体的过程。这是一个信息传递过程，它只是人际交往的一部分。比如，晚上熄灯后，一个宿舍的同学进行的"卧谈会"，这就是人际沟通。通过同学间的沟通交流后，大家在生活中更加了解，相互信任，相互帮助，甚至毕业后还保持长期联系。这就是完整的人际交往。

**2. 人际交往与人际关系**

社会学将人际关系定义为：人们在生产或生活活动过程中所建立的一种社会关系。心理学将人际关系定义为：人与人在交往中建立的直接的心理上的联系。人际关系是指人与人交往关系的总称，高校一般包括同学关系、师生关系，也可扩展到亲属关系、朋友关系等。

人际交往的目的在于人际关系的建立和维护。人际交往既能影响人的心理功能，也会影响人的社会功能。人际关系通过交往表现，又通过交往实现。人际关系发展和变化是人际交往的结果，人际关系一般是一种状态，人际交往是一个过程。

## 二、人际交往的意义与功能

良好的人际交往具有许多重要功能，对人的情绪、生活、工作都有重要影响，甚至会进一步影响到群体的工作效率和组织关系。斯坦福大学研究中心的研究显示，一个人赚的钱，12.5% 是靠自身知识，87.5% 则来自人际交往。

### （一）人际交往的意义

**1. 人际交往是人获得安全感的需要**

社会心理学家的大量研究发现，与人交往是获得安全感的最有效途径。当人面临危险情境感到恐惧时，与他人在一起，可以直接而有效地减少恐惧感，感到安宁与舒适。有人研究过战场上与部队失散士兵的心理，结果发现，最令散兵恐惧的不是战场上的炮火硝烟，而是失去与战友联系的孤独。一旦一个散兵遇到自己的战友，哪怕完全失去战斗力，也会感到莫大的安慰，恐惧感会大大减轻，甚至消失。

**2. 人际交往是人确立自我价值感的需要**

一个人从出生那天起就开始用一定的价值观进行自我评判。当自我价值得到确立时，人在主观上就会产生一种自信、自尊和自我稳定的感受，这就是自我价值感。人的自我价值感一旦确立，生活就会变得富有意义，充满激情。相反，如果自我价值感得不到确立，人就会自卑、自贬、自我厌恶，甚至自暴自弃。如果自我价值感完全丧失，人生就会变得不再有意义，人就会走上自毁、自绝的道路。

一个人只有将自身置于社会背景中，通过将自己与他人比较才能确立自己的价值。所以人需要了解他人，也需要通过他人来了解自己。一个人必须不断地通过社会比较获得充分信息，使自己相信自己是有价值的，才能保持其稳定的自我价值评判。如果社会比较的机会被长期剥夺，就会使人因缺乏社会反馈信息而导致个人价值感危机，从而产生高度的自我价值不稳定感。人不能忍受自己的价值得不到肯定。自我价值不稳定感会引起高度焦虑，并促使同他人进行交流，进行有意无意的社会比较，以便获得有关自我状况的社会反馈，了解自我，使自己的行为具有明确的方向，并使自我价值感重新得到确立。

**3. 人际交往是人发展的需要**

人际交往是个人社会化的起点和必经之路。社会化即个人学习社会知识、生存技能，获得社会生活资格，发展自己的过程。如果没有其他个体的合作，个人是无法完成这个过程的。人只要活着，不管你愿意或自觉与否，都必须与他人进行交往。人一生的成长、发展、成功，无不同与他人的交往相联系。可以说，从人际关系中得到信息、机遇和扶助，有助于走上成功之路。现代科学技术的发展使我们越来越依靠群体的力量，人与人之间的情感沟通和智力交往使某些工作出现了质的飞跃，这种"群体效应"已越来越成为各项工作的推动力。这种效应的出现主要是在人际互动和交往中实现的。

【延伸阅读】

### 晕轮效应

美国知名演员摩根·弗里曼曾被影迷视为最绅士的男演员。他成功地塑造了许多深入人心的银幕形象，如《肖申克的救赎》中的囚犯瑞德，《为黛西小姐开车》中忠厚诚实、善良勇敢的司机，甚至《冒牌天神》中的上帝等。但2018年美国有线电视新闻网（CNN）独家报道，数位女性指控摩根·弗里曼涉嫌性骚扰，震惊了整个好莱坞。一时间许多影迷纷纷表示不敢相信摩根弗里曼会做出此事，有网友甚至留言："听到这件事简直比听到他去世的消息还要令人难过！"

在许多影迷看来，一个受人欢迎的优秀演员必然有非凡的智慧和高尚的品格，然而事实并非如此，无论是表演技能还是个人的外表和内在品格并无必然的联系。上述现象被称为晕轮效应。

所谓晕轮效应，就是在人际交往中，人身上表现出的某一方面的特征掩盖了其他特征，从而造成人际认知障碍。在日常生活中，晕轮效应往往悄悄地影响着我们对他人的正确认知和评价。比如，有的老年人对青年人的个别缺点或衣着打扮、生活习惯看不顺眼，就认为他们一定没出息；有的青年人由于倾慕朋友的某一可爱之处就会把他看得处处可爱，真所谓"一俊遮百丑"。

晕轮效应是一种以偏概全的主观心理臆测。其错误在于：第一，它容易抓住事物的个别特征，习惯以个别推及一般，就像盲人摸象，以点代面。第二，它将并无内在联系的一些个性或外貌特征联系在一起，断言有这种特征必然会有另一种特征。第三，说好就全都肯定，说坏就全部否定，是一种受主观偏见支配的绝对化倾向。总之，晕轮效应是人际交往中对人的心理影响很大的认知障碍，在交往中要尽量地避免和克服晕轮效应的副作用。

### 4. 人际交往是人生幸福的需要

对于人生的幸福来说，金钱、成功、名誉和地位远不如健康的交往和良好的人际关系重要。交往和人际关系在人们生活中的地位无法为金钱、成功、名誉和地位所取代。心理学家通过研究发现了一个奇特的现象：自20世纪30年代以来，人们拥有金钱的数量一直呈上升趋势，但是对生活感到幸福的人的比例却没有增加，而是稳定在原来的水平。这说明，金钱并不能简单地决定人的幸福。

西方心理学家克林格做了一项调查，结果发现，良好的人际关系对生活的幸福具有首要意义。当人们被问到"什么使你的生活富有意义"的时候，几乎所有的人都回答，亲密的人际关系是首要的；自己的生活是否幸福，取决于自己同生活中其他人的关系是否良好；如果同配偶、恋人、孩子、父母、朋友及同事关系良好，有深入的情感联系，就会感到生活幸福且富有意义。反之，则会感到生活缺乏目标、没有动力。被调查者的回答中，人际关系的重要性远远超过成功、名誉和地位，甚至超过西方人最为尊重的宗教信仰。我国的一项调查表明，压抑、人际关系和谐度、人际关系压力是导致自杀的三大因素。

幸福感的研究也表明，结婚的人或有朋友的人，他们会生活得更幸福一些。人际交往是人类社会中不可缺少的组成部分，人的许多需要都是在人际交往中得到满足的。如果人际关系不顺利，就意味着心理需要被剥夺，或满足需要的愿望受挫折，从而产生孤立无援或被社会抛弃的感觉。反之，因为有良好的人际关系而得到心理上的满足。

## （二）人际交往的功能

### 1. 个体发展的重要途径

人际交往有助于结识更多的朋友，建立和谐的人际关系。人际交往圈的扩大为寻找志同道合的朋友提供了更多的机会，也创造了更多的有利条件。

### 2. 个体获得知识、能力和经验的主要途径

现代社会是信息社会，信息量之大、信息价值之高是前所未有的。人们对拥有各种信息和利用信息的要求，随着信息量的扩大在不断增长。人际交往可以传递、交流信息和成果，丰富经验，增长见识，开阔视野，活跃思维，启迪思想。

### 3. 个体促进自我认知的有效方式

良好的人际交往有利于在更大范围内表现自我。我们希望他人了解自己，理解、信任自己。但要使这一愿望成为现实，就必须与人交往。在与他人交往的过程中，你的才能、特长、学识以及人品，才能得到赏识，从而获得更多的发展机会。人际交往既为表现自我提供了可能，也为才能发挥提供了可能。

### 4. 个体促进心理健康的有效方式

人际交往不仅仅是获取信息，而是实现心灵上的沟通，情感上的交流。如在交流过程中，双方对某一问题或观点有相同的认知，就会产生情感上的共鸣，越说越投机，彼此成为力量汲取和情感宣泄的对象。当心中充满忧郁、感到孤独时，向他人诉说，会使失衡的心理恢复平衡，满足归属、合群的需要；忧愁、恐惧、困惑通过与朋友、同学交流而得到解除，心理压力得以减轻。心理压力的消除又有助于身体健康。实践证明，友好、和谐、协调的人际交往，有利于大学生对不良情绪和情感的控制和发泄。网上有一个"人类天生爱八卦"可以作为课外阅读。

## 三、人际交往理论

## （一）交互作用理论

当一个人对另一个人做出回应时，存在一种社会交互作用。这种对人们之间社会交互作用的研究称为交互作用分析。该理论认为，个体的个性由三种不同比重的心理状态

构成，即"父母""成人""儿童"状态。取这三者的第一个英文字母，Parent（父母）、Adult（成人）、Child（儿童），该理论简称人格结构的 PAC 理论。PAC 理论将个人的"自我"分为"父母""成人""儿童"三种状态。这三种状态在每个人身上都交互存在。也就是说，这三种状态是构成人类多重天性的三部分。

### 1. "父母"状态

"父母"状态以权威和优越感为标志，通常表现为统治、训斥、责骂等家长制作风。当一个人的人格结构中 P 成分占优势时，其行为表现为：凭主观印象办事，独断独行，滥用权威。这种人讲起话来总是"你应该……""你不能……""你必须……"

### 2. "成人"状态

"成人"状态表现为注重事实根据，善于进行客观、理智的分析。这种人能从过去存储的经验中估计各种可能性，然后做出决策。当一个人的人格结构中 A 成分占优势时，其行为表现为：待人接物冷静，慎思明断，尊重他人。这种人讲起话来总是："我个人的想法是……"

### 3. "儿童"状态

"儿童"状态像婴幼儿的冲动，表现为服从和任人摆布。一会儿逗人可爱，一会儿乱发脾气。当一个人的人格结构中 C 成分占优势时，其行为表现为：遇事畏缩，感情用事，喜怒无常，不加考虑。这种人讲起话来总是"我猜想……""我不知道……"

根据 PAC 理论，人与人相互作用时的心理状态有时是平行的，如父母—父母、成人—成人、儿童—儿童。在这种情况下，对话会无限制地继续下去。如果遇到相互交叉，出现父母—成人、父母—儿童、成人—儿童状态，人际交流就会受到影响，信息沟通就会出现中断。最理想的相互作用是成人刺激——成人反应。

在生活中，应力求避免交叉型交流沟通，以保证信息沟通渠道的畅通。出现交叉型交流沟通时，应尽量过渡到呼应型交流沟通状态。相互作用理论认为，理想的相互作用是"成人刺激"和"成人反应"。因此，在生活中应尽量以成人状态控制自己和对待他人，同时引导对方进入成人状态。

## （二）三维理论

社会心理学家舒茨（W. Schutz）提出了人际交往的三维理论。舒茨认为，每一个个体在人际互动过程中都有三种基本的需要，即包容需要、支配需要和情感需要。这三种基本的人际需要决定了个体在人际交往中所采用的行为，以及如何描述、解释和预测他人行为。三种基本需要的形成与个体的早期成长经验密切相关。

### 1. 包容需要

包容需要是指个体想要与人接触、交往、隶属于某个群体，与他人建立并维持一种满意的相互关系的需要。

个体在成长过程中，如果早期社会交往过少，父母与孩子间缺乏正常交往，儿童与同龄伙伴缺乏适量交往，则儿童的包容需要未得到满足，便会与他人形成否定的相互关系，从而产生焦虑，形成低社会行为。在行为表现上，倾向于内部言语，倾向于摆脱相互作用而与人保持距离，拒绝参加群体活动。如果早期社会交往过多，包容需要得到过分满足，则又会形成超社会行为。在人际交往中，会过分寻求与人接触、寻求他人注意，过分热衷于参加群体活动。如果早期能够与父母或他人进行有效、适当的交往，便就不会产生焦虑，会形成适当的、理想的社会行为。在人际交往中，会根据具体情境决定其行为，决定是否参加或参与群体活动。

### 2. 支配需要

支配需要是指个体控制他人或被他人控制的需要，是个体在权力关系上与他人建立或维持满意人际关系的需要。

个体在成长过程中，如果早期生活在民主氛围环境，就会形成既乐于顺从又可支配的民主型行为倾向，能够顺利解决人际关系中与控制有关的问题，能够根据实际情况确定自己的地位和权力范围。如果早期生活在高度控制或控制不充分的氛围，就会形成专制型或服从型的行为方式。专制型行为方式表现为控制他人倾向明显，绝对反对他人控制自己；喜欢拥有最高统治地位，喜欢为他人做决定。服从型行为方式表现为过分顺从，依赖他人，完全拒绝支配他人，不愿意对任何事情或他人负责任，与他人交往时甘当配角。

### 3. 情感需要

情感需要是指个体爱他人或被他人爱的需要，是个体在人际交往中建立并维持与他人亲密情感联系的需要。

个体在成长过程中，如果早期没有获得爱的满足，就会倾向形成低个人行为，表面上对人友好，但在情感世界深处却与他人保持距离，总是避免亲密的人际关系。如果早期被过于溺爱，就会形成超个人行为，表现为强烈地寻求爱，并总是在任何方面都试图与他人建立和保持情感联系，过分希望与他人有亲密关系。如果早期生活经历了适当的关心和爱，便会形成理想的个人行为，总能适当地对待自己和他人，适量地表达自己的情感和接受他人情感，不会产生爱的缺失感；自信会讨人喜爱，既能根据具体情况与他人保持一定距离，也可与他人建立亲密关系。

## (三) 社会交换理论

社会交换理论是对社会交往中的报酬和代价进行分析。该理论提出的能提供最多报酬的人是吸引力最大的人。人们总是尽量通过社会交往，为自己获得最大的报酬。为了得到报酬，交往双方都需要付出。因为人类社会的原则是互相帮助，他人给了你好处你要回报，社会交往过程因此可以说是一个交换过程。

人们对友谊关系进行评价时，常常会与其经历过的其他关系进行比较，常见的比较标准有两种。

### 1. 基本比较

基本比较表明的是一个人对某种关系的基本要求，即一个人认为在某种交往关系中自己应该得到什么。对不同的交往关系人们有不同的要求，如对恋爱关系的要求与跟普通同学的关系要求不同。

对各种交往关系的要求是每个人对各种人际关系的个人观点的反映。这种观点可能来自个体已有的经历，也可能来自他人的经历（如小说、电影主人公的经历）。随着新经验的增加，人们对各种人际关系的要求会发生改变。

### 2. 与另一种选择的比较

与另一种选择的比较也就是与另一种可能的关系进行比较。如你与现在好朋友的关系，是不是比班级内其他同学的关系能够更多地给予你幸福和愉快。即使与现在的好朋友关系很好，但是如果你认为与另外一位同学在一起可能会给你带来更多好处，你可能会结交新的朋友。相反，如果你认为与目前好朋友的交往并没有给你带来很多益处，但与其他同学交往情形可能会更糟，你就仍会留在目前的关系里。

在社会交往中，一方的活动总是影响着另一方活动。当交往能给双方带来共同利益时，则交往顺利而愉快。若交往只给一方带来利益，则交往就会产生矛盾。比如乘坐火车时，可能会出现与邻座聊天的情况。如果恰巧邻座也正想找人说话，则结果会使双方感到愉快。反之，则会引起不快。

由此可见，社会交往是否能给交往双方都带来利益，取决于双方是否有同样的兴趣和目标。当交往的双方对活动有共同兴趣时，则交往顺利；反之，就容易产生矛盾。总的来说，交往双方的生活背景、态度和爱好等相近，则交往过程中的矛盾就较少，因为共同的活动能满足共同的爱好。但是即使兴趣相同的朋友之间有时也会产生矛盾。当矛盾产生时，双方需进行协商，以找到一个使双方都满意的决定。常见的协商结果是选择一个不同的但可以使双方都比较满意的决定。如何交往使双方都取得利益是保持关系的重要方面。

### 【延伸阅读】

### 六人理论

人与人之间妙不可言的缘分在社会学家眼里只有六个人的距离。美国著名心理学家斯坦利·米尔格兰姆做了一个连锁信实验。他招募一批志愿者，随机选出其中 300 多名，请他们邮寄一个信函给米尔格兰姆指定的一名股票经纪人。由于几乎可以肯定信函不会直接寄到目标，米尔格兰姆就让志愿者把信函发送给他们认为最有可能与目标建立联系的亲友，并要求每一个转寄信函的人都发回一个信件给米尔格兰姆本人。出人意料的是，有 60 多封信最终到达了目标股票经纪人手中，并且这些信函经过的中间人的数目平均只有五六个。也就是说，陌生人之间建立联系的最远距离是六个人。这就是著名的六人理论：最多通过六个人你就能够认识任何一个陌生人。

2011 年美国社交网站"脸书"联手雅虎公司，通过社交网络验证了这一理论。这项实验的负责人、雅虎科学家邓肯·沃茨曾召集 6 万多名志愿者利用电子邮件进行过"小世界实验"，即任何"脸书"用户都可以登录雅虎名下一个"小世界实验"网站，系统会自动分配一个目标联系人，参与者可以从自己的联系人中选择一人发送消息，好友再向其朋友转发，系统将记录参与者需要多少环节才能联系到目标联系人。结果证实，一封邮件平均被转发 6 次即可到达目标联系人。

六人理论表达了这样一个重要概念：任何两位素不相识的人之间，通过一定的联系方式，总能够产生必然联系或关系。因此，从某种意义上说，例如，王菲、泰勒·斯威夫特这样的名人都是我们的熟人，但是随着联系方式和联系能力的不同，实现个人期望的机遇将产生明显的差别。这就充分说明了人际交往的重要性。

# 第二节　人际交往的原则与艺术

## 一、人际交往的基本原则

### （一）尊重原则

要得到他人尊重，首先应尊重他人。尊重他人是做人最起码的道德，也是友情赖以存在的条件，是搞好朋友关系的基础。朋友间相互尊重的含义是多方面、多层次的。

**1. 对朋友应平等相待**

朋友之间不可因家庭、经历、工作、容貌、能力等方面的不同而分等次对待；不可对有权有势的朋友巴结逢迎，对身处逆境的朋友落井下石；更不能把朋友当成自己的"工具"，对己有利则百般笼络，对己无利则视为路人。

**2. 尊重朋友的尊严和人格**

有损于朋友人格、尊严的事不做，有损于朋友人格、尊严的话不说，不传播有损于朋友名誉的流言蜚语，更不能用朋友的生理缺陷开玩笑。

**3. 尊重朋友的正当权利和意见**

不硬性为朋友做主，不干涉朋友的私事，不打听朋友的隐私，一旦得知朋友的隐私应守口如瓶。尊重朋友的爱好与兴趣，不轻易否定朋友的意见，不把自己的观点和想法强加给朋友。

**4. 尊重朋友的劳动**

每个人的劳动都希望得到他人的承认。在交朋友的同时也要尊重、接受朋友的劳动。尊重朋友还表现在与朋友交谈时的言辞和语调上，不能自视高大，让人有居高临下之感。

### （二）诚实守信原则

交往离不开信用。信用是指一个人诚实，不欺骗，信守诺言。朋友之间言必信、行必果。在人际交往中，与守信用的人交往有一种安全感，与言而无信的人交往让人内心充满焦虑和怀疑。

**1. 为人诚实**

诚实是做人的基本品质，是人们相互信赖和友好交往的基石。每个人都喜欢与诚实正派的人打交道，交朋友。因而在人际交往中，尤其是与朋友相处，要以诚相持，说实话，办实事，做老实人。不可对人虚情假意，也不可对朋友口是心非。朋友交往切忌要小心眼，要小聪明。有些人往往因为这一点，日后被朋友识破而失去朋友的信赖。

**2. 言必信**

在与朋友的交往中，要取得朋友的信赖就应该言行一致，信守诺言。对任何一个朋友，在任何情况下都必须做到言必信。对朋友的要求，能做到的就答应；做不到时说话应有分寸，不可信口开河，许空头诺。凡是答应的事，不管多困难，不管历尽多少艰辛，都要想方设法去完成。若情况变化，实在无法完成则应根据实际情况，向朋友做出必要的解释、说明，求得朋友的谅解。守信还表现在严格遵守与朋友的约定，绝不失约。经常失约不仅耽搁他人时间，打乱他人安排，而且也损害了自己的形象，失去了自己的信誉。

**3. 行必果**

行必果就是为人做事要善始善终，这一方面可体现自己的毅力，另一方面可表明对朋友的忠实。久而久之，自然会在朋友中树立起良好信誉，加深与朋友的感情。

## （三）心理相容原则

心理相容主要是指人与人之间要建立一种互相体谅、团结和谐、彼此悦纳的关系，与人相处时宽容、忍让。人际交往中经常会因观点不同而产生冲突，有的是因为性格脾气不同，有的是生活习惯不同，双方如果能以容忍的态度对待，就可以避免很多冲突。比如本章提到的案例，不能以自己为标准要求朋友。生活在大千世界中的人，在性格、爱好等方面存在很大差异，不能要求他人与自己的想法完全相同，不能以自己的标准和经验衡量朋友的所作所为，要承认人与人的不同，并能容忍这种不同。

心理学里有一条人际交往的反黄金法则："要求别人像我对待他一样对待我。"这一法则是要求他人如何对待我，但是他人的行为不是由我们的意志决定的，因此这种想法会增加很多烦恼。

只要心胸宽广，容纳他人，发火的一方也会自觉无趣。宽容克制并不是软弱、怯懦的表现。相反，是有度量的表现，是建立良好人际关系的润滑剂，能"化干戈为玉帛"，赢得更多的朋友。

## （四）友善热情原则

心理学研究表明，人们在交往中，总希望得到交往对象的同情与帮助。如果这种帮助得不到满足，相互间的交往就缺乏吸引力。因此，在与朋友的交往中要注意乐于助人。当朋友需要帮助时，要毫不犹豫地伸出友谊之手，及时予以帮助。当朋友生活中遇到挫折时，应予以热情支持；当朋友经济上遇到困难时，应量力予以帮助。

# 二、人际交往的艺术

**【教学设计】**

### 当朋友向我倾诉时

朋友向你倾诉："我们宿舍有的同学晚上11点多了还不睡觉。我已经提醒她小点儿声，我要睡觉了，结果她一点儿也不收敛，害得我早上起不来，上课老打盹！"

你会如何回答？

朋友向你倾诉："我最近和一个从小一起玩的朋友吵架了，感觉很伤心！"

你会如何回答？

请每位同学谈谈，当你的朋友向你倾诉烦恼时，你会做何反应？并简要说明理由。

## （一）倾听并恰当地给予反馈

倾听是一种友好的表现，暂时将个人的成见与欲望放在一边，尽可能地体会说话者的内心世界与感受，双方更能相互了解并从中得到新的知识。

与人交谈时要积极倾听，不时地给予适当反馈。倾听表示尊重、理解和接纳，是连接心灵的桥梁。倾听还体现在不随意打断他人讲话，在他人漫无目的地讲话时，礼貌地转换话题或结束话题。在表达自己的不同看法时，先要认可对方的想法，然后再礼貌地提出自己的看法，以避免冲突，不伤害双方关系。

### 1. 倾听的言语技巧

要避免长时间沉默不语；要经常变换回答方式，不要总是回答"嗯、嗯、嗯""对、对、对"等；适当插入提问，或要求对方进一步补充说明，以表示对对方所说内容的兴趣；指出共同的经历和感受；用自己的话简要复述对方所说的内容，表示对对方所说内容的理解等。

### 2. 倾听的非言语技巧

比如，身体面向对方，并适当前倾，使对方感觉在洗耳恭听；保持目光接触，表示对对方所说的内容感兴趣；停下手中正在做的事；面部表情随对方所说的内容发生变化；利用积极的面部表情和头部运动，如微笑、点头、扬眉等；避免双手交叉在胸前，保持开放的姿势，表示对对方话题的接纳态度等。

人际沟通的关键在于让朋友感觉到，你是在认真听他讲话，而且理解了他的意思，理解了他的心情。很多人都有好为人师的倾向，误以为朋友向自己倾诉就是需要自己帮他出主意。因此，沟通中急于用自己的感受代替他人的感受，急于表达自己的意见或提出劝告。事实上，只有倾诉者才最清楚自己需要的是什么，才能为自己的行为做出选择。倾诉所寻求的不过是关心、理解和心理支持，将对方所说的意思简要地反馈给对方，就是最简单但又十分有效的人际沟通小窍门。

## （二）学会真诚地赞美他人

建立并维持良好的人际关系，还必须懂得开口赞美他人。因为每个人内心深处最持久、最深层的渴望便是对赞美的渴望。学会赞美他人是日常交际过程中的秘密武器。看到其他人身上的优点或者美丽的外在变化时，大胆地给予赞美或认可，会给对方带来欢乐。这种欢乐和谐的氛围会影响到其中的人，使人与人之间的关系变得轻松、融洽。因为每个人都希望得到他人的赞美和赏识。赞扬不仅能让人身心愉悦，精力充沛，还能激发自豪感，增强自信，有助于了解自己的优点和长处，认识自身的生存价值。

### 1. 赞美要有感而发

赞美要有的放矢，要真诚和有感而发。赞美不等同于恭维，既不是拍马屁，也不是阿谀奉承。赞美时切忌夸大其词、不着边际和虚伪做作，否则，赞美会失去其作用。另外，不能人前一套，人后一套；当面说人好话，背后说人坏话；或传递其他人之间相互指责、诋毁的话，这样势必引发他人之间的矛盾。

### 2. 赞美需要勇气和自信

要坦然地欣赏他人的优点和成绩，需要相当的自信和勇气。日常生活中，经常会遇到他人比自己强的情形，而赞美之词却怎么也说不出口。这主要是因为缺乏自信心，觉得自己不如对方，于是心理失衡，没有勇气为对方喝彩。要么觉得"不好意思"；要么认为自己与之相比，结果昭然自明，不用多此一举；要么觉得自己人微言轻，赞美了也不会引起重视，还害怕会引起非议，被人误解为是溜须拍马。结果不仅失去了坦然欣赏他人优点与长处的机会，也失掉了抛弃自卑与胆怯心理的机会。

众所周知，迈克尔·乔丹是一位超级篮球精英，但他却对人说，队友皮彭在投三分球方面比他更有天赋，还说皮彭扣篮方面也比自己胜出一筹。虽然皮彭是最有希望超越乔丹的新秀，但乔丹却处处对其加以赞扬。一方面反映了乔丹自我挑战的勇气，另一方面也是乔丹自信心强的体现。因此，在生活中，如果棋逢对手，不妨采取"吴越同舟"的策略，与对手友好相处，对其优点、成绩毫不吝啬地表示赞赏。

### （三）学会宽容和谅解

"人非圣贤，孰能无过"。看看我们自己，优点与缺点并存，那么他人又何尝不是如此呢？与人交往时，不要总是看到别人的短处，想想他的长处。世界上不存在一无是处的人，就像不存在完美无缺的人一样。对于他人的错误不要揪着不放，得理不让人，斤斤计较，针尖对麦芒。不宽容对方，以牙还牙或者坚决对立，隔阂会越来越深，人际关系只会越来越紧张，对人对己都没有益处。苛求他人就是苛求自己，宽容他人就是宽容自己。

在人际交往中，人们往往会站在自己的角度思考问题，首先维护自身利益，但同时又会非常讨厌那些为了自身利益而不惜牺牲他人利益的人。因此，在争取自己利益的同时，也要不断兼顾他人的利益，这样才能在人际交往中受人欢迎。

切记不要做损人利己甚至损人不利己的事。"己所不欲，勿施于人"。要学会换位思考，经常想想如果自己处在这个位置上会怎样，这样就能理解他人的反应，就不会出现强求他人做到连自己也做不到的事情。

### （四）有一颗助人和感恩的心

要想尽办法去帮助任何人，记住是任何人。不要只看到眼前的利益、目前谁有什么能力，最重要的是对每个人都好，开发大家潜在的合力。尤其重要的是，"害人之心不可有，防人之心不可无"。每个人都会遇到困难，都希望获得他人的帮助。当他人遇到困难、挫折需要帮助的时候，要伸出援助之手，给他人以关心、帮助和支持。一个不愿意帮助他人的人，也很难得到他人的帮助。要有一颗感恩的心。感恩是一种美德，所以记住感谢曾经在你生命中帮助过你的人。

### （五）有效表达与沟通

有效的表达要求一方面要锻炼准确表达的能力；另一方面要求与人沟通前要做足工作，明确所要表达的内容，要达到的目的是什么，需要对方给予什么支持。另外，交流时要时刻保持微笑,没有任何人能够挡住笑容的魅力。同时,目光要注视对方。

**【教学设计】**

### 沟通练习

**一、活动目标**

帮助学生掌握倾听的言语技巧和非言语技巧。

**二、活动准备**

一些画有简单线条的图片(图3-1、图3-2),每人2张纸、1支笔、1个小纸箱、1张写好沟通练习的大白纸。

图3-1

图3-2

**三、活动内容**

1. "我说你画"暖身游戏(10分钟)团体成员自由组合,形成若干个两人小组。教师给每组中的1名成员出示图3-1,并确保另一名成员无法看到。然后请前者向后者描述图片中的内容,后者根据前者的描述画出该图片。要求描述过程中,只能通过语言,不能用手比画。比较哪组画得又快又准确。然后每组中的两个成员交换角色,教师出示图3-2,重复上述游戏。

教师点评:人际沟通是一个双向过程。有时候你所表达的并不一定就是他人所理解的,你所听到的未必就是他人想表达的。沟通并不是一件简单的事情,需要双方不断反馈、调节沟通方式,方能达到沟通的最佳效果。

2. "秘密红账"(25分钟)请每位成员观察团体中其他成员的良好倾听行为,并把它们写在纸条上,放入小纸箱内。要求:

(1) 只许记好的行为,不准记不好的表现。

(2) 写明被赞扬成员的姓名。

(3) 允许记录多个成员的良好倾听行为,只要你认为某个成员在倾听的某个方面做得好就可以把它写下来。

教师当众宣读纸条内容，以激励每位成员在今后的团体中自觉练习倾听技巧。

# 第三节　人际交往问题与调适

　　如何发展良好的人际关系，改善不良的人际关系，是心理健康调适的重要影响因素。如果长期处在人际关系不良的情境，就会出现焦虑、抑郁、神经衰弱、强迫等不良情绪或行为，甚至会出现思维混乱、癔症等分离性的表现。心理越健康，人际交往就越积极，体现出来的人际关系就越好，人际交往能力就越强。在日常生活中，人际交往关系和人际交往能力较差的学生，心理健康水平也相应较差。而心理健康水平较差的学生，往往人际交往能力也有缺陷。

## 【案例导入】

### 宿舍里的四位同学

　　一个宿舍住着四名学生。其中，L从不参加宿舍聚会，将自己的床用厚厚的帘子遮挡得严严实实，自己的东西严格放到"自己的"领域，绝不允许他人触碰，也不会去触碰他人的东西。对个人的权益要求很高，睡觉时不允许他人开灯，也不允许他人说话声音大。自己一旦不如意，就会发脾气。F胆子比较小，从不敢主动表露自己的情绪，其他三个宿舍成员聚会时只会站在后面，动作僵硬，表情拘谨，一直自认为成绩不好，所以不敢在宿舍里发表言论。X比较强势，讲道义，不惧L的自私，给L下定论是被父母宠坏了，经常故意与L对着干，发现L睡觉就故意开灯，高声讲话。认为F是胆小鬼，未来会一事无成，于是当F遇到一些问题难以决定的时候，X总是主动替她做决定。D经常与X在一起，但与X之间保持一定的距离，愿意与X、F一起聚会，但从不参与L与X之间的"斗争"。宿舍一旦发生争执，D会借故离开，F则会躲在自己的床上，不敢参与二人的争执。

（资料来源：某高校心理咨询中心）

**思考**

1. 这四个人的人际关系怎样。
2. 四个人在人际交往中存在哪些问题。

## 一、人际交往与心理健康

### （一）人际交往

#### 1. 人际交往的分类

　　（1）根据人际交往关系中的纽带关系分类　可以分为血缘关系交往、地缘关系交往、业缘关系交往和趣缘关系交往。①血缘关系交往：是指关系双方或多方具有一定的血缘关系，如父子、母女、祖孙等。②地缘关系交往：是指关系双方或多方在地域上有一定的关系，如邻里、同乡、同胞等。③业缘关系交往：是指关系双方或多方具有一定的行业联系，如上下级、同事、同行等。④趣缘关系交往：是指关系双方或多方具有相同或相似的兴趣爱好，如球友、酒友、鸽友等。

（2）根据人际交往过程中的关系分类 可以分为合作型交往、主从型交往、竞争型交往。①合作型交往：交往的各方以互相合作的关系完成人际交往。②主从型交往：交往中由一个或少数几个作为主要关系，其他作为次要或辅助关系进行交往。③竞争型交往：交往中各方以竞争关系完成人际交往。

（3）根据个体在人际交往中的倾向分类 可以分为主动型交往和支配型交往。

（4）根据人际交往关系的开放程度分类 可以分为规范型交往、开放型交往和综合型交往。

**2. 人际交往的影响因素**

影响人际交往的因素有很多，归纳起来有外貌、距离、交往频率、相似性、互补性、文化背景和个性几个方面。

（1）外貌 包括身高、体形等都是影响人际交往的重要因素。一般来说，漂亮、帅气的外貌，挺拔的身高和健美的体形都会提高人际交往的效果。但应注意，外貌因素并非人际交往的决定性因素。

（2）距离 人际交往时的客观地域距离也会影响人际交往的功能。客观地域距离也有度的问题，一般来说，距离越近，人际交往水平越高；但效果有好有坏，其中好的效果比坏的要多。如果人际交往的距离过于近，也会导致人际交往不良。随着网络化水平的提高，客观地域距离在某种程度上被网络拉近，因此，距离因素目前也不能完全依靠客观距离进行判断。

（3）交往频率 人际交往的频率对人际交往有影响，过多和过少都会对人际交往产生不良影响。良好的交往要在人际互动过程中探索并互相适应，摸索出恰当、合理的交往频率。

（4）相似性 人与人交往时，性格等方面的相似性可以提高人际交往的效率。特别是外貌、性格、认知风格、气质类型等方面，通常越相似越有助于人际交往，所谓"物以类聚，人以群分"。但应注意，过高的相似性也会给人际交往带来一定的不良影响。

（5）互补性 有时互补性也能提高人际交往的效果。良好的人际关系中，外貌、性格等方面的不相似可以起到互补作用。

（6）文化背景 具有相似文化背景和水平的人，交往中会有更多的共同话题。相似的认知水平和思维方式，使交流更加高效、有序，使人际交往达到更好的效果。虽然有时也会有分歧，但不会影响交往的本质。现实生活中会出现跨文化背景和跨文化水平的交往，但并非主流现象。

（7）个性 个性是影响人际交往的重要因素。无论气质类型还是认知风格，都会极大地影响人际交往。塑造良好的个性品质，对提高人际交往效果、实现人际交往功能具有重要意义。

## （二）大学生人际交往

大学生处于人生发展的重要阶段，其人际交往中最重要的关系主要有三种：即师生关系、同学关系、亲属关系。

### 1. 师生关系

大学中的师生关系应该是在平等、民主的基础上，学生尊师、教师爱生的关系，应是和谐、有爱的关系。但现实生活中，教师因忙于工作、考评、学科建设等，学生因年龄、爱好等差距，师生间常常难以进行主动交往。另外，教师的工作时间和校区位置等也会影响师生人际交往。

建立良好的师生关系，要注重教师和学生两方面的行为，不能仅依靠教师或学生单方面来改变师生关系，要靠双方的努力。教师要注意保持与学生平等交流，用发展的眼光看待学生，保证有固定时间与学生进行交流。要学会倾听，适当学习一些心理学知识，掌握与学生交流的技巧。

### 2. 同学关系

同学关系是大学中最重要的人际交往关系，其中，核心是宿舍关系。宿舍人际交往是大学生人际交往中的核心内容。

宿舍人际关系既敏感又脆弱，既重要又难以回避。和谐的宿舍人际关系，能够让大学生在学期间享受到人际交往的效果。不良的宿舍人际关系则会严重影响大学生的学习和生活，甚至影响大学生的个人情绪和心理，进而导致心理障碍。

大学生们来自天南海北，生活习惯、文化习惯、思维习惯都会有所不同。每个人都有自己的个性和处事风格，每天的朝夕相处，必然会有各种矛盾产生。要保证良好的人际交往，每个学生都需付出努力，要主动放弃自己的小利益，努力塑造良好的宿舍人际关系。

### 3. 亲属关系

尽管在学期间大学生的主要任务是学习，但亲属关系必然会影响到其人际交往能力和交往风格。在重要交往事件中，亲属关系也会对人际关系产生一定影响。亲属关系还会影响大学生的生活习惯和思维习惯。大学生处于第二次心理"断乳期"，摆脱父母依赖、形成自我认同是这个时期主要的心理发展方向。

需要注意的是，现代大学校园里情侣越来越多。国家政策允许适龄大学生在学期间结婚，这也使谈恋爱甚至结婚的人数在不断增长。这种关系也是大学中常见的人际交往。

## （三）人际交往中的心理问题

心理因素是影响人际交往的重要因素，即使心理相对健康的人进行交往，也会因思维习惯和认知等出现问题。如果交往各方均存在心理问题，则人际交往就会出现更大的问题。

人际交往中涉及的心理问题，尚未达到心理障碍甚至心理疾病的程度，只是心理不健康的表现，不一定影响个体的社会功能和人际关系，绝不能因见到某个症状就武断地认定为心理问题。

### 1. 抑郁倾向

抑郁与抑郁症不能画等号。抑郁本身具有一定的保护性功能，在面对较大压力时，情绪、情感受到的伤害要小一些。但过度和持久的抑郁就会影响人的情绪健康。抑郁情绪会导致情绪低落、主动兴趣丧失、活动性下降、易怒、食欲不振、睡眠质量下降、认知范围变窄（注意力下降、专注力不够）等。

与存在抑郁倾向的人交往，往往"毫无意思"。因为他不愿意参与任何你提议的活动，也不想主动提出集体活动的意见。面部表情呆滞，总是皱着眉头，向四周散发着"不耐烦"的信号。这种人不愿受到他人的打扰，特别是睡眠方面，一点点声音都会引起他极大的反应。抑郁倾向往往以焦虑的方式表现，交往中的不愉快也会以暴力的方式表达。

日常生活中，抑郁情绪会经常出现，但通常两周内会逐渐改善。因此，不能因某人出现了抑郁情绪，导致人际交往效果不好，就判定此人患有抑郁症。

**2. 焦虑倾向**

焦虑也是一种常见的负性情绪，与抑郁一样，这种负性情绪也有一定的保护功能。不同的是，过分焦虑会给人带来很大影响。过度焦虑给人带来的感觉就是莫名其妙的担心，对任何情境的担心称之为"漂浮的焦虑"。个体明知不必要，但仍忧心忡忡，"杞人忧天"。

过度焦虑的人总是"思前想后"，担心细节，需要反复核查，反复确认。只做已经做过或已确认过的活动，不敢太晚回宿舍，甚至连上课时突然下雨都会感到不知所措。

与过度焦虑的人交往，看似省心，因为他会过度考虑所有的可能性，并代替其他人做许多工作，但很难有开拓性或冒险性的活动产生。

**3. 强迫行为**

严格地讲，强迫是焦虑的一种表现。因为压力的存在，人们往往用刻板的行为来缓解焦虑。真正意义上的强迫症除刻板行为外，还存在认知的抵抗。所谓的强迫，更多的指强迫现象。生活中的强迫现象很多，如插在左耳朵的耳机，一定标"L"；每次出门前一定要把手机充满电（或带一个充满电的充电宝）……以刻板行为来缓解焦虑的强迫现象，会使人在交往中反复出现同类行为，让其他人感觉"反复、唠叨"。有强迫行为的人仪式感特别强，对规则和程序不厌其烦，任何一点破坏行为都是难以接受的。

与有强迫行为的人交往，一定注意不要笑话其刻板行为，否则就会使其对刻板行为负强化，反而加重刻板行为的出现。一旦在认知上产生对抗，就有可能形成真正的强迫症。

## 二、大学生常见的人际交往问题及其影响因素

### （一）常见的人际交往问题

当代大学生在文化多元的影响下，具有更多的文化背景色彩。随着网络开放程度的加大，大学生自我个性张扬的程度不断加深，人际交往情况也与多年前不一样。常见的人际交往问题主要表现在以自我为中心、消极自闭与自我麻醉和功利性。

**1. 以自我为中心**

大学生的家庭条件不同，生长环境也不同，一些家庭条件不错的大学生，在交往中

往往表现出以自我为中心，不愿接纳他人，不容忍他人，与同学交往常保持清晰的界限。自认为是所有交往关系的核心，对与他相反的提议或意愿都难以接受；很多时候喜欢发号施令。交往中只考虑自己的利益，不会为了集体或他人利益而放弃自己的利益。一旦自己的利益受到威胁或受损，就会毫不犹豫地终止交往，甚至破坏人际关系。

**2. 消极自闭与自我麻醉**

有的大学生害怕人际交往，交往中常常处于被动地位，不愿主动表现或主动活动。因此，交往能力越来较差。有的大学生消极自闭，很少与人交往，而是追求虚拟世界，沉迷于网络、手机、游戏、追剧、淘宝等不能自拔，有的甚至通宵达旦。

**3. 功利性**

功利性主要表现为交往以获得功利性后果为目的。这种人交往的目的性、选择性很强，一旦交往没有达到目的，则关系不再继续。这种功利性交往的情况有越演越烈之势，应当引起重视。

## （二）人际交往中的心理问题

**1. 交往自卑**

交往自卑主要表现为交往时存在严重的自卑心理，经常会感到害羞、不安、内疚、忧郁、失望、不太喜欢说话，并且特别被动，总是坚守自己所谓的底线，毫无原则地退缩，渐渐地使自己远离这个群体。

**2. 交往嫉妒**

交往中始终对他人的成绩心怀嫉妒，表面上恭维，背地里却是另外一套。这种交往关系最危险，常常因小小的导火索而使关系恶化。尤其是女生宿舍，这种情况时有发生。

**3. 交往恐惧**

交往恐惧主要表现为害怕正常的人际交往，害怕与人交流。有时不只表现为交往退缩，甚至还会脱离集体；也有的表现为选择性交往，只与想交往的人建立关系。

案例导入 2 中，L 同学属于交往自私，F 同学属于交往自卑，X 同学属于交往自大，D 属于交往恐惧。

## （三）人际交往中常见的效应

**1. 首因效应**

首因效应即第一印象。人们常常以第一次与接触时的印象去推论该人的全部特点。这是非常鲜明而牢固的首因效应，在极端情况下，甚至对抗第一印象还会出现心理阻抗。首因效应提醒我们，为了使人际交往正常，第一次交往时要尽量给对方留下好印象，特别是在仪表、语言、行为方面。

**2. 近因效应**

近因效应即最近印象。通常人际关系建立一段时间后，已度过了开始的熟悉期，可能会因最近的某件事、某句话而使他人改变对你的印象。近因效应更多地会以负性效果在人际交往中出现。它提醒我们，在已经建立的良好的人际交往中，不要因某句错话、某件错事而形成错误的近因效应。

**3. 晕轮效应**

晕轮效应也叫光圈作用，即以偏概全。人们常常以个体的某个特点来概括此人的全面特点，如某人学习成绩好就认为这个人的外貌、体形、性格都好。广告学中的明星效应就是典型的晕轮效应。在人际交往中，应该注意的就是不要用某人的个别特点来代替全部特点，这样很容易使人际交往走向歧途。

**4. 刻板作用**

刻板作用即对某一群体存在固定看法。这种看法有可能带来积极的作用，如认为年轻人上进、老年人睿智等；但更多的是消极影响，即歧视。如认为农村来的学生土气、成绩不好、笨，这就是典型的歧视。刻板作用一旦形成，很难改变。因此，在人际交往前，要改变错误的认知，避免歧视形成。

**5. 投射效应**

投射效应是在人际交往中，将自己的特点附加给他人，并用类似的特点去推测他人的言行。如果投射效应强大，就会错误地判断他人的想法，对人际交往的关系产生错误的理解，导致交往效果降低。

## （四）人际交往能力的影响因素

**1. 外部因素**

（1）文化背景 文化影响不仅包括文学、艺术、教育的影响，而且包括使用的语言、道德、法律、生活态度、所在地域的影响。文化背景的影响主要体现在接人待物的理解或风俗习惯上，如网络上关于南北方人认为豆沙馅的粽子好吃还是肉馅的粽子好吃的争论。

（2）家庭背景 家庭教养方式、家庭组成结构、亲子关系都会对人际交往产生影响。家庭对人的影响极大，赖特克对专制型和民主型家庭教养方式进行了比较研究，结果发现，在专制型家庭环境下长大的孩子通常不会体谅人，其人际交往能力较民主型家庭环境下长大的孩子交往能力更低。

（3）社会背景 社会风气的内涵、网络信息的传递、多媒体技术发展等都会对人际交往能力产生一定影响。如“宅”文化的普及，在一定程度上反映了一些青年人越来越依赖网络，导致人际交往能力降低。

**2. 内部因素**

（1）认知风格

①场独立性－场依存性：场独立性是指人在处理信息时，更多地依靠自己的内在线索。场依存性是指人在处理信息时，更多地依靠自己的周边线索。一般而言，场依存性的人际交往能力优于场独立性。

②冲动型－沉思型：冲动型的人处理问题迅速，但准确性较差；沉思型的人处理问题准确性好，但比较慢。两者对人际交往能力的影响各有其优势。

（2）个性因素

①内倾型－外倾型：即常说的内向和外向。并非外向型的人交往能力会强于内向

型，在一定限度内，内倾型和外倾型对建立良好人际关系都有好处，过度的外倾和内倾则会严重影响人际交往。

②气质类型：常见的气质类型可以分为胆汁质、黏液质、多血质、抑郁质。不存在哪种气质的人际交往能力强、哪种气质的人际交往能力不强的情况。不同的气质类型有不同的交往特点，需掌握不同的交往技巧。

### 三、人际交往问题的调适方法

#### （一）正确指导归因

内部－外部维度和可控－不可控维度都会影响内在的情绪反应，因此，正确指导归因，避免归因的偏差是进行良好人际交往的重要因素。研究表明，人际交往能力差的学生往往会将人际交往失败归因为内部、稳定、不可控维度，这就导致对失败的消极适应。久而久之，便形成习得无助感，导致严重的人际交往能力下降。如果把人际交往成功归因为外部、稳定（或不稳定）、不可控维度，也会使成功的经验无法固化。

正确的做法是，将成功归因为内部、稳定、可控维度，以提高自信心，积累经验，早日形成良好的人际交往能力。

#### （二）认知调适方法

理性情绪疗法（REBT）又称 ABC 疗法，是美国心理学家艾利斯创立的一种认知调适方法。其核心观点叫 ABC 理论。内容为发生的事件为 A，由 A 引发的认知为 B，情绪和行为的后果为 C。艾利斯认为，引发 C 的不是 A，而是由 A 引发的 B。

例如：某人因观点不同与他人发生争辩，结果对方辩论赢了，某人觉得丢了面子，由此郁闷不乐，觉得对方应该赞同他的观点才对。传统观点认为，后果郁闷不乐（C）是由事件辩论输（A）引起的，但艾利斯则认为是由事件辩论输（A）所引发的认知丢了面子（B）才引起的闷闷不乐。因此，认知才是引发行为的关键。日常生活中可以运用一个简单的"黄金规则"来反驳不良认知。"黄金规则"是指"像你希望别人如何对待你那样去对待别人"。还是上面那个例子，辩论输的人的不良认知认为对方应该赞同他的观点，那么按照"黄金规则"当他人提出观点时他也应该赞同他人的观点才对。显然他做不到，因此，他的认知是错误的。

#### （三）行为调适方法

**1. 放松疗法**

放松疗法是一种行为方式训练，原理是：一个人能改变"躯体"的反应，"情绪"也会随着改变。基于这一原理，放松疗法就是通过意识控制使肌肉放松，同时间接地松弛紧张情绪，从而达到心理轻松状态，以利于身心健康。个体可在掌握以下程序后自行练习，每日定时进行放松活动。

（1）练习者以舒适的姿势靠在沙发或躺椅上。

（2）闭目。

（3）将注意力集中到头部，咬紧牙关，使两边面颊感到很紧，然后再将牙关松开，咬牙的肌肉会产生松弛感，逐次一一将头部各肌肉都放松下来。

（4）把注意力转移到颈部，尽量使脖子的肌肉紧张，感到酸、痛、紧，然后将脖子的肌肉全部放松，以感觉轻松为度。

（5）将注意力集中到两只手上，用力紧握，直至手发麻、酸痛时止。然后两手逐渐松开，放到觉得舒服的位置，并保持松软状态。

（6）把注意力指向胸部，开始深吸气，憋一两分钟后，缓缓吐气；然后再吸气，反复几次，让胸部感觉舒畅。

依此类推，将注意力集中肩部、腹部、腿部，逐次放松。最终，全身松弛，处于轻松状态，保持一两分钟。按照此法学会如何使全身肌肉都放松，并记住放松程序。每日操作两遍，持之以恒，则心情和身体均会获得轻松。睡前做一遍则有利于入眠。

**2. 强化法**

强化法是经典的心理学方法，分为强化法和惩罚法，是通过强化（即奖励）而造成某种期望出现的良好行为的一项行为治疗技术。一般采用逐步晋级作业，并在完成作业时根据情况给予奖励（即强化），以增加出现期望获得良好行为的次数。

生活中可以使用日记法和代币奖励法，其方法简要介绍如下：

（1）确定要进行强化的目标行为（如主动参加晨练），以日记形式每天记录。

（2）选定所使用的代币（如晨练图章）。

（3）确定支持代币的正性强化物（如大餐）。

（4）制定行为评分标准和等级（如参加晨练的次数或时间）。

（5）建立代币兑换规则、时间和地点（如每获得7个晨练图章可以吃一次大餐）。

**3. 系统脱敏法**

系统脱敏法又称交互抑制法。基本原则是交互抑制，即在引发焦虑刺激物出现的同时，让患者做出抑制焦虑的反应。这种反应可与虚弱直至最终切断刺激物与焦虑的条件联系。由此，对于个体的某些明显偏差的人际交往障碍，也可应用系统脱敏法逐步予以消除或加强。

### （四）生活陶冶法

**1. 注重人格塑造和能力培养**

一个品德好，并具有某些特长的人更易受到人们的喜爱。所以若想要增强人际吸引力，融洽地与他人相处，就应健全自己的品格，表现自己的特长，使自己的品格、能力、才华不断提高。如平时多看书，多参加学校组织的活动，提高自身的文化素养，扩充交友视野。

**2. 具有"自知之明"**

每隔一段时间进行内省，也就是反思，逐步正确认识自己、接纳自己；既要了解自己的优点，也要明白自己的弱点。同时，还要尽力了解他人的优点和缺点，避免在人际交往中错误地估计自己和他人，学会扬长避短。

**3. 多接受积极信息，保持乐观态度，主动避免一些负性信息**

好的态度决定人的生活方式及人际沟通，积极与他人交往，有助于提高自己的交往自信心。

**4. 保持良好心态，正确面对挫折**

在交往中要保持良好心态，正视人际交往中的挫折，克服嫉妒心理。掌握客观评价的方法，改变以自我为中心的状况，平衡人际交往关系。

**5. 学会适当退让**

对于非原则问题学会适当退让。这不是退缩，相反是成熟的表现。对于矛盾和焦点，适当进行冷处理，以缓解矛盾。

**6. 掌握一定的社交技巧**

交往中的技巧，犹如人际关系的润滑剂，在交往活动中能够增进沟通和了解，缩短心理距离，建立良好关系。

**【延伸阅读】**

### 大一新生人际交往的小技巧

有研究认为，人际关系对大学新生来说，是适应时间最长、出现问题最多、难度最大的问题。大一新生入学时，人际关系的矛盾表现得非常突出。彼此陌生、生活习惯截然不同的人要每天朝夕相处，如果之间不能体谅，适当退步，就会引发种种矛盾。掌握一定的交往技巧，不仅对新生适用，任何人际交往也都适用。

**1. 主动与他人交往**

主动交往的人往往自信、热情，在大一这样一个彼此陌生的特殊环境中，这样的人无疑更受人欢迎。主动交往的人往往能够很好地把握人际关系的走向，容易成为一个群体的"领袖人物"。

**2. 尊重每个人的习惯，接受个性的差异性**

大学宿舍的舍友与初中、高中不同，初中、高中的舍友大多来自家乡或同一个省，彼此间生活习惯差异不大。大学舍友则来自天南地北，大多生活环境不同，生活习惯各异，个性也存在差异。大学期间，学生每天待在宿舍的时间远比高中要多。特别是开始相处的时候，有诸多不习惯。这个时候，要能够接受相互间的差异，试着理解他人，尊重他人。宿舍也是一个公共场合，每一个舍友都应尊重他人的生活习惯，尊重是良好宿舍交往的基础。

**3. 学会换位思考**

换位思考，即常说的"同理心"、共情。宿舍人际交往中以"同理心"为核心，将会收到事半功倍的效果。大学生活中，不能用自己的标准要求他人，应认识到自己的行为、生活方式他人有可能不接受或不喜欢。在彼此发生冲突或不协调时，不要指责和埋怨对方，而是要互相谅解，逐渐相互适应。

**4. 学会分享与表扬他人**

宿舍可谓一个大家庭，不懂得与他人分享，也就得不到他人给予的分享。每个人都希望得到他人认可，但要想得到他人的认可与支持，就要学会发现他人的优点，给予适当的表扬。一个善于与他人分享，并能够发现他人优点的人，一定会在人际交往中获得良好的回报。

**5. 注重交往细节**

不说刺激他人的话，不做刺激他人的事；不以高高在上的姿态面对舍友，不在正常的人际交往中自居弱势地位。要注重交往细节，改善舍友的交往水平。除注意语言细节外，还要注意态度、表情等，学会换位思考，尊重和接受他人，这样才能真正改变交往不善的状况。

**【延伸阅读】**

### 人际关系诊断量表

说明：在符合自己情况的题项对应的"□"内勾选"√"。每道题只选一个最符合情况的选项。

| 序号 | 题项 | 是 | 否 |
| --- | --- | --- | --- |
| 1 | 关于自己的烦恼有口难言 | 1 | 2 |
| 2 | 和生人见面感觉不自然 | 1 | 2 |
| 3 | 过分的羡慕和妒忌别人 | 1 | 2 |
| 4 | 与异性交往太少 | 1 | 2 |
| 5 | 对连续不断的会谈感到困难 | 1 | 2 |
| 6 | 在社交场合感到紧张 | 1 | 2 |
| 7 | 时常伤害别人 | 1 | 2 |
| 8 | 与异性来往感觉不自然 | 1 | 2 |
| 9 | 与一大群朋友在一起，常感到孤寂或失落 | 1 | 2 |
| 10 | 极易受窘 | 1 | 2 |
| 11 | 与他人不能和睦相处 | 1 | 2 |
| 12 | 不知道与异性相处如何适可而止 | 1 | 2 |
| 13 | 当不熟悉的人对自己倾诉他的生平遭遇以求同情时，自己常感到不自在 | 1 | 2 |
| 14 | 担心别人对自己有什么坏印象 | 1 | 2 |
| 15 | 总是尽力使别人赏识自己 | 1 | 2 |
| 16 | 暗自思慕异性 | 1 | 2 |
| 17 | 时常避免表达自己的感受 | 1 | 2 |
| 18 | 对自己的仪表（容貌）缺乏信心 | 1 | 2 |
| 19 | 讨厌某人或被某人所讨厌 | 1 | 2 |
| 20 | 瞧不起异性 | 1 | 2 |
| 21 | 不能专注地倾听 | 1 | 2 |
| 22 | 自己的烦恼无人倾诉 | 1 | 2 |
| 23 | 受别人排斥与冷漠 | 1 | 2 |
| 24 | 被异性瞧不起 | 1 | 2 |

续表

| 序号 | 题项 | 是 | 否 |
|------|------|-----|-----|
| 25 | 不能广泛地听取各种意见、看法 | 1 | 2 |
| 26 | 自己常因受伤害而暗自伤心 | 1 | 2 |
| 27 | 常被别人谈论、愚弄 | 1 | 2 |
| 28 | 与异性交往不知如何更好地相处 | 1 | 2 |

### 一、计分方法

评分标准：打"√"的计1分，打"×"的计0分。

总分：＿＿＿＿＿。

## 二、　相关说明

0～8分：说明在与朋友相处上困扰较少。善于交谈，性格比较开朗，能够主动关心他人，对周围的朋友比较友好，愿意跟他们在一起；周围的朋友也喜欢你，彼此相处得不错。

9～14分：说明与朋友相处存在一定的困扰，人缘一般。换句话说，与朋友的关系不够牢固，时好时坏，经常处于起伏波动之中。

15～20分：说明与朋友相处困扰较严重。

20分以上：说明人际关系困扰程度很严重，且心理上出现了较明显的障碍。可能不善交谈，也可能性格孤僻、不开朗，或存在明显的自高自大、讨人厌烦的行为。

Ⅰ题目：1、5、9、13、17、21、25。你的分数是：＿＿＿＿＿＿。

Ⅱ题目：2、6、10、14、18、22、26。你的分数是：＿＿＿＿＿＿。

Ⅲ题目：3、7、11、15、19、23、27。你的分数是：＿＿＿＿＿＿。

Ⅳ题目：4、8、12、16、20、24、28。你的分数是：＿＿＿＿＿＿。

### 三、四个具体方面的解释

1. 计分表中Ⅰ的分数，说明交谈方面的困扰程度。

6分以上：说明不善于交谈，只有在极需要的情况下才与他人交谈；总是难以表达自己的感受，无论愉快还是烦恼；不是一个很好的倾诉者，往往无法专心听他人说话，或只对单独话题感兴趣。

3～5分：说明交谈能力一般，能够诉说自己的感受，但条理不够清晰；能够努力使自己成为一个好的倾听者，但做得不够；经过一段时间的接触与锻炼，能够主动与同学搭话，且自然不造作。表明健谈能力大为改观，这方面的困扰会逐渐消除。

0～2分：说明有较强的交谈能力和技巧，善于利用谈话交流思想；在与他人建立友情方面，往往更容易获得成功。这些优势不仅为学习与生活创造了良好的心境，常常有助于成为伙伴中的领袖人物。

2. 计分表中Ⅱ的分数，说明交际方面的困扰程度。

6分以上：说明在社交活动与交友方面存在较大困扰；交际与交友方面存在严重困扰，常常陷入"感情危机"和孤独困窘之中。

3~5分：说明能够寻找被人喜欢的突破口。不喜欢独处，希望跟朋友在一起，但不善于创造条件并积极主动地寻找知心朋友；常常心有余悸，害怕主动后的"冷"体验。

低于3分：说明对人较真诚和热情，人际关系较和谐，不存在较明显、持久的行为困扰。

3. 计分表中Ⅲ的分数，说明待人接物方面的困扰程度。

6分以上：说明缺乏待人接物的机智与技巧。人际关系中，常常有意无意地伤害他人，或过分地羡慕他人，以至内心妒忌他人。其他人有可能回报你的冷漠、排斥，甚至是愚弄。

3~5分：说明是个多侧面的人，或较圆滑的人。朋友关系的某些方面是和谐的、良好的，某些方面则是紧张的、恶劣的。情绪很不稳定，内心极不平衡，常常处于矛盾状态当中。

0~2分：说明比较尊重他人，敢于承担责任，对环境的适应性强。常常以真诚、宽容、责任心强等个性赢得众多好感与赞同。

4. 计分表中Ⅳ的分数，说明与异性朋友交往的困扰程度。

5分以上：说明与异性交往存在较严重的困扰，或对异性过分思慕或对异性有所偏见。不知如何把握与异性交往的分寸，陷入困扰。

3~4分：说明与异性交往困扰程度一般，有时会觉得与异性交往是一件愉快的事，有时则认为是一种负担，不知道与异性交往如何最适宜。

0~2分：懂得如何正确处理异性关系。与异性交往中，能够得到从同性那得不到的东西；在增加对异性了解的同时，也丰富了自己的个性。

# 第四节　网络人际交往

近年来，随着互联网技术的发展，网络交往在人际交往中的比重日益增加。智能化手机的普及与更新为网络人际交往提供了愈加便捷的途径。越来越多的数据表明，大学生成为网络人际交往的主力军。因此，对网络人际交往进行关注和研究十分必要，以指导大学生合理运用网络，维护良好的线上和线下人际关系，提升大学生的社会交往技能。

## 一、网络人际交往的界定

网络作为新型的社会交往形式，推动了跨越地理的社会互动，提供了社会角色扮演的平台，为人们的交往方式和个性改变提供了便利。就本质而言，网络人际交往仍然属人际交往范畴，是人际交往的一种特殊形式。由于互联网技术的发展日新月异，针对网络交往的定义目前并没有形成统一界定。早期国外学者普遍认为，网络交往是"计算机媒介沟通"，体现了一种"虚拟的对话"，是基于互联网的沟通。我国学者也持类似观点，认为网络人际交往体现了交往双方基于互联网，在虚拟情境下相互沟通、交流的过程。

## 二、大学生网络人际交往的成因

伴随科学技术的发展，网络已经深入日常生活的方方面面，大到国家政策的发布，小到家庭成员的信息沟通，几乎都离不开互联网技术。大学生自然也离不开网络人际交往。网络由于其匿名性、角色扮演平台等特点，成为对现实交往的补充。

### （一）网络人际交往能为大学生提供了更多的社会角色锻炼机会

借助网络"虚拟现实"的特点，大学生有机会在虚拟现实中作为角色扮演者，加强角色学习和角色整合，通过网络上各种角色实践，锻炼自身，在今后的现实生活中能够减少角色失调现象的发生，更好地适应现实角色，进而为高校实现合格人才培养目标打好基础。

### （二）网络人际交往能够满足大学生在现实中难以实现的心理需求

网络一方面能为人们提供现有社交圈中无法获得的信息和社会资源；另一方面，能随时随地提供多样化的休闲娱乐和情感倾诉方式，缓解生活压力，放松心情，提高个体的社会生活质量，从而促进心理健康。

## 三、大学生网络人际交往的特点

**1. 开放性与自由性**

因为网络是以自由为基础建立和发展起来的，因此，开放性是网络人际交往最基本的特点。网络将整个世界联系在一起，人们通过互联网可以同各个国家的人沟通、联系，打破了传统交往的约束，交往主体不再受时空限制，凭借意愿、兴趣和爱好便可自由选择交往的对象。

网络人际交往的自由主要体现在网络主体既是网络交往的参与者，又可以是组织者。网络主体不受任何限制，可以通过加入自己感兴趣的论坛、微信群，与他人探讨问题，交流思想，宣泄情感。

**2. 虚拟性与匿名性**

网络主体访问网站时，有时不需要进行身份验证，因此在交流过程中很难了解对方的姓名、身份的等信息，这种虚拟性和匿名性为交往者带来了神秘感和新鲜感。在虚拟交往中，人们更容易接受与自己想法相同的人做朋友。在网络上人们可以随意更改自己的网名，摆脱了很多现实条件的限制。

从互联网社交的发展历程看，脸书（facebook）的创始人扎克伯格利用六人社交理论打开了互联网社交的大门。自此，互联网社交从最初的全实名制，比如人人；转变为半匿名，可以使用昵称与他人交流，比如 QQ、微信；再到现在可以实现社交期间的完全匿名，无实名的交流，比如秘密、无秘等。调查显示，在匿名社交网站上，有19.48%的人发布宣泄压抑、郁闷、愤怒信息，18.18%的人发布表达积极情绪与自我鼓励信息，19.48%的人发布恋爱感情信息，16.23%的人分享生活中奇葩搞笑的事，信息种类多样。综合而言，83%以上的信息为正常宣泄和无以言表的诉说，有关他人的负面信息、不好的性经验经历信息等占 8.45%。

## 四、网络人际交往的类型

2018 年，微博校园针对大学生网络使用的调查显示，被调查的大学生中至少 86% 进入大学前就开始使用手机上网，其中大部分对微博、微信、网络直播、网络短视频等应用有高度的关注和卷入。调查显示，QQ（96%）、微信（95%）、微博（87%）为大学生关注的第一梯队；抖音（58%）为第二梯队；第三梯队涵盖百度贴吧（40%）、知乎（37%）、快手（30%）、超级课程表（29%）；陌陌（11%）、课程格子（11%）、豆瓣（11%）、西瓜视频（8%）、映客（6%）、一直播（6%）等各类应用形态则占据了第四梯队。大学生新媒体使用的主要形态涉猎广泛，包括满足大学生好奇心的各色减压型界面浏览，虚拟环境下的陌生、匿名交际体验，基于熟人关系的在线互动，以情绪宣泄和公共事务介入为方式的表达等。

由此可见，大学生网络交往大致可分为即时交往和延时交往两类。即时交往工具较为典型的有 QQ、微信等；延时交往工具包括传统的电子邮件、应用软件留言板等。

## 五、网络人际交往的作用

正是由于网络具有跨空间的优势，以及虚拟性和匿名性的特点，网络人际交往成为一把双刃剑。网络的使用者可以跨越地域的局限，隐藏自身真实的特点和意图，以更为个性化的种种方式获取所需信息。同时，由于挤占了现实交往的时间和机会，在现实交往中更可能遭遇困难或习惯退缩。此外，借助匿名性、隐藏性和间接性的网络特点，个体在网络交往中容易迷失自我，难以坚守道德标尺，从而导致更多的越轨行为。培养大学生合理利用网络的能力、促进身心健康发展已成为学校乃至社会的教育任务。

### （一）网络人际交往的积极作用

有研究者认为，网络为人际交往提供了一种全新的环境。网络交往使人们的交往空间扩大，人际沟通的时效性、便利性和准确性提高，有利于良好人际关系的建立和发展，对青少年的心理健康能带来积极影响。国内研究表明，网络可满足青少年人际交往、性归属、获得成就、自我表现和自我超越等需要，可推动大学生人格向独立性、平等性、开放性和个性化发展。

### （二）网络人际交往的消极影响

有研究发现，网络交往对大学生的心理健康可带来一定的负面影响。Kraut 等人发现，过多使用互联网，会导致孤独和抑郁增加。美国心理学家克劳特的一项调查表明，经常使用互联网及电子邮件的人，与亲戚、朋友间的交流明显减少，孤独感加剧。无论何人，电脑使用越多，孤独感和压抑感就越强。由于虚拟交往有巨大的吸引力，大学生上网者往往迷恋其中，极大地减少了参加现实社会的交往活动。

总之，大学生运用网络交际功能得当，会对现实人际交往产生诸多有利影响。如果过度使用甚至沉迷网络社交，则会对人际交往产生不良影响。作为新鲜事物的乐于接受者和网络交际功能的主要使用者，大学生更应该把握好网络交际功能使用的度，利用而不沉迷。

**【延伸阅读】**

## 人际交往的新平台

据中国互联网络信息中心 2019 年 2 月发布的《中国互联网络发展状况统计报告》显示，到 2018 年年底，我国网民数量已达到 8.29 亿人，全年新增网民 5653 万，互联网普及率达 59.6%。手机网民规模达 8.17 亿，全年新增手机网民 6433 万。网民中使用手机上网的比例由 2017 年底的 97.5% 上升至 2018 年底的 98.6%，而 1997 年我国网民仅为 62 万人。

2018 年网民的人均周上网时长为 27.6 小时，较 2017 年提高了 0.6 个百分点。移动网民经常使用的各类 APP 中，即时通信类 APP 用户使用时间最长，占 15.6%；网络视频、网络音乐、短视频、网络音频和网络文学类应用使用时长分列第二至第六位，依次为 12.8%、8.6%、8.2%、7.9% 和 7.8%。截至 2018 年 6 月，网民人均周上网时间长达 27.7 小时。微信、微博、QQ 等社交 APP 使得互联网成为社交领域新平台。互联网对人际关系的一个突出改变就是交往方式的多样化，克服了传统社交因空间距离带来的限制。

（资料来源：《人民日报》官方微博）

# 第四章 析"心"学习

2018 年贺岁电影《无问西东》使大学师生最震撼的或许就是当年的西南联大：校舍破旧，有大师坐镇；国家危亡，有大学精神。下大雨时，教室屋顶的雨声盖住了老师的声音，师生们则静坐听雨。敌机头顶轰炸，师生带上教具，躲进山坳继续上课。当时的大学，无论师生皆可称为国之重器。大学生作为一个特殊群体一直为社会所关注，随着高等教育由"精英教育"向"大众教育"的转变，高校的学风呈现出淡化趋势。面对十几年寒窗苦读换来的不易的学习机会，大多数学生能够积极进取，勤奋努力，但也有部分学生随心所欲，自由散漫，学习成绩下滑。大学里经常会出现老师已经开始讲课，仍有学生若无其事地从教室后门进入的情况。甚至有的还在去教室的路上，个别学生认为，"大学不逃课"是一种遗憾。

联合国教科文组织的教育专家埃加·富尔说："未来的文盲就是那些没有学会怎样学习的人。"作为大学生，学习是亘古不变的主题。在竞争激烈的当今社会，成才是大学生的根本追求。科学研究表明，20 多岁的青年人，在智力、体力、创造力和发展思维等方面均进入高峰期，是积累知识、培养能力、成才立业的最佳阶段。在这美好的年华里，如何快乐学习是本章所要讨论的主要内容。

## 第一节　学习心理概述

十几年的寒窗苦读，莘莘学子终于迈进大学之门。从跨进大学校门的那一刻起，大家又都站在了同一条起跑线上，处于"路漫漫其修远"的境地，又将开始另一番"上下求索"。面对着"为何学""学什么""怎样学"这些曾经出现过或即将出现的问题，学子们都需要进行思考。

### 一、学习与学习理论

#### （一）学习的概念

学习由"学"和"习"两个字组成，是日常生活中人们最常用的一个词，似乎人人都懂得它的含义。孔子曰："学而时习之，不亦说乎。"由此可见，学习至少包括两层含义：学——获得知识、技能；习——强化所学知识、技能。一般来讲，学习有广义和狭义之分。广义的学习是指人和动物在生活过程中，凭借经验而产生的行为或行为潜能的相对持久的变化。狭义的学习特指人类的学习。人类的学习是指个体在社会实践中自发、主动地掌握各种经验的过程。

不同的学派对学习的定义各有特点。行为主义学者通常将学习定义为："由练习或经验引起的相对持久的行为或行为潜能的变化。"认知主义心理学家对学习不仅定义为外部行为的变化，也看到了内部状态的变化。加涅（1985年）强调："学习是人的倾向或能力的变化，这种变化能够保持且不能单纯归因于生长过程。"

### （二）学习的特征

**1. 学习以个体在社会实践中行为、能力和心理倾向的"改变"为特征**

学习不仅指学习后的结果，还包括学习变化的过程；不仅包括可观察的外显行为，也包括思想、观点等不可直接观察的内隐行为。无论从好向坏变化，还是从坏向好变化，同样都是学习。

**2. 学习是由练习或经验引起的变化**

经验的变化是个体通过后天活动获得的，因生理发育、疲劳、疾病和药物等引起的行为变化不能称为学习。比如，随着年龄的增长而长高、运动员因服兴奋剂短时间内迅速提高成绩等，都不属于学习。

**3. 学习引起的行为变化相对持久，具有稳定性**

短暂的行为变化不能称之为学习。比如，一个人早年学会了游泳，即使多年不游泳，但只要稍加练习，即可恢复如初；通过服用兴奋剂提高运动成绩的运动员，药力消失后，其成绩必然迅速下滑至原有水平。

**4. 学习的发生包含行为潜能的变化**

与相对持久的行为变化相比，有些行为的改变不一定会即时表现出来，会形成一个累积效应。比如，阅读一篇课文，直至第十遍才能背熟，但之前的九次阅读其实也是学习过程，为第十次成功背诵打下了坚实的基础。

### （三）大学阶段的学习特点

大学阶段的学习既不同于儿童时期的学习，也不同于成年人的学习，是人类学习的一种特殊形式和特殊阶段，是"在大学教师有目的、有计划、有组织、有系统的指导下，以掌握间接经验为主的智力实践活动的过程"。由于大学的学习内容更广、更深，学习环境发生了变化，故学习要求也与以往不同，使大学的学习具有不同于中小学的独特性。

**1. 学习目标上的特点**

大学教育的任务是为社会培养各类高级专门人才。因此，大学的学习目标是在德、智、体全面发展的前提下，掌握更加精深的专门知识，具备不断进取的科学研究素质，成为高层次的专门人才。大学生必须以先进的政治理论武装自己，了解和掌握本专业广博的基础知识，形成宽厚而坚实的专业素养，具有从事本专业科学研究的较高水平。

**2. 学习内容上的特点**

（1）专业化程度较高，职业定向性较强 大学生毕业后，绝大多数人要在各领域从事与自己专业相关的职业活动，为社会服务。因此，大学生一入校就要分院系、分专业，以在某一专门领域深入学习和提高。与中学生为了普遍掌握各科基础知识的学习任务不同，大学生的学习活动实质上是一种"学习 – 职业"活动。大学生需要学习本专业的基本知识和基础理论，掌握从事专业活动的基本技能。与一般劳动者的职业活动不同，大学生的学习活动虽然具有明确的职业定向，但只是为毕业后参加职业活动做准备。

（2）实践知识丰富，动手要求较高  我国各级各类高等院校的教学计划大都安排了实验、实习、社会调查、野外考察等，这是为了促进大学生掌握实践知识，培养动手能力。然而要掌握本专业所需的知识，提高动手能力，单靠几个星期或两三个月的实习是不够的，还需要平时经常与社会、与实际工作部门相联系。在大学，除了课堂学习外，大学生有很多可以自由支配的时间，这就为其开展社会实践提供了时间保障。丰富多彩的校园文体活动能够让大学生接触社会，促进素质的提升。此外，大学生除了要学习与专业有关的知识外，还要在社会实践活动中学习如何认知自己、如何与人交往，如何树立正确的世界观和人生观。

（3）学科内容的高层次性和争议性  大学高年级的许多专业课程起点较高，视野较宽，有的已处于本学科发展前沿。与中小学的学习不同，大学生的学习内容包含一些有争议、没有定论的学术问题。将其引入大学生教学，可以拓宽学生视野，激发学生的智力活动，培养学生的科研动机，帮助学生认识发现真理的过程，培养学生攀登科学高峰的信心与勇气。

### 3. 学习方法上的特点

（1）自学为主  大学生的学习方式以自学为主，教师只是领进门，做启发性指导和答疑解惑。大量的时间需要学生自己支配，比如何时应该学习什么，应该花多长的时间学习课堂知识，用多长的时间查阅资料、补充笔记和课后思考等。通常大学生要在 4 年中学习 30 多门理论课程，根据学习能力和时间还要选修一些感兴趣的课程，这与中小学生在教师指导下按部就班、循序渐进的学习不同。为此，许多学生入学后很容易出现学习上的不适应，产生一些困惑与疑虑。比如"大学里到底应该如何学习""为什么大学老师不按照书本讲课""考试题目怎么在书本上找不到"等。

（2）课堂学习与课外、校外学习相结合  课堂教学虽然还是大学生学习的主要途径，但已不像中小学生那样几乎是唯一的途径。除了课堂学习以外，大学生还要按照教学大纲的要求完成实验、实习等任务。他们要在图书馆或资料室查阅文献，参加或协助教师开展科研活动，听各种学术报告和讲座，参加学生会和社团的工作，参加各种学术比赛、文体比赛等。除了校内的多种学习途径外，大学生还要不断与校外社会相联系，进行社会调查，开展社会服务，从社会实践中学习。这些活动不仅极大地提高了大学生学习的积极性，而且有效地提高了大学生独立学习和工作的能力，为今后走向社会、获得职业成功打下了坚实基础。

### 4. 教学管理上的特点

中小学教学更强调整齐划一，严格按照既定的教学计划进行教学。大学则不同，大学生的学习需要的是高度自觉性和计划性。大学的专业培养目标只给学生提供方向和指导，学生可以在这个框架下选修自己感兴趣的课程，充分发挥其创造性。因此，大学的教学管理是围绕质量来安排的，是一种质量管理，而不是强调整齐划一的刻板管理。另一方面，强调大学生的学习自主性，并不是允许大学生"为所欲为"，不受纪律约束，大学里基本的教学管理秩序还是要有所保障的。

## 二、学习理论

学习是如何发生的？有哪些规律？学习以怎样的方式进行？近百年来，教育学家和教育心理学家围绕这些问题，从不同角度、采用不同的方法进行了各种研究，试图回答这些问题，由此形成了各式理论，包括行为主义学习论、社会学习论、认知学习论、建构主义学习论和人本主义学习论。

### （一）行为主义学习论

行为主义学习论是当前学习理论的主要流派之一。该理论重视环境刺激对人类行为造成的影响，提出刺激 - 反应联结，即 S - R 范式（S 为 stimuli，意为刺激；R 为 reaction，意为反应）。代表人物有巴甫洛夫、桑代克、华生和斯金纳。

**1. 巴甫洛夫的经典条件反射学说**

著名生理学家巴甫洛夫（Ivan·Pavlov，1849—1936 年）以狗为实验对象，提出了广为人知的条件反射理论。反射行为包括无条件反射和条件反射。无条件反射是种族发展过程中形成的，是个体与生俱来的行为反应，即本能，如行走反射、食物反射等。条件反射是在无条件反射的基础上，经过后天学习和训练建立起来的反射。

巴甫洛夫在研究狗消化行为时发现，呈现食物会引起狗的唾液分泌。如果铃声（中性刺激，本身不会引发唾液分泌）伴随食物同时出现，反复多次后，狗就"学会"了仅仅听到铃声就分泌唾液。

作为中性刺激的铃声，由于与无条件刺激（食物）联结而成了条件刺激，由此引起的唾液分泌就是条件反射，如中华成语故事中提到的"望梅止渴"。这种单独呈现条件刺激即能引起唾液分泌的反应叫条件反应，后人称"经典性条件作用"，以区别后期斯金纳提出的"操作性条件作用"。

**2. 桑代克联结主义的试误说**

美国心理学家、联结主义的提出者桑代克（Edward Lee Thorndike，1874—1949 年）认为，学习是情境与反应之间的联结。他设计了著名的猫开迷笼实验。饥饿的猫关被关进迷笼，笼外放着猫够不着的食物，笼子的门用可活动的机关闩住。笼内的猫在胡乱尝试中，无意间碰到机关，打开了活动的门闩，猫吃到了食物。多次实验后，猫打开门闩所需时间越来越少。

桑代克认为，在迷笼外食物的刺激下，猫经过多次错误尝试，找到打开迷笼的办法，获取食物，学习到了刺激情境与正确反应之间形成的联结。动物的基本学习方式是试误学习，而人类的学习方式虽较之更为复杂，但与动物学习的本质并无明显差异。经由动物学习实验，桑代克试图揭示普遍适用于动物和人类学习的规律。他提出了三大学习定律：准备律（law of readiness）、效果律（law of effect）和练习律（law of exercise）。准备律是指个体学习开始前的预备状态，经由练习（不断尝试错误）达成满意的结果，满意的结果又会增强情境与反应之间的联结。因此，桑代克的学习论又被称为"试误说"。

### 3. 华生的刺激－反应学说

作为行为主义的提出者，美国心理学家华生（John Broadus Watson，1878—1958年）在巴甫洛夫的条件作用模式基础上提出了可以解释各种类型学习和个性特征的学说——行为主义（behaviorism）。华生设计了饱受争议的"小阿尔伯特"实验（little albert experiment）：小阿尔伯特为不足 12 个月的婴儿。实验初始时，华生及其助手对小阿尔伯特进行了前测，证明他并不害怕小白鼠、兔子等动物。随后的测试中，每当呈现小白鼠等小动物，小阿尔伯特对其表现出好奇并想触摸时，实验人员就突然在他身后用铁锤用力敲击钢轨等金属物体，发出巨大刺耳的声音，吓得阿尔伯特大哭不止。在这一实验中，条件刺激是一只小白鼠，无条件刺激是用铁锤敲击一段钢轨发出的声音。在多次条件作用之后，即使尚未敲击，仅仅是看到小白鼠，阿尔伯特也会表现出害怕、躲避等强烈的情绪反应。实验结果证实了华生的预期，还不会说话的婴儿都可以把小白鼠和巨响相联系，小白鼠的出现意味着即将到来的可怕声音，因为对巨大的声响感到恐惧，也就对小白鼠产生了恐惧。虽然这一实验的结果震慑人心，但其涉及的伦理道德问题依旧受到了学者和大众的质疑和指责。

借助经典的"小阿尔伯特"实验，华生认为，类似"恐惧"等人类行为都是后天习得的，即刺激－反应范式。环境决定了个体的行为模式，无论是正常的行为还是病态的行为都是经过学习而获得；反之习得的行为也可以经由学习而改变、增加或消除。如果明确了外部刺激与行为反应之间的规律，就能根据刺激预测随后的行为反应，或根据行为反应推断刺激，达到预测并控制动物和人类行为的目的。

### 4. 斯金纳的操作性条件反射学说

美国著名行为主义心理学家斯金纳（Burrhus Frederic Skinner，1904—1990 年）以白鼠为实验对象，提出了著名的操作条件反射理论。斯金纳为实验专门设计了一个学习装置——斯金纳箱。箱子内部有一个操纵杆，饥饿的小白鼠只要按动操纵杆，就可以得到一颗食丸。刚开始，小白鼠是无意中按下操纵杆而得到食丸的，但经过几次尝试，小白鼠"发现"了操纵杆与食丸之间的关系，于是就会不断地按动操纵杆，直到吃饱为止。斯金纳把小白鼠的这种行为称为操作性条件反射或工具性条件反射。

斯金纳提出心理学应关注可以观测的外部行为，而不是单纯的内省；科学研究应纳入自然科学范畴，科学研究的任务就是要确定实验者控制的刺激及其带来的有机体的行为反应之间的关系。在他看来，小白鼠按动操作杆的行为是操作行为，之后获得的食物是强化物。无论是正强化（愉悦刺激出现）还是负强化（厌恶刺激终止或消失），均会增加个体的行为反应概率；惩罚则会降低行为概率，如教师在课堂上批评随意交头接耳的学生，该生的讲话行为会减少。操作性条件反射对教育有着重要的启发作用，教学中教师可运用操作性条件反射塑造或修正学生的学习行为。斯金纳根据操作性条件作用原理设计的教学机器和程序教学法时至今日仍是行之有效的教学手段。

## （二）班杜拉的社会学习理论

班杜拉（Albert Bandura，1925—）指出，上述行为主义的"刺激－反应"理论无法全面解释人类复杂的学习现象，例如，为什么个体会表现出新的行为、为什么个体在观察榜样行为后，这种已获得的行为可能在数天、数周甚至数月之后才出现。所以如果学习完全是建立在奖励和惩罚结果基础上的话，那么大多数人就无法在社会化过程中生存下去。班杜拉并未否认行为主义学者的观点，但他更重视学习过程中个体的内在心理活动，强调思维对行为和行为对思维的作用。为此，他设计了"观察学习"实验以证明自己的观点。实验分为两组，一组儿童进入实验室前先观看成人殴打玩偶的暴力行为视频，另一组儿童则观看非暴力视频。进入实验室后，较之非暴力视频组，看过暴力视频的儿童可能因为模仿视频中的成人，表现出更多的暴力行为。

班杜拉提出"观察学习""替代强化"等概念，进一步说明动物及人类个体行为的成因。他认为，儿童通过观察生活中重要他人的行为而习得新的行为。这些观察通常以心理表象或其他符号表征的形式储存在大脑中，用以在后期帮助他们模仿类似的行为。在班杜拉看来，个体、行为和环境三者间交互决定，行为并非单纯由刺激影响或决定，还受到个体认知的影响。这对教育教学工作者有重要启发。

班杜拉提出，榜样具有替代性强化的作用，榜样对儿童的品德教育具有非常重要的作用。品德教育中应尽可能塑造正面、积极的榜样，减少或避免消极、负面的榜样对社会和个体造成的不良影响。例如，早期媒体过度报道的"南京彭宇案"，彭宇因扶起倒地的老人受到惩罚，近年的"高铁霸座"曝光，不仅没有起到增加敬老行为、减少霸座行为的作用，甚至可能因强调"扶老受罚""霸座有理"这些消极榜样，引发了敬老行为减少、更多模仿"霸座"行为等现象，传统礼仪之邦的社会氛围受到挑战。值得注意的是，社会学习论强调认知对刺激和行为起到的调节作用，在行为主义与认知学派之间架起一座桥梁，对认知－行为疗法的兴起起到了推动作用。

## （三）认知学习论

认知学习理论重点考察个体在学习时对环境刺激（信息）的内部加工过程与机制，同时不忽略外显刺激与反应。学习并非是简单的行为加强或变化，而是能动的心智活动，体现了学习者内在认知表征的发展变化过程。认知学习论分为信息加工论和认知结构论两大类，其中认知结构论与建构主义学习论有重叠之处，这里以信息加工论为例（认知结构相关内容见建构主义学习论）。

信息加工论并非由某一位学者提出，其形成和发展得益于计算机科学的进步。信息加工论将人脑比作电脑，人脑加工信息的过程则类似计算机的信息加工。个体的学习和记忆体现了一系列的信息加工过程：首先感受器（感觉器官）接受和采集环境刺激（信息），然后对信息进行识别、过滤、编码和保存，是信息经由感觉记忆、短时记忆，最终形成长时记忆的过程，行为反应则是信息在需要时从长时记忆中提取出来，加以应用。人对信息加工流程进行不断执行控制时，通过各种策略来调节，促进对记忆信息的获取编码存储提取。该理论强调个体在学习时面对刺激的主动反应和调节策略，而非行为主义者声称的个体对外部刺激的被动应答。

### (四) 建构主义学习论

建构主义属于认知心理学理论，侧重考察学习过程中学习者主动参与、自主学习和主动构建认知结构，强调教师在教育学习过程扮演引导者、推动者的角色。代表人物有皮亚杰（Jean Piaget）、维果茨基（Lev Vygotsky）等。

与信息加工理论将学习看成信息的登录、存贮、提取过程的观点不同，建构主义学习论认为学习是一个师生交互作用的过程。皮亚杰认为，学习是在同化、顺应实现认知结构从不平衡到平衡过程中，新知识与学习者已有的知识经验（旧图式）的交互影响，学习者借助自身积极主动的建构，从而获得新图式（即认知结构）的过程。同化（assimilation）是指个体将新信息纳入已有认知结构的过程，即个体在感受刺激时，把它们纳入头脑中原有的图式之内，使其成为自身的一部分。顺应（accommodation）是指学习者调节自己的图式以适应特定刺激情境的过程，即"内部图式的改变以适应现实"。

维果茨基更重视学习过程中教师和学生的相互作用，强调以学生为中心，教师起帮助、引导作用。他提出了支架式教学（scaffolding instruction），认为教育应明确儿童的两种发展水平：一种是儿童现有的发展水平，一种是潜在的发展水平，这两种水平之间的区域称"最近发展区"。教师的作用就是搭建"支架"，不断地推动学生跨越"最近发展区"，支持儿童不断地建构新的认知，掌握新技能。

### (五) 人本主义学习论

人本主义代表学者有马斯洛（Abraham Harold Maslow）和罗杰斯（Carl Ransom Rogers）。与维果茨基一样，人本主义学习论也坚持以学生为中心，重视人的主观能动性和意愿。

马斯洛提出了人的成长源于个体自我实现需要的理论。所谓自我实现在马斯洛看来是"人对于自我发挥和完成的欲望，也就是一种使它的潜力得以实现的倾向""文化、环境、教育只是阳光、食物和水，但不是种子"。自我实现才是个体不断进步的种子，教育只是提供了种子发芽的环境。

20世纪60年代，罗杰斯将他的以"患者为中心"（client centered）的治疗方法应用到教育领域，提出了以"学生为中心"（student centered）的教学观。教育的目的是促进学生的发展，使他们成为能够适应变化、知道如何学习的"自由人"（即功能完备的人）。核心就是让学生自由学习。只要教师信任学生，信任学生的学习潜能，并愿意让学生自由学习，就会在与学生的交往中形成适应自己风格、促进学习的最佳方法，即"非指导教学模式"。一改传统的由他人对学习者进行评价的方式。人本主义学习论认为，真正的学习是学习者对自己的学习目的及完成程度进行评价，并对整个学习过程和学习效果负责。

# 第二节　大学生的学习特点与常见问题

## 一、大学生的学习特点

与中小学生相比，大学生的学习在学习适应、学习动机、学习兴趣、学业情绪和学习方法等方面存在明显差异。

### （一）大学生学习适应的特点

学习适应对整个大学的学习和生活都有很大影响。研究表明，大学生学习适应状况与学业成就之间存在显著正相关。调查发现，当前大学生的学习适应状况不容乐观，整个大学阶段，大学生不同程度地存在学习适应问题。相当一部分大学生表现为学习态度消极，缺乏学习目标和专业兴趣，学习成就动机不高，不适应大学的学习管理和教学模式，自主调节学习能力不足，学习环境不适应等。还有调查发现，综合院校大学生的学习适应更好，男生比女生的学习适应更好，尤其表现在学习方法的适应上。

### （二）大学生学习动机的特点

学习动机是激发个体进行学习活动、维持已有的学习活动，并使行为朝着一定的学习目标的一种内在过程或内部心理状态。大学生的学习动机是影响大学生学习活动的重要心理因素，并对大学生的学习适应具有很大影响。调查发现，大学生发展成才的需要始终占首要位置，其次是对个人利益的追求。女生的成就动机明显低于男生，男生更重视对个人和社会利益的追求；部分学生入学后，认为学习目标总算实现了，不用再给自己设立新的学习目标了，学习成绩只求及格，缺乏学习动机和学习兴趣。

### （三）大学生学习兴趣的特点

兴趣是人对事物或活动的心理倾向，是推动人们认识事物、探求真理的重要动机，是影响大学生学习的又一个重要因素。2009 年张成山、江远的一项调查结果表明，大学生的学习兴趣整体较好，学习兴趣较高的人占 62.19%。2010 年，葛明贵的调查显示，学习兴趣广泛是当代大学生的显著特点，但在专业兴趣上则出现了淡化趋势：对自己专业"感兴趣"的大学生占 55.6%，"无所谓"者占 21.3%，"不感兴趣"者占 23.1%。与 20 世纪 80 年代的调查数据相比，当代大学生专业兴趣的淡化程度非常明显。

### （四）大学生学业情绪的特点

学业情绪对学习有着直接和间接的影响。学业情绪与学习动机、学习策略、学习效能、学业成就均关系密切。调查发现，消极的学业情绪在本科阶段最高，且消极学业情绪明显多于积极学业情绪；男生的积极学业情绪多于女生，女生的消极学业情绪多于男生；理工科专业的积极学业情绪和消极学业情绪均高于其他专业（葛明贵，2010）。

### （五）大学生学习行为的特点

整体来说，大学生能在思想上明确学习和掌握知识技能的重要性，却缺乏行动上的"一贯努力""充分地、有计划地利用时间"，往往会因没有充分利用时间而后悔、自责。在大学里，大部分学生能自觉学习，积极参加各种专业活动，努力提升自身素质。但也有部分学生无心向学，经常旷课，即使上课也是看小说或聊天。他们将大量时间用在娱乐（尤其是沉迷于网络游戏、交友、小说、影视等）、发展个人兴趣爱好、外出打工上，结果因考试成绩不合格，不得不重修或留级。

### （六）大学生学习方法的特点

学会学习是大学生最重要的一项学习任务，主要体现在学习方法的学习上。学习方法能很好地预测大学生的学业成绩。2010 年，葛明贵的一项调查显示，总体而言，大学生能较好地掌握科学的学习方法，如认真记笔记、读背结合地记忆、巧妙的联想记忆、抽象与具体知识相结合的理解记忆、区分知识重点、归纳知识要点等；但只有39.5% 的大学生能够经常反问自己是否掌握了已学知识，是否对学习进度进行了有效监控。调查还显示，大学生的学习策略水平随着年级的增高总体呈下降趋势，大三学生的学习策略水平最低。

## 二、大学生常见的学习问题

很多学生上了大学才发现，大学的学习与高中的学习有很大不同，部分学生过了很长时间仍不能适应大学阶段的学习，因此产生了很多烦恼与不适。

### （一）记忆

英国著名哲学家培根曾经说过："一切知识，只不过是记忆。"学习侧重行为变化的获得，记忆则侧重行为变化的保持和储存。没有学习，便不能产生记忆；没有记忆，也无法学习。记忆与遗忘的"相爱相杀"，一直是困扰很多大学生学习的问题。

**【案例导入】**

逃不掉的记忆魔咒——遗忘

在一次学习经验交流会上，A 同学说："我刚背完单词的时候总是觉得都记住了，可到了第二天感觉又忘记了很多。"B 同学说："对，我也有同样的感觉，一篇课文背完了，如果不复习，很快就忘得差不多了。"

**思考**

1. 你是否了解记忆的遗忘曲线。

2. 你认为如何学习才能提高记忆效果，试着罗列你提高学习效果的方法。

大脑是个无穷无尽的记忆宝库，人的大脑包含了一千亿个脑细胞。每个细胞可伸出两万个分支与一千个神经细胞连接。每个脑细胞每秒含两百次左右的放电，构成了一张无限量的通信网络。信息的河流永远填不满大脑海。有人推算，一个正常人的大脑的记忆储存量是一亿本书。

记忆的加工系统是一个复杂而科学的三级加工模型（图4-1）。外界信息首先经过感觉器官进入到感觉记忆。

```
                                复述
                                 ↓↘
环境 ——→  感觉记忆  ——→  短时记忆  ——→  长时记忆
              ↓              ↓
           信息丧失         信息丧失
```

**图4-1　记忆的三级加工模型**

**1. 感觉记忆（sensory memory）**

感觉记忆又称瞬时记忆。外界信息首先经过感觉器官进入感觉记忆，并按照原样在这里登记。但是外界材料在感觉记忆中保持的时间很短，如视觉感觉记忆的作用时间为0.5秒以内，声像为4秒左右。虽然感觉记忆的作用时间很短，但是它为进一步的信息加工提供了可能。

**2. 短时记忆（short-term memory）**

短时记忆是指记忆信息保持的时间在1分钟以内，一般为15～30秒，甚至更短。短时记忆又称为工作记忆，它主要接收来自感觉记忆的信息，并从长时记忆中提取信息，进行有意识地加工。

**3. 长时记忆（long-term memory）**

长时记忆是指存储时间在1分钟以上的记忆。它是一个真正的信息库，存储着关于世界的一切知识，为一切活动提供必要的知识基础，人类所用的知识均来自长期记忆。

**【教学互动】**

### 短时记忆

短时记忆的突出特点是容量有限。米勒提出，短时记忆的容量为（7±2）组块。组块是你所熟悉的一个单元。它可以是一个数字、字母、音节，也可以是一个单词、短语或句子。组块的大小随个人的经验而有所不同。因此，可以利用已有的知识和经验，通过扩大每个组块的信息容量达到增加短时记忆容量的目的。例如，数字1、9、1、9、5、4，熟悉中国现代史的人就能形成一个信息块191954，知道这是"五四运动"爆发的时间；不熟悉中国历史的人则不能够形成单一的信息块。

请同学们分别记忆一串银行卡号码和自己的身份证号码。比较两组数字的记忆难度并讨论。

**【延伸阅读】**

## 艾宾浩斯遗忘曲线

所有的记忆过程均存在不同程度的遗忘。德国心理学家艾宾浩斯（H. Ebbinghaus）研究发现，遗忘在学习之后立即开始，而且遗忘的进程并不是均匀的。最初阶段，遗忘速度很快，以后逐渐缓慢。他认为，"保持和遗忘是时间的函数"。他用无意义音节（由若干音节字母组成、能够读出、但无内容意义，即不是词的音节）作记忆材料，用节省法计算保持和遗忘的数量，把实验数据绘制成一条曲线，称为艾宾浩斯遗忘曲线（图4-2）。

图4-2 艾宾浩斯遗忘曲线

这条曲线显示，学习中的遗忘是有规律的。在记忆的最初阶段，遗忘的速度很快，随后逐渐减慢，直至后来几乎不再遗忘。这就是遗忘的"先快后慢"原则。

艾宾浩斯遗忘曲线告诉我们：①遗忘的速度是"先快后慢"，所以提醒我们一定要抓紧关键时期好好复习，做到"温故而知新"。②不同性质材料有不同的遗忘曲线。凡是理解了的知识，就能记得迅速、全面而牢固。③数量多的材料遗忘较快，不要"贪多嚼不烂"，要根据自己实际的记忆能力，在"跳一跳，摸得着"的前提下，适当增加记忆材料。④学习程度不够的材料容易遗忘，过度学习50%的材料保持得好一些。

## （二）学习动机

### 1. 概述

动机是由某种需要所引起的有意识的行动倾向。它是激励或推动人去行动，以达到一定目标的内在动因。大学生学习动机是直接推动学习的内部力量，也是一种学习的需要。动机可分为内因性动机和外因性动机。

（1）内因性动机 是指由个体的内在心理因素转化而来的动机，比如好奇心、兴趣、自我实现、自尊心、好胜心、上进心、责任心、荣誉感、义务感、理想等。

（2）外因性动机 是指主要由外在条件诱发而来的动机，比如奖学金、各种荣誉、父母的奖励和惩罚、考研、出国留学等。

内因性动机和外因性动机对大学生的学习和工作过程都具有重要意义，两者结合会起到积极、有效的作用。

**2. 学习动力缺乏的表现与原因**

（1）学习动力缺乏的表现　　学习动力缺乏是指学习没有内在的驱动力量，没有明确的学习目的，无知识要求，不想学习，甚至厌倦学习，也就是有的学生常讲的"学习没劲"。主要表现为：①学习松弛：进了大学校门，从心理上摆脱了高中时的沉重压力，思想上逐渐松懈，新的目标还没有明确形成，所以学习的动力不如中学时强。②学习热情不高：缺乏必要的学习压力和心理唤醒水平，懒于学习，没有学习的抱负和希望，求知上进性不足，把主要精力放在了娱乐等与学习无关的活动上。③学习肤浅：满足于一知半解，不注意摸索学习规律，学习能力较弱，成绩不佳等。④厌倦情绪：对学习冷漠，对学习、生活感到无聊、厌倦，学习中无精打采，很少享受到学习成功带来的快乐；缺乏方法，把学习看成是没办法的苦差事，不愿寻求适合自己的学习方法，满足于应付考试。⑤独立性差：学习上没有明确目标，学习行为往往表现为从众与依附性，随大流，极少有独立性和创造性。

（2）学习动力缺乏的原因　　①缺乏明确的目标和理想，缺少动力，存在大学生几年混一混的心理，只追求享乐和潇洒，得过且过，做一天和尚撞一天钟，没有进取心和上进心。②学习方法不当，导致学习困难。学习成绩两三门不及格，索性破罐破摔，放松对自己的要求，不愿再努力奋起。③受社会上各种思想的影响，厌倦学习，不愿学习。比如，社会的某些不良现象使有些同学觉得有个好成绩不如有个好亲戚。用人单位只看外语是否过级、计算机是否熟练等也使一些大学生对专业学习失去兴趣。④专业课程设置不够合理，课程内容陈旧，教师讲课缺乏新颖性和艺术性，使大学生失去学习的动力。

**【案例导入】**

迷茫的"上进生"

我今年已经大三了，一直优秀的我一向对自己要求很高，当然这也与家庭的期望有关，父母都是高级知识分子，在他们的言传身教下，我从小就知道努力与奋斗。

在大学，我进行了认真、细致的生涯设计，一步一个脚印向前走，成绩要拔尖，二年级英语通过国家六级和托福考试，为将来出国留学做好准备；三年级入党，与此同时，锻炼自己在各方面的能力。

于是，在大学我像一只陀螺飞速地运转着，珍惜大学的分分秒秒，因为我相信：付出总有回报。然而忽然感觉，我离自己的目标越来越远，并开始怀疑自己的学习能力，感到自己在学习上的优势在失落，甚至多年积累的自信也受到挑战，对未来担心起来，我该如何办？

**思考**

1. 你是否存在这位同学"动机过强"的现象。

2. 如何才能科学利用内因性和外因性动机提高学习效果。

耶基斯－多德森定律（图4－3）是一个反映动机水平与工作效率关系的定律。在一定限度内，随着动机水平的提高，工作效率也随之提高；超过这个限度，则工作效率随之降低。最佳工作效率的动机水平为中等，但因工作复杂的程度略有差异。

**图4-3 耶基斯-多德森定律**

学习动机强度的最佳水平根据任务性质的不同而不同。任务较简单时，动机强度较高可达到最佳水平；任务较复杂困难时，动机强度较低可达到最佳水平。

1. 各种活动都存在一个最佳的动机水平。
2. 动机的最佳水平随任务性质的不同而不同。
3. 在难度较大的任务中，较低的动机水平有利于任务的完成。

### （三）考试焦虑

焦虑也是大学生学习过程中遇到的常见问题之一，其中考试焦虑尤为突出。考试焦虑是指因情绪紧张而导致在考试中不能发挥实际水平的失常现象，常表现为注意力涣散、记忆力减退、思维混乱、烦躁、易怒等，严重的还可伴头晕、头痛、忧虑等。

有研究表明，考试焦虑与学习效率之间是倒"U"形曲线关系，即考试焦虑处于中等程度时，学习效率最高，考试效果最好。所以应注意发挥焦虑在积极方面的作用，抑制它消极方面的作用。在积极调适学习焦虑的过程中，应学会以下几点。

**1. 找出焦虑的原因**

焦虑往往源自于对当前境况的不明确或信息掌握不全，可以通过自我暗示法或倾诉法，积极找出造成当前焦虑情绪的原因。

**2. 客观评价自我**

正确看待成功与失败，自我接纳不完美或有待改进之处。

**3. 合理调节情绪**

考试来临前尽量保持沉着冷静、乐观积极的心态。学会放松，可通过想象放松法尽快让自己适应。

**4. 正确认识考试**

不过分夸大考试的作用，考试并不是检验学习效果的唯一手段和方式。正确对待考试结果，不以一次成败论英雄；过于担心、焦虑不仅于事无补，而且还会影响水平的正常发挥。

**5. 有备应考**

从知识、心理和技能方面三管齐下，做好充分的考前准备。80%的人考试焦虑是因复习准备不充分引起的，因此，牢固掌握知识是克服考试焦虑的根本途径。

### （四）学习的自我效能感

**1. 概述**

自我效能感是指个体对自己是否有能力完成某一行为所进行的推测与判断。班杜拉将自我效能感定义为："人们对自身能否利用所拥有的技能去完成某项工作行为的自信程度。"学习的自我效能感高低，直接影响学习的效果。

对大学生而言，如果某科目的学习总是获得成功，就会对自己在该科目上的能力和水平相当自信，学习劲头十足。反之，如果在某科目的学习上屡战屡败，那么对自己在该科目上的学习能力和水平的自信心就不高，也不会喜欢该科目，更不会努力学习该科目。如果发现其他同学通过努力取得了成功，他也就愿意努力学习。反之，如果发现了其他同学努力了也没成功，那么他自己也就不会努力学习。

如果认为自己在学习上取得成功是因为能力较强、学习努力，失败是因为努力不够或运气不够等，就会有较强的学习自我效能感。反之，如果认为学习取得成功是因为运气好、失败是因为能力不强，其学习的自我效能感就会降低。

**2. 如何提高学习的自我效能感**

（1）获得学习成就感是关键　懂得学习是一个循序渐进的过程，设置学习目标不能好高骛远。只有将学习目标分解为一个个小目标，才更容易获得学习的成就感，不断收获进步的喜悦。

（2）学会积极归因　知晓影响学习成败的原因很多，自身能力只是一个方面。要从努力程度方面寻找成败的原因，停止不理性地跟自己做对。

（3）认识自己的独特性，学会悦纳自我　要懂得每个人都是独特的，要认识自己的长处和短处并愉快接纳，想办法扬长避短。不要因他人的存在，片面地否定自己的成功。

### （五）学习适应不良

**1. 概述**

学习适应不良是大学新生普遍存在的一种心理困惑，具体表现为：①对学习缺乏应有的兴趣，缺乏紧迫感和自觉性。②学习缺少独立性，习惯中学的学习方法，由教师安排学习内容、学习计划、学习时间等，对教师的依赖性较强。③不了解大学的学习特点和规律，不知道如何有效地学习。④精力投入不够，对本专业的知识、技能、要求认识不足，不知道如何建立专业知识结构，培养专业技能，学习带有盲目性。

**2. 产生学习适应不良的主要原因**

（1）大学的学习与中学相比，在特点、方式和内容上有很大不同。大学老师每堂课讲授的内容多，常常与教科书有很大出入；教学方法与中学存在差别，加之对新环境不熟悉，人际关系生疏，思念父母的心理不能摆脱等，给心理素质欠佳的学生带来了情绪上的波动和不安，以至影响学习。

（2）心理发展尚不成熟，由于生活阅历缺乏，在客观环境发生变化时，明显地暴露出适应能力差，不能尽快随着环境的变化及时调整自己，以至影响学习。

### 三、大学生学习问题产生的原因

#### （一）影响学习的心理因素

从宏观的角度看，影响学习的因素包括自身因素和环境因素两方面。环境因素既包括教学方法和教学媒介，也包括教师、课堂气氛、人际关系、社会性别角色、家庭背景等。就学习主体而言，近百年的教育心理学研究表明，对学习造成重要影响的自身因素（即个人因素或内因）是包括原有认知结构、学习动机、心理发展水平和智商水平。处于年龄相仿的大学生，其心理发展水平大体相同，因此，自身因素与学习成绩的关系可以用图4-4的公式表示。公式显示，学习成绩是学习动机水平、IQ水平和原有认知结构的增函数。

$$学习成绩=f（动机、IQ、原有认知结构）$$

**图4-4　学习成绩与自身因素的关系**

**1. 智力因素**

智力因素是学习的必要条件，智力是"包含学习能力、问题解决能力和社会适应能力的一种综合能力"。学习是一种智慧活动，一个人的智力直接关系到其学习效果。心理学家对智力的组成因素及其在学习中的作用进行了形象比喻：注意力和观察力好比智力的门窗，没有它们，知识的阳光就无法进入智慧的房间，外界信息只有经过注意力和观察力的输入，才能在大脑中整理、储存，并在一定条件下输出。想象力是智力的翅膀，它将接收到的信息进行加工、改造，创造性地创建出新的形象，使智力纵横驰骋，使学习更富于创造力。记忆力是智力的一座仓库，只有储存得越多，智力工厂才能很好地生产和加工出好的产品。思维力是核心，犹如一部高速运转的机器，其他因素提供给它加工的信息原材料和活动动力资源，没有思维力，整个智力工厂将处于瘫痪状态。因此，智力是保证学习活动顺利进行的必要条件。

**2. 非智力因素**

非智力因素是学习的充分条件。在自身因素与学习成绩的函数关系中，动机水平是影响学习成绩的一个重要自变量。学习动机属于非智力因素的范畴。如果说智力因素反映的是人能不能干，非智力因素则反映了人肯不肯干，干得好坏与否就由它们共同决定。显而易见，如果缺乏学习兴趣，又没有吃苦勤奋的精神，即使智力水平再高，也不会取得好成绩。

虽然智力水平会影响个体的学习成绩，但并不能决定一个人将来取得成就的大小。美国心理学家推孟（Terman）进行了一项长达50年的追踪研究发现，智力水平高的人不一定能成为杰出的人才，真正的成功者大都具备坚韧、恒心、毅力、强烈的求知欲、不怕失败、凡事有主见等非智力因素。因此，一个人成才的过程离不开智力因素和非智力因素的相互影响，而非智力因素在其中起着决定性作用。非智力因素在学习过程中的作用表现在以下几个方面。

（1）始动作用　这主要指学习动机，又分为内部动机和外部动机。内部动机由学习者的理想、学习目的或对学习材料的认识兴趣所产生。外部动机由外部条件推动而产生学习积极性的心理动因。它们都对学习活动起着启动和助推作用。

（2）指向作用　这主要指为智力发展选择目标。在非智力因素中，动机与目的有着密切联系。动机使学习者认识为什么要这样发展智力，并推动它们去怎样进行学习。这也就是学习者确立学习目的，并为此目的而发愤学习的过程。

（3）维持和调节作用　学习是个复杂而艰苦的过程，伴随多种多样的心理变化。有时信心十足、劲头百倍；有时心灰意懒、沮丧厌倦，这就需要兴趣、意志和性格等非智力因素维持良好心境。

（4）强化作用　这主要指对学习品质正向促进和加强。它在智力发展中具有不可忽视的意义。如良好的情感、坚强的意志都能起到乐于学习和提高效率的强化作用。

（5）补偿作用　由于先天与后天的客观原因，学习者的智力会存在这样或那样的弱点，而非智力因素能对其起到补偿作用，"以勤补拙"就是这个道理。

总之，在学习活动中，智力因素决定能干不能干；非智力因素决定肯干不肯干；至于干得好不好则由智力因素和非智力因素共同决定。

## （二）学习的生理基础

学习心理形成的物质基础是大脑。学习心理的注意、观察、记忆、思维和想象，以及动机、兴趣、方法和习惯都由大脑产生、进行和完成。所谓科学用脑，就是要根据大脑的生理特点及其运动规律，既能使大脑运动灵活，又能保证大脑的健康，从而发挥更大的潜力。

**1. 大脑构造的无限和有限**

人脑的相对重量约为体重的1/50，绝对重量约为1500克。人脑具有特殊的多元网络结构，由上千亿个称之为神经元的微小神经细胞组成。有统计显示，一个人一生中大脑可以储存一千万亿个信息单位。因此，理论上讲，人脑具有近乎无限的创造潜力。然而迄今为止，人脑尚有90％以上的潜力未被利用。这是为什么呢？

从生理学角度看，人脑虽只占体重的1/50，却要耗费整个人血液中1/4的氧气。人脑完全浸泡在血液中，拥有心脏泵出血液的1/5。虽然人脑结构精巧，但一旦某部位受损，不像电脑那样可以替换。它在运动中消耗的是人的有限体力和精力，需要时间才能得到补偿和恢复。可见，人脑毕竟不是电脑，人脑的无限创造潜力是通过个体大脑的有限开发而实现的。面对信息的轰炸，人脑优于电脑的地方不在于它的量而在于它的质。从这个角度讲，"学会学习"的生理基础在于人脑构造的这种有限与无限的对立统一。

**2. 大脑功能的兴奋与抑制**

人脑构造的有限性，决定了人的高级神经系统活动的基本规律是兴奋和抑制的相互转换。所谓兴奋，是指神经细胞的活动状态。所谓抑制，是指神经细胞处于暂时性的减弱和停止活动状态。

人脑活动时必然伴随能量的消耗，从而使大脑皮质抑制，这时大脑处于"休息"状态，进行能量的补充和储备，为了下一个兴奋做准备。生理学将这种兴奋和抑制的神经过程的转换称为"诱导"。由兴奋过程引起的加强周围或同一部位的抑制过程称为负诱导。反之，由抑制过程引起的加强周围或同一部位的兴奋过程称为正诱导。如上课时专心听讲，对周围事物的干扰视而不见、听而不闻，这是大脑兴奋和抑制的负诱导规律在起作用。学习心理中的注意正是这种负诱导作用的结果。反之，听课中出现东张西望、注意力分散的情况，则是兴奋和抑制的正诱导规律在起作用。

神经系统活动中，诱导现象的本质在于兴奋过程的每次兴奋都加强了它的对立面——抑制过程，反之亦然。基于此，巴普洛夫将这种相互诱导的规律称为神经系统中从上至下的普遍规律。这一规律要求人们科学用脑，从而使学习有张有弛，有节有序也更有效。

**3. 学习中的科学用脑**

（1）劳逸结合，注意用脑卫生　①要注意学习和休息张弛有度。不懂得休息的人也不会学习。连续学习不仅降低效率，还易导致神经衰弱等躯体病证。②要注意大脑营养，保持充足睡眠。③要适当参加文体活动，提高大脑工作效率。

（2）合理安排，注意用脑时间　用脑时间的安排应注意人体生物节律的作用。所谓人体生物节律又称生物钟，是指人的智力、体力和情绪等有规律的周期性波动，从而形成高潮期、低潮期和临界期三个阶段的依次交替现象。它是兴奋和抑制相互诱导规律的具体表现。利用生物节律是保持良好精神状态，从而有效地在有限时间内以有限精力获得优异成绩的一个重要因素。反之，如果在高潮期去做事务性工作、在低潮期去做创新性工作则是用脑上的一种失策。

（3）优化机制，注意用脑质量　学习过程实质上是信息接收、筛选、储存和反馈的过程。著名心理学家皮亚杰认为，人们对外部信息的认知建构存在两个相互对立又相互依存的机制，当主题无需调整和改变原有认知结构就能在思维中吸收、同化和包容这一外部信息，称为同化机制。当外部信息不能与认知结构中原有的图式相吻合，而必须对其进行调节、补充乃至改组，以最终顺应对该信息在认知结构中予以吸收的功能要求时，称为顺化机制。皮亚杰还指出，如果学习中同化机制过强，则顺化机制相应趋弱。平衡和协调认知结构中同化和顺化机制的功能，优化认知机制，提高用脑的质量，对于"学会学习"是非常重要的。

# 第三节　学会自我成长

从幼儿园到小学、中学直至进入大学，大学生的年龄约十八九岁，学校教育时间连续十多年，不仅系统地学习了书本知识，也在不断社会化的过程中受到社会舆论、习俗规范的影响。在接受正规学校教育的同时，家庭教育，特别是同辈人的相互影响作用甚大。但大学生的主要任务是学习，大学教育的特点又决定了大学生有许多自由支配的时间，所以在课业上跟随老师节奏的同时，必须学会自主安排学校生活。大学生活的主旋律仍然是学习，故有意识地养成自主学习习惯尤为重要。

## 一、自主学习

自主学习能力是社会发展的需要，也是一个合格大学生必须具备的基本素质。为适应科学技术快速发展的形势，适应职业转换和知识更新频率加快的要求，一个人仅仅靠在学校学的知识已远远不够，必须具备自主学习的能力。

明确提出自主学习主张的可以追溯到 20 世纪 70 年代，而涉及自主学习的观念可以追溯到更远的时间。21 世纪以来，自主学习越来越引起教育领域的重视，有人甚至认为培养自主学习者是教育的根本目标（Water House，1990 年）。自主学习问题被国家教育科学规划课题确立为重要研究内容，表明其重要性及其在理论界取得广泛共识。自主学习在新时代再度受到重视，一方面反映了中国学习论领域研究的新成果，另一方面又对当前中国整个教育教学改革提出了新的带有根本性的思路。因此，培养和研究在校大学生的自主学习能力，具有重要的理论意义和实践意义。

程晓堂给自主学习下的定义是：自主学习是由学习者的态度、能力和学习策略等因素综合而成的一种主导学习的内在机制，也就是学习者指导和控制自己学习的能力。比如，制订学习目标的能力、针对不同学习任务选择不同学习方法和学习活动的能力、对学习过程进行监控的能力、对学习结果进行评估的能力等。自主学习强调培育强烈的学习动机和浓厚的学习兴趣，从而进行能动学习，即主动地、自觉自愿地学习，而不是被动地或不情愿地学习。

自主学习是与传统的接受学习相对应的一种现代化学习方式，是以学生作为学习的主体，通过独立分析、探索、实践、质疑、创造等方法来实现学习目标，改变课程实施过于强调接受学习、死记硬背的现状，倡导主动参与，乐于探究，勤于动手，培养学生搜集和处理信息的能力、获取新知识的能力、分析和解决问题的能力，以及交流与合作的能力。自主学习本身就昭示着学习主体自己的事情，体现着主体所具有的能动品质，学习的自主性具体表现为自立、自为、自律三个特性。要成为合格的自主学习者，就要制定一个适合自己专业特点和知识结构的学习计划，有比较好的目标意识，确定好学习范围并注重学习氛围，最后对自己的学习效果进行评估。

学习时还要注意认知策略（learning strategies）。认知策略是指学习者为了提高学习的效果和效率，用以调节个人学习行为和认知活动的一种抽象的、一般的方法。它是衡量个体学习能力的重要尺度，是会不会学的标志。教育心理学家迈克卡（Mckeachie）等人将学习策略概括为认知策略、元认知策略和资源管理策略。

### （一）认知策略

**【延伸阅读】**

要考试了如何复习

安妮、米多和赛琳三人正在准备第二天的生物学考试。安妮面前堆满了生物课的练习试卷、课本和笔记。她的眼睛扫过教科书的每一页，但脑子里却想着周末跟同学去动物园的约定。教科书上的每一个字她都看到了，但却一个字都没看进去。她走神了。米多花了大量时间复习。她反复大声朗读每一章的关键术语和定义，直到最后把它们背诵出来。赛琳也花了大量时间复习，但方法不同。她将每一章的关键术语和知识要点写在一个本子上，然后在背诵的同时尝试给每个知识点举一个日常生活中的例子，并跟同学们一起进行讨论。

我们很容易预测谁的生物学考试会取得更好的成绩。尽管三个人可能花了同样的时间复习，但赛琳的方法明显效率更高。而米多如果能将新知识与已有知识有机联系，而不是用机械的方式记忆，考试成绩有可能更好，对知识的掌握也会更牢固。安妮就糟糕了，她根本没有把注意力放在学习上。她们在考试成绩上的差异，主要是由于认知策略造成的。

认知策略是指运用有关人们如何学习、记忆、思维的规则支配人的学习、记忆或认知行为，并提高其学习、记忆或认知效率的能力。认知策略是加工信息的一些方法和技术，有助于有效地从记忆中提取信息，包括复述、精心加工和组织策略。例如，丹瑟洛（D. F. Dansereau）于 1985 年提出 MURDER 策略。MURDER 策略是六种策略（领会、理解、回忆、消化、扩展、复查）英文的首字母缩写，包括相互联系的两组系统，一个是基本策略系统，主要用于对学习材料进行直接操作；二是支持策略系统，主要用于确立恰当的学习目标体系，维持适当的学习状态。其他还有复习策略，包括复习时间、次数、方法等；阅读策略，以及解决问题的 IDEAL 方法（J. D. Bransford, 1984）。总体上就是个人找到学习效率最佳的方法。

## （二）元认知策略

认知策略的核心是元认知。元认知又称反省认知、超认知、后设认知，由弗拉维尔于 20 世纪 70 年代提出。元认知是个体关于自己的认知过程的知识和调节这些过程的能力。元认知策略是一种典型的学习策略，是指学生对自己的认知过程及结果的有效监视和控制的策略。元认知一般包括元认知知识、元认知体验和元认知监控三个部分。

**1. 元认知知识**

元认知知识主要包括个体对自己或他人的认知活动的过程以及结果等方面的知识。

**2. 元认知体验**

元认知体验是指伴随认知活动而产生的认知体验和情感体验。

**3. 元认知监控**

元认知监控是指认知主体在认知过程中，以自己的认知活动为对象所进行的自觉的监督、控制和调节。例如，做一道综合类习题时，如果感到有些知识是弱项，就会有意识地去补充一下相关知识，或者找出与这个知识点相关的资料重新学习。

元认知策略总是与认知策略一同起作用。如果一个人没有使用认知策略的技能和愿望，就不可能有效地进行计划、监视和自我调节。元认知过程对于帮助大学生估计学习的程度和决定如何学习非常重要。认知策略有助于将新信息与已知信息进行整合，并且存储在长时记忆中，因此，元认知和认知策略必须共同发生作用。

### （三）资源管理策略

资源管理策略主要包括时间管理策略、学习环境管理策略、努力管理策略、寻求支持策略等。成功使用这些策略，有助于适应环境和调节环境，以适应自己的需要。

**1. 时间管理策略**

有哲人写书列出一生的读书计划，说明在学习上时间是要计划安排的。时间对每一个人都是公平的。大学生的在校时间是有限的，对于浩如烟海的知识，必须制定学习计划。由于每天能够自由支配的学习时间有限，而学习活动可能较多，因此，必须合理分配学习时间，尽量减少无计划、无节制、无意义的活动。安排活动时，要分清哪些事情必须做，哪些事情可做可不做。可以每天列出一张活动优先表，按事情的重要性程度来选择活动，确保每天都在做最重要的事情。这样即使有的事没做完也不会太后悔。执行学习计划时，要防止拖拉。为了有效克服拖拉，一定要先确定某项任务是否非做不可，然后做出决策，立即行动。

**2. 高效利用时间**

在不同的时间，人的体力、情绪和智力状态是不一样的。也就是说，学习时间的质可能是不一样的。因此，要在不同质的时间里安排不同的学习活动。例如，要在人体生理功能旺盛、精力充沛的时候从事最重要、最紧张的学习活动，以最有效地利用学习时间。

要根据自己的生物钟安排学习活动。科学家已证实，人体存在体力、情绪和智力三种周期。每个周期控制着各自的机能水平，如智力周期控制人的学习能力、记忆能力和逻辑思维能力，以 33 天为 1 个周期。人的体力大约 23 天 1 个周期，人的情绪大约 28 天 1 个周期。每个周期中又分为高潮期、低潮期和临界期（高潮期和低潮期两段起始的 0 线）。高潮期就是最佳时间。人智力周期的高潮期，脑子清楚，逻辑思维能力强，工作效率高；低潮期反应较迟缓；临界期则更差。对每周时间而言，由于双休制的周期，学习效率也有一个周期，周一和周五靠近休息日学习效果似乎要差一些。即使是一天当中，每个时段学习的内容也会有一些讲究。比如，早晨起床后干扰较少，适合记忆一些比较难的东西。每个人的作息习惯不同，也会导致学习习惯不同。有早起型的，有晚睡型的，也就是通常所说的"夜莺"与"百灵鸟"不一样。一种早起学习效率高，一种夜间效率高，不一而足。但是有一点就是睡眠好、休息充分总是有利于学习的。

**3. 有效利用零散时间**

大学生的生活、学习规划要制定的具体详细，避免杂乱无章。有的学生平时无所事事，一到考试才发现很多课堂笔记没记，交作业也是敷衍了事。大学生的时间常常被上课、实验、活动分割成小块，有的甚至在不同校区来回奔波。如何合理安排时间就显得十分重要。有的学生晚上下课后还要去图书馆学习，有的则直接回宿舍闲聊；有的学生上完两节课后会自习，有的则等着吃午饭。抓紧时间并不只是在校学习，了解当地的风土人情、特色饮食、名胜古迹等都会使大学生活丰富多彩。

**4. 创造利于学习的环境**

比如，找一个环境清幽的地方，朗读、背诵所学内容。与学习目标一致的同学一起学习，相互鼓励。充分利用图书馆资源和城市图书馆查阅资料；或选择性地听一些学术讲座，或跨校选修有兴趣的课程，多向老师、专家请教，提高自身修养；同学间相互切磋、合作学习也是大学自主学习的极好辅助。

## 二、大学生学习心理的自我调适

### （一）树立科学的学习观

所谓学习观，就是对学习的看法，是从事学习活动的指导思想。一个人的学习观涉及学什么和怎样学的问题。人才是社会经济的第一资本，其知识、技能均是通过学习而获取的。在知识更新不断加快的今天，只有不断学习，才能跟上时代发展的节奏，才能提高学习质量，更好地为社会服务。

**1. 学习观对大学生学习的重要意义**

香港科技大学丁学良教授把学习分为六种目的的取向，一是寻求知识，二是寻求技能，三是满足好奇心，四是情感需要，五是寻求生命的意义，六是关于人如何成长。学习观关乎大学生的学习动机、学习态度、学习质量和学习行为。功利的学习者会以有用为目的，为了更多地赚钱，或者找一个好工作，对学习的意义认识很肤浅，支持他学习的动力也不会持久。

**2. 科学的学习观倡导全新的学习理念**

全新的学习理念包括自主学习、创新学习、终身学习、合作学习，恰当而正确的学习观是指引一生不断学习的灯塔。

### （二）以适合自己的方法学习

从中学一路走来，无论成绩好坏，每个人都有自己的学习方法。有的人死记硬背，有的人愿意理解悟透，不一而足。方法并没绝对的好坏，但好的方法一定是效率高、成绩显著、适合自己的。找到适合自己的学习方法，一定要了解自己的知识结构、自己的智力特点，要培养自己对学科专业的兴趣，并持之以恒地坚持，就会触类旁通。有学习者总结了十种学习方法，目标学习法、问题学习法、矛盾学习法、联系学习法、归纳学习法、速记学习法、思考学习法、合作学习法、循序渐进法和持续发展法。这些方法对于不同的学科门类有不同的作用。一门课程的学习应该有理解、有记忆、有讨论、有聆听，不可能是单一的一种方法。如果智力正常、学习投入而在成绩上一直没有起色的话，可以做做下面的试验，或许能有所改变。

1. 给自己一个时限，而不是整晚学习一门课程。因为时间的延长会让人厌倦。如果能够把时间分配一下，45 分钟的事情有可能半小时就完成。或者把晚上固定做数学的时间变成学英语，或者中间适当听听音乐放松一下。钱学森先生曾经说："在我科研遇到阻碍时，经常是蒋英的歌声让我茅塞顿开。"一个小小的改变往往会带来不同的结果，试一试是否有助于提高学习效率？

2. 有的学生学习特别刻苦，从不偷懒懈怠，但成绩却一直不如不熬夜、不起早的同学，原因就在于休息好，听课效果就好，学习效率自然就高。

3. 大学学习讲究触类旁通，平时不看教材、不按时上课、不参加与课程相关的活动，甚至不做作业，总想着应付考试，蒙混过关，一定是不可取的。

### （三）学会科学用脑

大脑是学习、工作、生活的控制中心，思想来源的中心点，电脑中人们将控制中心称为 CPU。就电脑而言，是如何保养；就大脑而言，是如何科学用脑。大学生的智力水平总体而言优于常人。由于大学生的学习主要是脑力劳动，任务繁重，所以科学用脑尤为重要。大脑在心理学被称作黑箱，是因为其功能就现有的医学水平而言对其知之甚少，但尽管如此，有关大脑功能的研究不断深入，提示学习要科学用脑。

1. 大脑工作时需要氧气，所以学习、用脑时要多呼吸新鲜空气。

2. 大脑只有思考才会更活跃。因此，在学习和思考的过程中要多提问题，促使大脑思考。

3. 大脑有自己的节奏周期，在大脑活跃的时候思考问题或学习，效果更好。

4. 大脑犹如电气化学活动的海洋，电和化学物质在水中能更好地流动，如果脱水，精力就无法集中。专家建议，平常要多喝水，保持身体必需的水分，且每天不要喝相同的饮料，矿泉水、果汁和茶等应交替饮用。有研究资料显示，经常性头痛与脱水有关。

5. 大脑如同肌肉，无论哪个年龄段，都是可以训练和加强的。所以不要整天无所事事，这样只会加快大脑老化的速度。大脑如同专业运动员一样，只有每天训练，才会有突出表现。大学课程有人形容为"烧脑"。这对大脑的特性来说是好事，所以大学生要多思考，不要让大脑闲着。

### 【知识链接】

#### 大脑食谱——具有健脑作用的食物

胡萝卜素：最佳食物有油菜、荠菜、苋菜、胡萝卜、花椰菜、甘薯、南瓜、黄玉米等。

维生素 E：最佳食物有甘薯、莴苣、肝、黄油等。

维生素 A：最佳食物有鳝鱼、黄油、牛乳、奶粉、胡萝卜、韭菜、柑橘类等。

维生素 C：最佳食物有红枣、柚子、草莓、西瓜、绿色蔬菜等。

B 族维生素：最佳食物有香菇、野菜、绿色蔬菜、坚果等。

钙：最佳食物有牛奶、海带、骨头汤、鱼类、紫菜、野菜、豆制品、虾皮、果类等。

蛋白质：最佳食物有瘦肉、鸡蛋、豆制品、鱼类、贝类等。

不饱和脂肪酸：最佳食物有芝麻、核桃仁、肉类、坚果等。

## 三、大学生学习心理的评估

在适当的时候，可以采用心理学量表测试一下自己的学习状态，以了解自己的学习心理，如学习动机测试、自我学习风格测试、对某一学科的兴趣测试、有无考试焦虑等。如果无法判断自己处于哪种状态，可求助专业咨询机构或咨询师。

【心理测试】

### 学习疲劳自测

根据近两周的实际情况回答每个题目，选择"是"或"否"。

1. 早上起来就感到难受
2. 感到浑身无力
3. 上楼梯容易绊倒
4. 不愿与同学或朋友见面、交谈
5. 写作不顺利
6. 说话声细，连不成句
7. 对他人的谈话不关心
8. 不知不觉喜欢用手托着下巴靠在桌子上
9. 总想大量喝茶等提神的饮料
10. 不想吃油腻的东西
11. 想吃加浓香料的饭菜
12. 总觉得手发僵
13. 眼睛总像睁不开似的
14. 哈欠打个不停
15. 连朋友的电话号码也说不上来
16. 想把脚搁在桌子或椅子上歇歇
17. 体重不知不觉地降下来
18. 容易拉肚子或便秘
19. 难以入睡

总计：_____个"是"，总分_____。

测验结果解释：

1～2分：极轻微的学习疲劳。

3～4分：中等程度的学习疲劳。

5分以上：严重的学习疲劳，需要注意营养与休息，加强运动，必要时寻求专业帮助。

# 第五章　怦然"心"动——大学生恋爱心理与性心理

大学生在走进象牙塔之前就对甜美的爱情充满了美好的憧憬。对于风华正茂、自我意识日益增强的大学生来说，追寻甜蜜的爱情也是大学生活的一笔浓墨重彩。有的大学生因爱的能力欠佳而受挫甚至荒废学业，也有的大学生在爱情的激励下双双获得理想的深造机会或工作岗位。恋爱是一个学习的过程，是一个心理成熟的过程，是一个深刻人际关系接触的过程，是一个人格完善的过程，大学生在恋爱过程中由于生物性成熟的提前与社会性成熟的滞后，可能会产生种种情与性的困惑，产生各种恋爱挫折和性心理问题，引发恋爱与学业、恋爱与人际等种种矛盾冲突。大学生的恋爱无需遮遮掩掩，要正视爱，揭开爱的面纱，树立正确的恋爱观和性观念，培养爱的能力，在爱中自我成长。

## 第一节　爱情的心理学视角

**【案例导入】**

### 问世间情为何物

升入大二后，小美的室友都陆续有了男朋友，小美吃饭、上课、自习、买东西时经常形单影只，特别是到了节假日，室友们都打扮得漂漂亮亮去赴约，只有小美独自在寝室。小美感觉室友们都沉浸在爱情之中，生活充实而美好，有点儿羡慕但也有点儿迷茫：自己上大学之前既定的目标就是在校期间勤奋学习，拿奖学金，毕业后能顺利找到一份好工作。然而落单所引发的孤独和寂寞时时吞噬着她，"要不要放弃之前的目标而谈一场恋爱"的想法也在困扰着她。恰逢小美朦胧地感觉班上学习委员对自己挺关心，每次学习存在困惑的时候，男孩都非常耐心地给予解答；每次收作业经过小美身边时男孩都显得非常腼腆；每次对话时也仿佛有异样的情愫在两人间流淌。渐渐地小美的内心也对男孩有了好感，可从未踏入过爱河的她产生了困惑：这是真爱还是错觉？男孩是不讨厌自己还是真的喜欢自己？什么才是真正的爱情？

（案例来源：某高校心理咨询中心）

**思考**

1. 你是否能区分爱情、友情和喜欢呢？
2. 你觉得什么样的感情才是真正的爱情，试着给出你对爱情的定义。

## 一、亲密关系概述

### (一) 亲密关系的性质

人与动物的不同之处在于人不只是"食、色，性也"，更有归属与爱的需要。这种归属与爱的需要来自人与人之间的亲密关系。人们对这种与他人建立持续、稳定的亲密关系有着强烈而又普遍的内驱力。如果要正常生活和保持身心健康，就要在长久、关爱的亲密关系中经常与伴侣愉快交往。如果这种高级需要得不到满足，有可能导致心身疾病。张景岳等古代医家就有这样的临证经验："依情病者，非情不解，其在女子，必得愿遂而后可释。""若思虑不解而致病者，非得情舒愿遂，多难取效。"明代李渔认为："如凡有少年子女，情窦已开，未经婚嫁而至疾，疾而不能遂愈者，惟此一物可以药之。"这都是爱的需求得不到满足而出现心身状况的医案。因此，古代医家提出了"顺情从欲法"。这是顺从患者被压抑的情绪，创造条件满足患者爱的需求，从而治愈心身疾病的一种中医心理疗法。

亲密关系一直是哲学家、人类学家、社会学家、心理学家关注和研究的焦点之一。亲密关系的定义有广义和狭义之分。同学、朋友、亲人、爱人等人际关系属于广义亲密关系，指的是人际关系中彼此的依赖程度。这种紧密联系是日常生活中良好的社会支持。其中，恋人和夫妻关系属狭义亲密关系。亲密伴侣与泛泛之交至少在了解程度、关心程度、信任度、忠诚度、相互依赖性和相互一致性六个方面存在差异。

**1. 了解程度**

亲密伴侣彼此有广泛、深入的了解，熟悉彼此的经历、爱好、情感和心愿，且一般不会将这些信息透露给他人。

**2. 关心程度**

亲密伴侣关心对方，彼此都能从对方身上感受到更多的关爱。

**3. 信任度**

亲密伴侣相互信任，相信亲密关系不会带来伤害，并期望伴侣能满足自己的要求，关注自己的幸福。丧失这种信任，亲密伴侣会相互猜忌与疑虑，损害亲密关系特有的坦诚和相互依赖。

**4. 忠诚度**

亲密伴侣通常会忠诚于亲密关系，希望这种关系能持续到地老天荒，并不惜投入大量时间、人力、物力来维持。忠诚一旦丧失，恩爱的情侣或知心的朋友便会日渐疏远，貌合神离。

**5. 相互依赖性**

亲密伴侣的相互依赖性是指双方彼此需要的程度和影响对方的程度。这种依赖是频繁的、强烈的、多样的和持久的，一方的行为在影响自己的同时也会影响对方。

**6. 相互一致性**

亲密伴侣的相互一致性是双方在生活上的融合，常以"我们"自称。自我接纳他人的程度（图5-1）是评估相互一致性最直接和生动的方法。

图 5 - 1　自我接纳他人的程度

一般而言，包含六个特征的亲密关系是最令人满意和有意义的。如果亲密关系中只存在其中某些特征，亲密程度会减弱，亲密关系也不稳定。例如，一对有着共同考研理想却感情淡漠、缺少情趣的大学生情侣可能相互依赖和合作的程度很高，但可能生活在缺少关爱、信任和甜蜜的心理荒漠中。

### （二）亲密关系与依恋模式

**1. 亲密关系的建立**

有些人很容易与人建立亲密关系，能安心地依赖他人和让他人依赖；有些人与他人的亲密关系会感到不适，与他人太亲密时会感到紧张和不自在；还有人因常担心伴侣不是真爱而寻求过度的亲密关系，导致"吓跑"他人。

**2. 依恋模式**

每个人亲密关系的状态是受其依恋模式影响的。

（1）儿童的依恋模式　发展心理学家艾斯沃斯观察了儿童的依恋模式：让儿童与母亲在游戏室中，然后有个陌生人加入。不久母亲离开，陌生人也离开，儿童独自待在房间。过一会儿陌生人返回房间，继而母亲也返回房间，观察儿童对母亲的行为反应。

儿童的行为表现大致分为三种依恋模式。

①安全型依恋：母亲在场时，儿童会自由地进行探索；与陌生人打交道，母亲离开时会表现得心烦意乱，看到母亲返回时则高兴。这是与身边重要人物的关系很亲密且从不担心被抛弃的一种依恋类型。

②回避型依恋：儿童会回避或忽视母亲，母亲返回时几乎没有情感反应，无论什么人在场都少有探索行为，对陌生人与母亲的态度没有多少区别。这是与身边重要人物很难建立亲密和信任关系的一种依恋类型。

③反抗型依恋：儿童会对陌生人焦虑，母亲返回时表现出矛盾型心态：寻求保持与母亲的亲密但会怨恨，并在母亲开始关注时进行抵抗。这是很想与身边重要人物亲近但害怕被抛弃而不敢投入感情的一种依恋类型。

（2）大学生的依恋模式　鲍尔比认为，依恋模式贯穿一个人从出生到死亡的终身过程。不同依恋类型的儿童成人后依恋模式也不尽相同，因此，不同依恋模式的大学生会呈现不同的恋爱特点。

①安全型依恋的大学生对人际关系和爱情很满意，倾向寻找具有同样安全型依恋潜质的恋人。通常认为自己的恋爱关系是稳定的，乐于接纳伴侣对他们的依赖，也乐于到伴侣

那里寻求依赖。他们忽略伴侣的缺点而选择接纳和支持伴侣，能够很好地理解并与他人交流自己的情感。不管恋爱对象是否接纳自己都有理智的看法，即使遭到拒绝也会以恰当的方式表达情感。这种依恋类型的人是恋爱较为理想的对象，恋爱关系更长久。绝大多数人的爱情属于安全依恋。

②回避型依恋的大学生认为真正的爱情是不会长久的，害怕投身到亲密关系中，不能完全信任伴侣。因为怀疑他人，对伴侣并不坦诚，不愿表达自己的真实情感，甚至将情感隐藏到自己都意识不到的地步。他们难以给伴侣情感支持，也不善于从伴侣那儿寻求情感支持。因此回避型大学生不喜欢依赖和亲近，尽量减少人际交往，避免亲密关系，以使自己免于承受被他人抛弃的痛苦，所以亲密关系发展到一定程度就开始逃避。法国电影《天使爱美丽》中的艾米丽就属于这类。

③反抗型依恋的大学生是占有欲强的人，寻求超出人们所愿意提供的亲密与安慰。他们一方面希望与恋人极为亲近，恨不得牢牢地与恋人绑定在一起；另一方面对恋人持怀疑态度，心灵深处认为恋人并不那么看重他。因此，反抗型大学生常处于对爱怀疑、拿不起、放不下的情感冲突中。《过把瘾》中的男女主人公就属于这类。

## 二、恋爱与爱情

日常生活中，人们经常谈到恋爱和爱情这两个词，且常常把它们混为一谈，其实恋爱和爱情并不能画等号，它们有着不同的概念和内涵。

### （一）恋爱概述

#### 1. 恋爱的含义

恋爱是异性间择偶和培养爱情的过程，是以爱情为中心的社会心理行为。完整的恋爱过程一般包括择偶、初恋、热恋和结婚。处于恋爱中的大学生，伴随着快乐、痛苦、新奇、羞涩、不安、疑惑、痴迷等情绪，往往能感受到情绪的跌宕起伏、夜晚的辗转反侧和内心的矛盾冲突。恋爱的过程是感情发展的过程，是彼此深入了解、相互适应的过程。从心理卫生学角度看，循序渐进的异性交往方式更有助于造就健康、稳固、成熟而完美的爱情。所以有人将恋爱定义为异性之间在生理、心理和环境因素交互作用下互相倾慕和培植爱情的过程。

处于恋爱中的男女双方会产生特别的互相倾慕的感觉。这种感觉表现在：恋人之间常有眉目之间的传情和语言的沟通；恋人之间有美化对方、只见对方优点而不顾及其他方面的倾向；恋人有力图完善自己与对方协调起来的倾向；恋人会在日常的一举一动中表达自己对对方的关心，有"一日不见如隔三秋"的感觉。

#### 2. 恋爱心理的发展

大学生的恋爱心理是如何发生发展继而成为生命中的主题之一的呢？大学生的恋爱心理经历了对异性的敏感期、对异性的向往期、对异性的选择期三个发展阶段。

在第一阶段，青春期的到来、第二性征的出现和性意识的觉醒引起了男女生不同生理及心理需求的急剧变化。他们开始对性别敏感，并在意和关注异性。男生会留意走在校园中的女生的容貌和着装，女生也会在篮球场等周围有意无意地徘徊。无论熟悉与否，异性的吸引无处不在。吸引但不一定会主动出击，往往只是试图吸引异性的注意。

第二阶段是对异性的向往期。对异性的向往是生理和心理的正常反应，性的吸引在此阶段达到了高峰，出现了希望彼此接触的意愿。但这一时期由于生理发育和自我意识发展尚不成熟，所向往的异性往往是泛化的，表现为不稳定性和非专一性，这一阶段又称为"泛爱期"。

第三阶段是选择期。此时，性心理已趋于成熟，社会阅历的丰富和恋爱观的逐渐形成，对异性的向往变得专一，开始相互寻求和选择自己的终身伴侣，建立和培育爱情。

恋爱过程可以概括为"三部曲"：

（1）好感　在人际交往中彼此欣赏。

（2）爱慕　在对对方的爱好、志趣、性格、品行等进一步了解的基础上产生更深刻的情感体验。这种内在体验使人心旷神怡，萌发希望与其结合的强烈情感。

（3）相爱　爱慕有时是同步的，有时是不同步的，经历一些波折和磨难后，双方达到彼此爱慕之时，爱情之花就绚烂绽放了。

### 3. 恋爱中男女的差异

恋爱双方产生矛盾和冲突的一部分原因是双方对事情有不同的心理感受，了解男女恋爱中的差异对于经营爱情非常重要（表5-1）。

表 5-1　恋爱中男女的差异

| 项目 | 女性 | 男性 |
| --- | --- | --- |
| 在感情需求上 | 关心、照顾、了解、尊重、专一、肯定、保证 | 信任、接纳、欣赏、羡慕、认可、鼓励 |
| 在爱的关系中 | 需要感到被珍惜，而不仅仅是得到生活的照顾、物质满足 | 需要感到他的能力被肯定而不是接到不请自来的忠告 |
| 在情绪低落时 | 需要他人聆听她的感受，而不是替她分析和建议 | 需要安静独处，而不是勉强他细说原因 |
| 在寻找自己的价值时 | 从人际关系中肯定自己 | 从成就中建立自我 |
| 在增进爱情时 | 需要感到被对方了解和重视 | 需要感到被对方欣赏和感激 |
| 在互相沟通时 | 总是以为男人沉默代表对她的不满和疏离 | 总是以为女人的宣泄代表向他寻求解决问题的方法 |

## （二）爱情概述

"死生契阔，与子成说。执子之手，与子偕老"是《诗经·邶风》中对爱情美好的描述。哲学、社会学、心理学、美学、文学中都尝试对爱情进行讨论。爱情普遍被接受的定义为：爱情是人际吸引最强烈的形式，是一对男女基于一定的社会关系和共同的生活理想，在各自内心形成的对对方最真挚的倾慕，并渴望与对方结成终身伴侣的最强烈的情感。

### 1. 爱情的性质

爱情是人类最复杂而微妙的高级情感，具有一个根本目的和两种属性。

（1）爱情的根本目的　渴望对方成为自己的终身伴侣。

（2）爱情的两种属性　①爱情的生物性：爱情的内驱力是人的性欲，是延续物种的本能。性发展的成熟，使青年男女的内心产生了对异性的向往。性吸引是爱情产生的自然前提和生理基础。②爱情的社会性：首先，爱情是包含理性而又有目的的交往。人具有在劳动和社会关系中合乎规律地发展起来的意识，能够根据一定的原则和准则权衡和调节自己的行为，这就使复杂的性关系具有高尚的精神。其次，爱情具有道德性，两性关系受道德的约束和调节。第三，爱情观受社会发展的影响，从革命时代的志同道合到如今的爱情价值多元化，甚至同性爱情也逐渐被接纳。

**2. 爱情的特点**

（1）自主自愿性　男女之间爱情关系的成立完全出于当事人的意愿，而不受其他外来因素和势力的干预。

（2）平等互爱性　爱情以双方互爱为前提，是由两颗心拨弹出来的和弦。男女双方处于平等地位，一方强制与另一方结合不是爱情，单相思也不是爱情，因同情而施舍的感情也不是爱情。

（3）无私奉献性　弗洛姆在《爱的艺术》中说过："爱是主动给予，而不是被动接受。爱一个人意味着愿意为他（她）的幸福甘愿奉献自己的一切。"罗兰也说过："当你真爱一个人时，你会忘记自己的苦乐得失，而只关心对方的苦乐得失。"在爱情关系中，即使最自私的人也会为对方奉献和牺牲。

（4）专一排他性　爱情是崇高的精神生活，只能存在于两人之间的情感，具有排他性，不允许有第三者介入。

（5）热烈持久性　爱情的热烈性表现在爱的激情上，强烈要求与对方结合，人的潜能和一致可能达到巅峰。爱情的持久性表现在爱情的不断深化、充实和提高上，如莎士比亚所描述的：真正的爱，非环境所能改变；真正的爱，非时间所能磨灭。

【理论分享】

**爱情三元理论**

**一、爱情三元理论的内涵**

美国耶鲁大学的罗伯特·斯滕伯格教授（Robert J Sternberg, 1949—）于1986年提出了爱情三元理论。他认为，人类的爱情复杂多变，但基本成分都包含亲密、激情、承诺。

1. 亲密

亲密是以彼此的信任和亲近为基础的情感表现，包括对爱人的赞赏、照顾爱人的愿望、自我暴露和相互沟通等相互契合、相互归属的感觉。亲密是爱情中的动机成分。

2. 激情

激情是彼此间性的吸引，以身体的欲望激起为特征，从伴侣处得到满足的任何强烈情感都属于此类。激情是爱情中的情绪成分。

3. 承诺

承诺是内化为个体心灵需求的一种责任和约定，包括将自己投身到一份感情的决定及维持情感的努力。承诺是爱情中的认知成分。

**二、爱情的8种组合形式**

三种成分相当于爱情彩虹的三原色，激情是红色，承诺是黄色，亲密是蓝色。当只有一种或两种颜色搭配时，爱情就产生了多种组合。

**1. 无爱式组合**

三元素皆不具备，不是爱情的组合。

**2. 喜欢式组合**

这种组合只有亲密。相互之间很亲近，能很好地沟通，但没有恋爱的感觉。这种感情更类似于友谊。

**3. 浪漫式组合亲密＋激情**

彼此亲近和分享一切，同时有着生理上的相互吸引，但只崇尚过程，不在乎结果，可能好合好散。

**4. 迷恋式组合**

只有激情体验，没有亲密和承诺。如初恋，爱似一团火，认为对方有强烈的吸引力，但对对方了解不多，也没有想过未来。

**5. 虚幻式组合激情＋承诺**

基于性的吸引和不现实的想象，典型的如一见钟情、海誓山盟、闪电结婚。这种爱情容易在激情消退后惨淡收场。

**6. 空洞式组合**

空洞式组合只有承诺。夫妻之间没有什么激情和亲密，但由于信守自己的承诺或习惯仍旧生活在一起，如包办婚姻、为结婚而结婚。

**7. 伴侣式组合亲密＋承诺**

建立在相互尊重、共同兴趣和牢固友谊基础上的感情，有深厚的依恋关系；相互之间可能有激情，但不强烈，是相濡以沫、生死相依的伴侣感情。很多结婚多年的老夫老妻常常属于这种状态。

**8. 完满的爱亲密＋激情＋承诺**

这样的组合是所有人都向往的，也是最稳定的爱情模式（图5-2）。

图5-2　斯滕伯格的爱情三元理论

具备三个要素并不意味着爱情就成为现实并能一直维持，随着时间的增加和相处方式的改变，三种成分可能会有所增减，三角形的形状和大小也会随之改变。因此，爱情需要付出努力来调节这三者的关系。只有不断实践和锻炼，将爱情的三角形经营得越来越大，爱情才能变得越来越稳固和丰富多彩。

### 3. 爱情与喜欢的区别

爱情具有五方面的特点，喜欢只包含两个主要因素：彼此间怀有好感和对对方的积极评价与尊重。有人说爱是深深的喜欢，喜欢却不一定是爱。具体来说，爱情与喜欢有五点不同。

（1）爱情有较多的幻想，喜欢则不是由对他人的幻想唤起，而是由对他人的现实评价唤起；喜欢不像爱情那样狂热、激烈、迫切，始终比较平稳、宁静和客观。

（2）爱情与许多相互冲突的情绪有联系，喜欢却是一种单纯的情感体验。

（3）爱情往往与性欲有关，喜欢则不涉及这方面的需要。

（4）爱情具有独占性和排他性，喜欢则不具有。

（5）爱情是当你知道了他（她）并不是你崇拜的人，明白他（她）身上的种种缺点，却仍然选择他（她），而不是因为他（她）的缺点抛弃他（她）的全部。

了解了这些，本节案例中的小美就可以判断她遇到的是爱她还仅是喜欢她的人了。

【心理测试】

#### 爱情与喜欢量表

指导语："喜欢"与"爱情"你分辨得出来吗？不管你是否恋爱，试着心中想一个重要的异性朋友，对自己的情况或想法勾选下列的项目。

| 序号 | 项目 | 1＝极少 | 2＝有时 | 3＝时常 | 4＝总是 |
|---|---|---|---|---|---|
| 1 | 我常想对方现在在做什么 | 1 | 2 | 3 | 4 |
| 2 | 我想和他（她）见面 | 1 | 2 | 3 | 4 |
| 3 | 我喜欢看着他（她） | 1 | 2 | 3 | 4 |
| 4 | 想和他（她）一起做事情 | 1 | 2 | 3 | 4 |
| 5 | 在团队中很喜欢他（她）的作风 | 1 | 2 | 3 | 4 |
| 6 | 我愿意帮他（她）做很多事 | 1 | 2 | 3 | 4 |
| 7 | 他（她）受人欢迎 | 1 | 2 | 3 | 4 |
| 8 | 我对他（她）做事很有信心 | 1 | 2 | 3 | 4 |
| 9 | 我很想学他（她）的做事风格 | 1 | 2 | 3 | 4 |
| 10 | 我很尊敬他（她） | 1 | 2 | 3 | 4 |
| 11 | 没有他（她）在身旁，我有失落感 | 1 | 2 | 3 | 4 |
| 12 | 我愿意关心他（她） | 1 | 2 | 3 | 4 |
| 13 | 我对他（她）有占有欲 | 1 | 2 | 3 | 4 |
| 14 | 我很努力使对方觉得快乐 | 1 | 2 | 3 | 4 |
| 15 | 我对他（她）有好印象 | 1 | 2 | 3 | 4 |
| 16 | 我们有共同的兴趣 | 1 | 2 | 3 | 4 |

计分说明：其中第1、2、3、6、11、12、13、14题加起来的满分是32分，这8题总

分愈高表示属于爱情的成分愈高；第 4、5、7、8、9、10、15、16 题加起来的满分也是 32 分，这 8 题总分愈高表示喜欢的成分愈高。

### 4. 爱情与心理健康

真正的爱情是真挚而美好的人类情感，恋爱是滋生和培育这种感情的复杂过程。大学生恋爱是身心发展的需要，真正、健康的爱情对大学生心理健康有着积极作用。

（1）恋爱的积极作用　恋爱是学习建立亲密关系的过程。与一个人发展亲密关系是在学会如何去爱一个人，是在学习如何与一个人长期相处，是在学习如何保持恰当的距离，是在学习如何在关系中满足自身和相互的心理需要。恋爱是一个重新认识自我的过程。恋爱像一面镜子，会投射出自己的个性特点、为人处世的方式，会发现以往的经历对自我的影响。恋爱是促进自我成长的过程，在恋爱过程中学会悦纳自己、包容他人，学会升华人格、激发潜能。正如法国戏剧家莫里哀曾说过的一句话："恋爱是一所学校，教我们重新做人。"

（2）健康爱情与非健康爱情

1）健康的爱情表现：①不过分痴情，不咄咄逼人，不显示自己的爱情占有欲。②在了解对方的基础上，能够充分尊重对方。③给予对方爱比向对方索取爱更能让自己感到欢欣和满足。④双方虽相互依赖但彼此保持独立的个性。

2）不健康的爱情表现：①将对方理想化，过高地评价对方。②过于痴情，不尊重对方，一味地要求对方表露爱的情怀。③对另一方缺乏关爱体贴之心，只表现自己的占有欲。④偏重于对方外表的追求。不健康的爱情容易使人遇到各种恋爱挫折。轻则陷入感情漩涡难以自拔，重则痛不欲生，寻死觅活，产生严重心理问题，进而导致学习和生活紊乱。

王希华等通过问卷调查发现，失恋大学生的心理健康水平明显低于未失恋者。心理健康水平测查量表结果显示，在强迫症状、抑郁症状、焦虑症状、敌对症状、恐怖症状、偏执症状和精神病性症状这七个方面，失恋大学生比未失恋大学生要明显。如失恋状态下的大学生抱怨心理强，对人不友好，容易有冲动、发脾气等行为；在内心痛苦得不到缓解的情况下，自卑消沉，紧张烦躁，持续时间长了则郁郁寡欢，对什么都提不起兴趣；对他人敏感而怀疑，对周围不信任，容易踏入偏执歧途。研究还发现，未恋爱的大学生与恋爱中的大学生在心理健康水平方面并没有显著性差异，说明是否恋爱这一行为本身对大学生心理健康状况没有影响，只是恋爱受挫且没能很好地调适才会引发各种心理问题。

### 【延伸阅读】
#### 钱钟书和杨绛的一世情缘

这是"清华才子"与"南国佳人"的故事。在 20 世纪的中国，杨绛与钱钟书无疑是天造地设的绝配。胡河清曾赞叹："钱钟书、杨绛伉俪，可谓当代文学中的一双名剑。钱钟书如英气流动之雄剑，常常出匣自鸣，语惊天下；杨绛则如青光含藏之雌剑，大智若愚，不显刀刃。"他们彼此爱慕，彼此成就。

钱钟书出生于书香世家，父亲钱基博是一位资深的文学史家。家学渊源，赋予钱钟书以深厚的古典文学素养和良好的外文基础。1929 年，钱钟书被清华大学外国语言系录取，他不喜交游，一味埋首读书，终日广读博览，尤精于中国文学和西方文学。杨绛出生在无锡一个书香门第，清逸温婉，知书达理，她曾就读于东吴大学，后考入清华大学研究院攻读文学。

1932 年春天，在清华大学古月堂的门口，才子佳人相遇了。两人一见如故，侃侃而谈。钱钟书急切地澄清："外界传说我已经订婚，这不是事实，请你不要相信。"杨绛也趁机说明："坊间传闻追求我的男孩子有孔门弟子'七十二人'之多，也有人说费孝通是我的男朋友，这也不是事实。"恰巧两人在文学上有共同的爱好和追求，这一切使他们怦然心动，一见钟情。

1935 年钱钟书考取了英国庚子赔款奖学金，即将前往牛津大学爱克塞特学院攻读英国文学博士学位，杨绛与钱钟书一同赴英自费留学。这年夏天，两人结为伉俪。两人在异国他乡，一起读，一起生活。两人学习之余，时常用一些精妙俏皮的话互相打趣，还闹些"幽默游戏"。一次，钱钟书午间睡觉，杨绛独自坐桌前练习书法，练着练着不觉疲乏困倦起来，一会儿就睡着了。钱钟书醒来，看到桌上端放着文房四宝，杨绛的字酣畅淋漓，墨迹未干。钱钟书不禁技痒，于是拎起羊毫，饱蘸浓墨，可纸已用完，无处挥洒。见杨绛熟睡，就想搞个恶作剧，给她画个大花脸。不料，笔刚落下，杨绛就醒了，怨他"痴气旺盛"。后来，钱钟书又用钢笔勾勒张杨绛的肖像。居然惟妙惟肖，只不过杨绛女士的脸上多了一副眼镜和两撇胡子。钱钟书以此"聊以过瘾"，自得其乐。1937 年，钱钟书获得牛津副博士学位，他们于这年秋天同到法国巴黎大学研究院进修法国文学。1938 年，当时已并归西南联大的清华大学文学院院长冯友兰去函礼聘钱钟书为教授，两人遂一同于这年秋天离法回国。后来，由于家庭原因、时局动荡，两人辗转在上海过着拮据的生活，但他们仍互相勉励，利用业余时间进行文学创作，杨绛写作剧，钱钟书全力支持；钱钟书创作短篇小说《谈艺录》，杨绛也鼎力相助。

那是 1944 年的一天，杨绛业余创作的第一部四幕喜剧《称心如意》在上海首演，两人一同去观看。也许是杨绛的成功激发了钱钟书的创作欲望，回家后，钱钟书对杨绛说："我想写一部长篇小说，题目叫《围城》。"接着对她讲了这部小说的大致构思。杨绛非常高兴："太好了，要写就快些动笔。"钱钟书沉吟片刻又说："可是我现在正在写短篇和《谈艺录》，又在震旦教课，怕难以兼顾。"杨绛宽慰道："不要紧，你可以减少授课时间，这样虽然薪水少些，但我们还可以节俭。"为了支持钱钟书创作《围城》，从未做过粗活的杨绛承担起全部家务。劈柴双手时常打泡，生火时常被烟熏得泪流满面，做菜时常被滚烫的油烫手，切菜时常把手指切破，辛苦至极，但她甘心情愿。在《围城》原序中，钱钟书曾写过这样一段文字："这本书整整写了两年。两年里忧世伤生，屡想中止。由于杨绛女士不断的督促，替我挡了许多事，省出时间来，得以锱铢积累地写完。"1946～1947 年，《围城》在《文艺复兴》上连载，赞誉鹊起，这份殊荣中凝聚着杨绛的心血和功劳。钱钟书写作谨严，时常改动，所以每天大约只写五百字。每天晚上，他都把誊正的稿子给杨绛看。杨绛看稿时，他就在旁边观察表情，等待反应。由于《围城》中的一些人物和事件都是两人熟悉的，看到一些精彩片断，杨绛不觉忍俊不禁，有时两人相对大笑，彼此心照不宣。一看完，钱钟书就和杨绛一起探讨下一步怎么写和写什么。《围城》中有些人物的语言、形貌等等，杨绛都曾帮助设计。

1966 年 8 月，杨绛、钱钟书先后被诬为"资产阶级学术权威"，从此遭受了长期的磨难。当时，钱钟书被勒令清扫单位大院，杨绛也被指派打扫厕所。一次，钱钟书被一伙人将头发剃成纵横两道，现出一个明显的"十"字。好在杨绛一直是他的理发员，把他的"十字头"剃成了"平头"。有一次杨绛陪斗，头发也被剃去半边，成了"阴阳头"。晚上，杨绛熬了一夜，用女儿之前剪下的大辫子做了一顶假发。杨绛戴上假发，时常有人讥笑，甚至时常有小孩伸手来揭，弄得杨绛出门就提心吊胆。钱钟书知道后，坚持陪她一同外出，以作保护。一次在挨斗，有人用皮带把他们打得遍体鳞伤，回家后，杨绛噙着泪为钱钟书洗去身上污垢，给伤口敷药。后来钱钟书被下放到湖北咸宁农场劳动，夫妇俩时常通信互相问候勉励。杨绛后来也下放到干校劳动，这一段历程被杨绛写进了她的回忆录——《干校六记》。

有一次，钱钟书因重感冒引发哮喘，住院后输氧抢救了好几个小时才脱险。当时，因大脑缺氧，引起反应迟钝，腿脚不便，如同中风，一年后才逐渐康复。医生嘱咐杨绛，不能让钱钟书感冒，否则后果不堪设想。杨绛体质较弱，经常感冒，唯恐自己感冒传染给他，于是身体稍有不适就大量服用感冒药。一次因服药过多，竟引起严重休克。虽然他们夫妇饱经风霜，但相濡以沫，风雨同舟，一心经营自己的学术事业，钱氏巨著《管锥篇》、杨氏译著《唐·吉诃德》都是那个时代完成的佳作。

在当今这样一个步履匆匆而浮躁的时代，似乎人们的爱情观也发生了变化，如同速食面一般被快速消费。希望杨绛与钱钟书的爱情能带给人们一点温润的慰藉，使人们憧憬温暖人心的爱情。只有拥有共同的兴趣爱好，拥有共同语言，才能相知相依，琴瑟和鸣，使真挚的爱情长长久久。

# 第二节　大学生的恋爱心理

## 一、大学生恋爱的现状

大学校园中情侣的身影频频可见，不少学者的调查显示，目前大学生谈恋爱的比例较高。夏永林等对 2000 名当代大学生的调查显示，约 42% 的大学生处于恋爱中，64% 的人有过恋爱经历，恋爱 2~3 次者占 52%，80% 以上的人初恋是在上大学前。可见，我国现阶段大学生恋爱总体呈现普遍性和低龄化特征。

### (一) 大学生的恋爱动机

由于大学生的个人经历及家庭情况不同，恋爱的动机也不同。有的是对家庭生活的向往，有的是寻求感情寄托，有的是攀比、从众心理，还有的将恋爱作为一种手段。一项调查结果显示，一见钟情的占 36.61%，为摆脱压抑感而谈恋爱的占 26.07%，为证明自己魅力而谈恋爱的占 16.25%，为满足好奇心而谈恋爱的占 14.64%，为赶潮流而谈恋爱的占 6.43%。可见，大学生谈恋爱的动机并非都是为了爱，常见的有慰藉型、友情型、理想型、志趣型、功利型和情欲型。

**1. 慰藉型**

处于青春期后期的大学生，自我意识加速发展，渴望得到社会与他人的理解但又不能如愿，常常体验到莫名的惆怅和孤独。当被周围人误解，甚至遭到周围人排斥时，往往以恋爱的方式排遣孤独和寂寞。这种类型的恋爱基础只是精神空虚的补偿，毕业后恋爱关系容易破裂，成功率非常低。

**2. 友情型**

有的恋人原先是中学同学或同乡，本来就有感情基础，双方考上大学后，凭借天时、地利发展恋爱关系。这种恋爱关系发展较稳定，成功率也较高。但也有的同乡同学，虽然长期交往，感情上却缺乏共鸣，最终难以发展为爱情。

**3. 理想型**

有些同学爱幻想，对爱情充满理想，而缺乏冷静思考。一旦认定某个异性与自己的择偶标准相吻合，就会不顾一切地追求，并愿为之牺牲一切。这类同学将爱情理想化，比较偏执，一旦遭受挫折便会非常痛苦，易导致心理问题。

**4. 志趣型**

将爱好相同、目标一致、事业成功作为爱情基础。这种注重事业和精神生活的恋爱，恋爱双方品德高尚，互相尊重，行为端庄大方，感情热烈，举止文明，注重思想上的沟通，以和谐的精神生活和事业的共同追求为满足。这些同学一般能较好地处理感情与学业的关系。

**5. 功利型**

这是一种非常势利和现实的恋爱类型。恋爱前先考察对方的物质条件和家庭地位，或者是否有帮助其留在大城市的优势。这种将恋爱作为谋取利益手段的人，往往没有真实的爱情可言。

**6. 情欲型**

一些大学生受青春期性本能的驱使或不良视频的影响，自控能力差，追求性刺激，以满足性欲为目的与异性进行交往，甚至把恋爱当作娱乐，逢场作戏，玩弄异性。这种类型的人往往注重异性的外表，追求感官上的愉悦，无视爱情内涵中应有的伦理和责任，是一种不健康的恋爱动机。

【延伸阅读】

### 学霸情侣用证书排成心形

在华东理工学院，有这样一对学霸情侣，他们有着共同的理想目标，共同的情趣爱好，四年里他们一共拿了53张证书、10万元奖学金。这些奖项包括国家奖学金、成思危名誉校长奖学金、综合课程奖学金等，2018年毕业时，他们将这些证书排成一个巨大的心形。

两个人虽然同在一个专业，但并不在一个班级。他们的相识得益于大二时一次偶然的优秀学长答疑活动，擅长不同科目的他们在互相钦佩之余，也暗暗下决心要更加努力，一段时间下来，两人彼此倾慕着对方。他们共同参与互助小组等活动，在为同学们互助答疑的过程中不断反思和提高；他们一起泡图书馆刷题，分工复习，共享笔记，共同准备各类答辩；会前，他们会先听一遍对方发言，然后提出刁钻问题，从而让对方准备更加充分；当其中一个人实验中或者学业上遇到难题而心情烦躁时，另一个人总会耐下心来，帮他分析情况，梳理思路，一起想解决方案。

有一段时间，女生感染了炎症，每天白天在学校上课，晚上要到医院输液消炎。男生每天下课后，带着课本、作业、小点心、奶茶、外卖，坐公交往医院赶。晚上，两个学霸边吃饭、边挂水、边学习的身影成为医院一道亮丽的风景。

携手求索的几年，两人活跃在各类实践和创新竞赛中：数模大赛、"东华杯"化学竞赛、化工原理大奖赛……作为不同"大创"项目的负责人，他们在探究自身课题的同时，也会交流彼此的实验进展，共同分析问题和改进方案。2017 年，他们二人还和团队一起代表华理出征合成生物学领域的国际性学术竞赛——国际遗传工程机器大赛（iGEM），并在备战过程中设计出新型发光搅拌桨，获得了国家实用新型专利。在美国波士顿向世界大学生展示了华理本科生的风采，一举斩获了国际金奖。其实，在美国参赛之前还发生了一个小插曲。在初选递交材料时，女生由于一个小疏忽没有通过申请。这时，男生一边安慰她的情绪，一边帮她理清思路，分析问题所在，思考解决措施。最终，女生凭借自己的努力获得了老师的认可，与男友一起站到了美国的领奖台上。

虽然两人都是同学眼里的"学神"级人物，他们在课余十分热爱学生工作，一个活跃于学校，忙碌于体育节、啦啦操大赛与学代表提案审查；另一个则是班里的团支书，每天尽心尽力为班级与学院服务，做好带头表率。虽然各自活跃的学生组织不同，但是他们却有一点相同，那就是不以功利心参与学生活动，发光发热，尽自己的一份力就好。谈及三年的相处，李媛媛说："是他让我从我的小世界里走出来，去接纳别人的意见，变成更好的我。"李晔则表示："是她让我学会了坚持，我不能再什么都无所谓了，我不是一个人了。"

在最好的年华里，他们彼此之间互相陪伴共同变得优秀，最好的爱情恐怕也是如此。共同的理想、相同的志趣、契合的"三观"应该是爱情最坚实的基础了。

## （二）大学生的恋爱方式

虽然社会上普遍认为当代大学生有个性化、自我中心化的特点，可能对待恋爱的态度不认真，但某项调查显示，94%的大学生表示会认真对待自己的每一次恋爱。大学生选择在工作和学习中认识恋人的人数达到 60.5%，倾向于选择被动接受（被他人追求）、主动出击（追求他人）、两情相悦这三种方式开始恋爱。大学生中"一见钟情"的恋爱人数超过了 25%，但几乎没有人愿意接受通过家人或朋友介绍而谈恋爱的方式。在传统观念中，门当户对、郎才女貌均为完美恋爱的象征，但调查显示，选择这两项的人仅占 2.15%。56%的人接受网络平台交友，但对网恋的接受程度不足 10%。与线上交友相比，大学生更愿意在现实生活中结交朋友。

## （三）大学生的恋爱对象

大学生择偶会从道德品质、性格特征、体貌特征、年龄大小、经济状况等方面拟定一些条件。根据选择恋爱对象所考虑的因素不同，恋爱对象可分为外貌型、物质型、精神型和综合型。

**1. 外貌型**

为了面子和虚荣，选择长得好看或帅的对象，为的是恋人在众人面前能够赢得他人的赞美。

**2. 物质型**

选择恋爱对象时，往往看中对方的物质条件，希望通过有物质保障的爱恋达到不劳而获的目的。

**3. 精神型**

选择恋爱对象时，只看中对方人品、性格，完全不考虑对方所在的地域、家庭经济情况。

**4. 综合型**

选择恋爱对象时，不仅看中精神层面，也将收入、地域、外貌等因素综合纳入考虑范围。前3种情况的恋爱关系有可能维系时间不长，第4种才是比较明智而现实的选择。

一项有关恋爱对象年龄的调查显示，2000名被调查的大学生中，70%的人可以接受同班同学为恋爱对象，26%的人不介意年龄差距大的恋爱，接受姐弟恋的人达到62%。社会普遍认为，当代大学生群体开放程度高，但这并没有在接受同性恋方面得到体现，仅两人接受与同性人谈恋爱，超过一半的大学生可接受他人同性恋现象。

### (四) 大学生的恋爱行为

当代大学生虽多为独生子女，但在恋爱行为的表现中，这一群体并没有局限于自我实现、自我享受。一项2000名大学生的调查显示，没有人要求恋人与自己的兴趣爱好完全一致，且88%的人表示发现恋人缺点时，愿意帮对方改正。89%的人会把恋爱中出现的问题当作考验和另一种增进磨合度的方式，不会轻易选择结束恋爱。2000人中，有54%的人发现恋人另有所爱时会选择主动退出，38%的人会选择公平竞争。这体现了当代大学生潇洒大方、敢爱敢恨的特点。调查显示，71%的人表示自己拥有红颜知己或蓝颜知己，40%的人虽然会选择告诉恋人自己拥有亲密异性友人，但却不允许恋人干涉，表现出这一群体对自己社交生活和私人空间的重视。在恋爱消费观上，一半的受调查者希望恋爱中实行"AA制"消费模式，打破了传统意义上由男方支付的模式。

## 二、大学生恋爱的心理特点

大学生群体性生理已成熟，性心理发展进入浪漫的恋爱期，产生对爱情的向往并开始恋爱是十分自然和正常的事情。犹如春天来了，花就会开一样。法国著名作家雨果说过：人有两次诞生，第一次是我们出生的那一天，第二次是萌发爱情的那一天。爱情会悄悄降临大学生身边。大学生恋爱除具有青年人的共性外，还有自身鲜明的特点。

### (一) 注重恋爱过程，轻视恋爱结果

大学生的恋爱一般只谈爱慕之情，很少或根本不谈及结婚、建立家庭、养育儿女等指

向未来的具体问题，这跟大学生缺乏独立的经济能力有关。已经走上工作岗位的青年人，一般确立了恋爱关系后，大多会商量筹办婚礼等具体事项，而大学生谈恋爱只是"现在进行时"。他们享受恋爱过程的浪漫、甜蜜，努力追寻爱情的真谛，把恋爱与婚姻相分离。这样他们的恋爱基础不够坚实，一旦遇到实际问题，便会产生动摇甚至分手。还有些大学生抱有"及时行乐""不求天长地久，只求曾经拥有"的思想，只强调爱的权利，否定爱的责任，所以大学生中"有情人"多，"终成眷属"者少。

## （二）恋爱自主性强， 恋爱观念开放

社会青年的恋爱，一般双方家长的意见贯穿始终，而大学生谈恋爱，一般都是自由恋爱，自主选择。因为大学生离家住校独立生活，常常自己看准了对象就去追求，甚至确定关系后家长都不知道。另外，随着大学生恋爱观念的逐步开放，传统观念覆盖下的两性关系的幕帘被撩开。现代大学生谈恋爱一扫传统的以含蓄、内在、深沉为美的形式，与之相反的是在公开场合下手拉手、肩并肩、整日形影不离，甚至搂搂抱抱、招摇过市，致使旁人不得不退避三舍。过去许多高校禁止大学生谈恋爱，2005年9月1日起实施的《普通高校学生管理规定》，虽规定大学生在校期间结婚不再需要获得学校同意，但出发点是维护学生的合法权益，学校的不干预、不禁止并不代表鼓励学生在校结婚、生子。

## （三）恋爱盲目从众， 自我意识淡薄

大学生群体的年龄、经历、文化水平等相似，人在相似的群体中容易出现从众心理。所谓从众心理，是指个人的认知或行为会不知不觉地迫于所处群体的无形压力，而不由自主地与多数人保持一致的心理现象。周围同学，特别是同宿舍的同学陆续谈起恋爱了，自己在群体中"孤立"毕竟不好受，有些本来暂无恋爱打算的同学也萌发了恋爱的念头，促成了恋爱的行为。某校园网上有这样的打油诗："忍看朋辈成双对，怒向校园觅小妹""大一不吃窗边草，大二不吃回头草，大三疾风知劲草，大四天涯无芳草"，就是大学生恋爱从众化、自我意识淡薄化的心理反映。

## （四）传统道德淡化， 恋爱行为失范

随着时代的发展及西方婚恋观的影响，大学生常常处于理智与感性的冲突中。理性上认为应该遵守传统道德观，但在爱的激情下，往往冲破传统观念的束缚，恋爱行为失范。如在宿舍楼、食堂、教室、图书馆等公开场合下声势浩大地表白，在教室、图书馆、校园主干道、食堂等地旁若无人地做出过分亲密的行为。也不乏一部分学生冲破底线发生婚前性行为，过起"周末夫妻"或校外同居，导致身心俱损。

【心理测试】

### 你的恋爱心理发展到什么程度

1. 你认为恋爱作为人生一个极其重要的环节，其最终所达到的目的应当是_____

    A. 找到一个情投意合的爱侣　　　　B. 成家过日子，抚育儿女

    C. 满足性的需要　　　　　　　　　D. 只是觉得新鲜有趣，没有明确的想法

2. 你对未来妻子要求最主要的是（男性选择）＿＿＿

    A. 善于理家做活，利落能干       B. 容貌漂亮，风韵优雅

    C. 人品不错，能体贴帮助自己     D. 只要爱，其他一切无所谓

    你对未来丈夫要求最主要的是（女性选择）＿＿＿

    A. 潇洒大方，风度翩翩

    B. 有钱有势，社交能力强

    C. 为人诚实正直，有进取心，待人和蔼可亲

    D. 只要他爱我，其他都不考虑

3. 你决定与对方建立恋爱关系时所依据的心理依据是＿＿＿

    A. 彼此各有千秋，但大体相当     B. 我比对方优越

    C. 对方比我优越              D. 没想过

4. 你对最佳恋爱时间的考虑是＿＿＿

    A. 自己已经成熟，懂得人生的意义和爱情的内涵，并且确定了事业上的主攻方向

    B. 随着年龄的增大，自有贤妻和好丈夫光临，"月老"不会忘记每个人的

    C. 先下手为强，越早越主动

    D. 还没想过

5. 你希望自己结识的恋人是＿＿＿

    A. 青梅竹马，情谊深长       B. 一见钟情，难舍难分

    C. 在工作和学习中逐渐产生恋情     D. 经熟人介绍

6. 你认为推进爱情的良策是＿＿＿

    A. 极力讨好、取悦对方       B. 尽力使自己变得更完美

      C. 百依百顺，言听计从      D. 无计可施

7. 你希望恋爱的时间是＿＿＿

    A. 越短越好，最好是"闪电式"     B. 时间依进展而定

    C. 时间要拖长些          D. 自己无主张、全听对方的

8. 谁都希望完整全面地了解对方，你觉得了解他（她）的最佳途径是＿＿＿

    A. 精心布置特殊场面，不断对恋人进行考验

    B. 坦诚相待地交谈，细心地观察

    C. 通过朋友打听

    D. 没想过

9. 你十分倾心的恋人，随着时间的推移暴露出一些缺点和不足，这时候你＿＿＿

    A. 采取婉转的方式告知并帮助对方改进

    B. 因出人意料而伤脑筋

    C. 嫌弃对方，犹豫动摇

    D. 不知道如何是好

10. 当你初涉爱河，一位条件更好的异性向你表示爱慕时，你会＿＿＿

    A. 说明实情，挚情于恋人     B. 对其冷淡，但维持友谊

    C. 瞒着恋人与其来往       D. 感到茫然无措

11. 当你向仰慕已久的异性示爱时，忽然发现他（她）另有所爱，你会＿＿＿＿

    A. 静观其变，进退自如        B. 参与角逐，继续穷追

    C. 抽身止步，成人之美        D. 不知道

12. 恋爱很少会一帆风顺，对恋爱中出现的矛盾、波折你认为

    A. 最好平顺些，如果出现了也是件好事，双方正好趁此了解和考验对方＿＿＿＿

    B. 感到伤心难过，认为这是不幸

    C. 疑虑顿生，就此提出分手

    D. 没对策

13. 由于性情不和或其他原因，恋爱搁浅了，对方提出分手，这时候你＿＿＿＿

    A. 千方百计缠住对方        B. 到处诋毁对方名誉

    C. 说声再见，各奔前程        D. 不知所措

14. 当你十分信赖的恋人背信弃义，喜新厌旧，甩掉你以后，你会＿＿＿＿

    A. 当自己眼瞎认错了人        B. 你不仁，我不义

    C. 吸取教训，从头开始        D. 痛苦得难以自拔

15. 爱徒坎坷，多次示爱失败，随着年龄的增长进入"老大难"行列，你＿＿＿＿

    A. 一如从前，宁缺毋滥        B. 讨厌追求，随便凑合一个

    C. 检查一下选择标准是否实际        D. 感叹命运不佳，从此绝望

评分标准与评价：

| 题号 | A | B | C | D | 题号 | A | B | C | D |
|---|---|---|---|---|---|---|---|---|---|
| 1 | 3 | 2 | 1 | 1 | 9 | 3 | 2 | 1 | 0 |
| 2 | 2 | 1 | 3 | 1 | 10 | 3 | 2 | 1 | 0 |
| 3 | 3 | 2 | 1 | 0 | 11 | 2 | 1 | 3 | 0 |
| 4 | 3 | 2 | 1 | 0 | 12 | 3 | 2 | 1 | 0 |
| 5 | 2 | 1 | 3 | 1 | 13 | 2 | 1 | 3 | 0 |
| 6 | 1 | 3 | 2 | 0 | 14 | 2 | 1 | 3 | 0 |
| 7 | 1 | 3 | 2 | 0 | 15 | 2 | 1 | 3 | 0 |
| 8 | 1 | 3 | 2 | 0 | | | | | |

34 分以上：你是一个成熟的青年，懂得爱是什么和为什么爱，这是你进入情场的最佳场券。不要怕挫折和失败，它们是考验你的纸老虎，终将在你的高尚和热忱面前逃遁。尽管大胆地走向你的梦中恋人，你的婚姻将会美满幸福。

25～34 分：你向往真挚而美好的爱情，然而屡屡失败，一时难以如愿。不妨多看看成功的朋友，将恋爱作为圣洁无比的追求，不断矫正爱情之舟的航线，这样离幸福就不远了。

15～24 分：与情场上的佼佼者相比，你的恋爱观存在不少问题，甚至有不健康之处。如果已经贸然恋爱，请仔细想清楚，应不应该退出。

15 分以下：爱情对你来说是个迷蒙的世界，你需防备圈套和袭击。建议读几本恋爱

指导书，待成熟些，再涉爱河不迟。

# 第三节  爱的困扰与调适

## 【案例导入】

### 爱情的荆棘之路

小林是个逻辑思维和表达能力都很强的医学专业的大三女孩，进入实习期后，与现任男友之间的恋爱状况越来越困扰着她，于是她将自己的感情经历娓娓道来。

小林在高三时遇到了初恋男友。男孩先追的小林，觉得小林长得娇小，性格温婉。两人确立恋爱关系后，老实的男孩事事顺从，以至近乎宠溺地爱着小林。小林仿佛是被捧着的公主，被爱着的她仿佛有恃无恐，常常无理取闹，对男友指责和苛求。大一时异地恋的两人经常起摩擦，小林赌气提出分手，没想到这次男孩再也没有挽留。分手后很长时间小林都很懊悔和自责。

到了大二，小林又谈了个男朋友，吸取第一次恋爱失败的经验，小林决定扮演"贤妻良母"的角色，收敛自己的坏脾气，处处以男友为先。男朋友年龄比她小，确立恋爱关系后的小林，像姐姐一样对男友无微不至地照顾，帮男友打饭，喊他起床，在楼下等他一起去教学楼，经济不宽裕的她还经常给男友买礼物，却从来没收到过男友的礼物。这场恋爱也是不欢而散。

此时的小林更加困惑了，为什么我付出了那么多，仍然维持不了爱情呢？到底恋爱中自己该怎么做呢？

转眼到了大三，小林在实习中认识了即将毕业的大四老乡。男孩是学生会干部，外表帅气，觉得到了该谈恋爱的时候正好小林出现了。由于前两次失败的恋爱，小林谨小慎微，不敢任性，也不敢掏心掏肺，与男孩保持着不远不近的关系。男孩由于事多繁忙也经常会忽略小林。他们之间从没有情侣间的热恋感，更让小林不能接受的是，男孩的女生缘非常好，经常有暗恋他的学妹寄送礼物和食物给他。他不仅照单全收，还与学妹们聊得火热。小林不仅没体验到爱情的甜蜜，还因男友对自己的不在意而难过伤心，甚至多日失眠。小林不知道自己的爱情该何去何从，也不知如何调整自己的状态，遂来到心理咨询中心求助。

（案例来源：某高校心理咨询中心）

**思考**

1. 你认为小林遇到了哪些恋爱挫折。

2. 小林需要培养哪些爱的能力。

3. 如果你是小林，恋爱受挫后会采用什么方式进行调适。

## 一、恋爱挫折面面观

恋爱是难以驾驭的人生艺术，大学生的心理发展还不完善，应对问题的方式不够成熟，对恋爱处理不当会直接影响其在校的学习、生活及人际关系。大学生因恋爱问题而导致的心理痛苦、人格扭曲，甚至引发心理障碍和恶性事件的情况大学校园里层出不穷。大学生的恋爱常常遇到单恋、多角恋、失恋、网恋、恋爱暴力等爱的困扰和挫折。

### （一）单恋的困惑

单恋俗称单相思，是指异性关系的一方倾心于另一方，却得不到对方回报的单方面的"爱情"。爱情错觉是单相思的另一种形式，是指在异性间的接触中，一方错误地认为对方对自己"有意"，或者将双方的正常交往和友谊误认为是爱情来临，常使当事人想入非非，自作多情。单相思是恋爱心理的一种认知和情感的失误。调查显示，单恋非常普遍，80%～90%的人有过单恋经历。单恋的一方强烈地被对方吸引，而对方并不爱自己甚至根本不知晓。单恋如果处理不好，容易出现几种情况：痛苦地挣扎在自己编织的情网中，无法挣脱，而越陷越深；恋爱不成反目成仇，当发现回报是冷漠的，产生愤怒和憎恨情绪，甚至打击报复；自信心严重受挫，悲观失望乃至自杀。

单恋有多种类型：①羞怯型单恋：由于害羞或者胆怯，强烈地爱着一个异性却不敢向对方吐露真情，自我困扰。②执拗型单恋：向心仪的对象表达爱意后遭到拒绝，但爱意仍没有消减。③幻想型单恋：指所爱的人虚无缥缈，可望而不可即，如明星。

### （二）多角恋的困惑

多角恋是引起恋爱中感情纠葛的主要原因，指一个人同时被两个或两个以上的异性所追求，或自己同时追求两个或两个以上异性，并建立恋爱关系，俗称脚踏两只船。由于爱情具有排他性，因此任何一种多角恋形式都存在较大危险，一旦理智失控，会给当事人多方产生不良恶果。正如我国教育家陶行知所说的："爱情之酒甜而苦，两人喝，是甘露；三人喝，是酸醋；随便喝，要中毒。"

### （三）失恋的困惑

"抓不住爱情的我，总是眼睁睁看它溜走，世界上幸福的人到处有，为何不能算我一个；为了爱孤军奋斗，早就吃够了爱情的苦，在爱中失落的人到处有，而我只是其中一个……"这首《单身情歌》唱出了多少失恋人的心境。所谓失恋，是恋爱的中断、交往的停止和恋人的离散。失恋是恋爱过程中最常见也是最痛苦的挫折，如若处理不好，失恋者会陷入羞愧难当、自卑迷惘、心灰意冷、怯懦封闭等强烈的情绪波动中，甚至绝望轻生，成为爱情的殉葬品。

失恋后的表现多种多样：情绪上的失落，如产生自卑、报复、悲愤、绝望等负性情绪；认知上的失调，产生不合理的想法，如绝对化要求（我那么爱你，你一定要爱我）、以偏概全（失恋说明我一无是处）和糟糕至极（我再也找不到爱情了）等；行为上的失控，如采用消极遁世的方法与外界隔绝，不吃不喝和割腕等方式来伤害自己，嘲笑、谩骂、毁容等行为伤害他人；躯体上的改变，如体内化学物质苯乙胺含量减少，大脑皮层出现抑制状态，出现精神萎靡、无精打采、四肢无力、昏昏欲睡等症，同时免疫能力下降，易患感染性疾病等。

### （四）网恋的困惑

网恋是个体以超越时空限制的网络为载体，相识、相吸、相知、相许，通过网络维持感情沟通和交流的爱情模式。随着手机、网络的普及，以及微信、QQ、陌陌等社交软件的开发，网恋成为大学生新型的情感交往方式。有调查显示，87.8%的大学生认为，网恋是满足情感需求的一种方式。网恋主要包括两种形式：一种是纯粹意义上的网恋，即只在虚拟空间认识、恋爱，现实中没有接触。另一种是由线上发展到线下、由网络发展到现实生活中的恋爱。

由于网络的虚拟性和隐藏性等特点，加之大学生的心理防备能力较弱，容易产生下列问题。

**1. 痴迷于网恋，影响学业**

网恋大学生容易陷入手机成瘾，花较多的时间在网络上泡交友论坛，或者废寝忘食地沉浸在卿卿我我的虚拟甜蜜中，致使学习不能集中注意力，甚至逃课成为"网恋专业户"。

**2. 网恋具有一定的欺骗性**

网恋使有些大学生付出沉重代价。近年来，有关大学生被网友诈骗、抢劫甚至失去生命的报道屡见不鲜。网络的虚拟性让不法之徒有了可乘之机，因此，大学生网恋要谨慎识人，不要轻易暴露自己的真实信息。

**3. 网恋会造成自我混乱**

大学生在网络上会扮演与真实自我相反的性格，像做游戏一样与网友恋爱。要警惕无法将网上人格与现实人格灵活转换时的人格分裂。

**4. 网恋更容易失恋**

网恋是掺杂了按自己对对方的美好想象构建起来的浪漫情感，不知不觉动了真情的网恋大学生，一旦从网络延伸到现实，极容易"见光死"，带来身心的沉重打击。

### （五）恋爱暴力的困惑

恋爱暴力是指恋爱期间的暴力行为，包括生理、心理各种形式，如采用控制、冷战、胁迫、殴打、捆绑、残害、拘禁、折磨、凌辱人格、精神摧残、遗弃及性虐待等手段。遭受恋爱暴力的大学生在心理上容易产生焦虑、抑郁等情绪，严重的有创伤后应激障碍，身体上更多的是面部和头部创伤，以及慢性胃肠道疾病。一项对南京、长沙、湘潭等14所高校3380名大学生的恋爱暴力行为的调查发现，恋爱的大学生中，精神暴力发生率为65.6%，躯体暴力发生率为36.3%，性胁迫发生率为11.0%，伤害发生率为14.5%；50%以上的个体同时经历了两种以上形式的暴力，精神暴力、躯体暴力以同时有施暴和受虐者经历为多；女生恋爱躯体暴力和精神暴力施暴多于男生，男生更多的是性胁迫行为。恋爱期间的暴力行为可以预测将来的家庭暴力，因此，恋爱暴力的早期干预必须引起重视。

## 二、恋爱挫折的调适

大学生遇到一种或多种恋爱困惑与挫折时，多能正确对待，采用自己的应对方式和心理潜能进行处理，随着时间的推移而从挫折的沼泽中走出来，面对新的生活。少数人因对爱了解不够、爱的认知有误区、爱的能力不足，从而导致心理失衡，情绪激烈，行为反常，甚至引发心理危机，出现攻击、自残、自杀等极端行为。遇到恋爱挫折引发的心理问题，大学生除向心理咨询中心的老师寻求帮助外，可运用心理学方法进行自我调适。

### （一）自我调适

**1. 合理的情绪宣泄**

恋爱受挫者最突出的表现就是情绪失控，只有先冷处理，才能调动思维来解决问题。情绪宣泄的方法包括找亲朋好友倾诉、把愤怒的想法写下来、大声呐喊等。目前大部分高校购买了仿真情绪宣泄仪、运动宣泄仪等，恋爱受挫者可利用专业设备进行合理宣泄。

**2. 合理情绪疗法**

合理情绪疗法又称情绪 ABC 理论。A 表示诱发事件；B 表示个体针对此诱发事件产生的信念，即对这件事情的看法和解释；C 表示因此而产生的情绪与行为的结果。如失恋事件（A）并不是导致负性情绪（C）的直接原因，而是面对失恋的看法（B）起关键作用。同样的失恋，有人认为这仅仅意味着我们不合适，况且"天涯何处无芳草"，这样的人情绪虽也受影响但不至于消沉和抑郁。有人认为，失恋意味着自己彻底地失败，将来再也无法找到自己喜欢的人。失恋对他而言就是一场灾难。因此，要提高自己辩证思维的能力，与自己不合理的爱情信念进行辩驳，树立正确的爱情观。

**3. 放松训练**

可采用呼吸放松法、肌肉放松法、冥想、瑜伽、涂鸦等协助恋爱受挫者进行自我调节，也可在心理老师的协助下使用学校的音乐放松椅、多通道生物反馈仪等专业心理设备。

**4. 其他方法**

尽量使自己的生活保持规律，按时吃饭、睡觉、活动；可参加人际交往团体训练，扩大人际交往圈，投入更加精彩的世界，疏淡纠结的恋情。

### （二）单恋的调适

**1. 根据单恋的情况采用不同的方法**

对不完全型单恋，如果自己有意而对方并不知情，且觉得对方很可能也爱自己，就大胆地向对方表白，同时做好"落花有意，流水无情"的心理准备。对完全型单恋，如果觉得对方根本不可能爱自己，无论花多长时间、投入多少精力也无法获得对方的心，就没有必要表白自己的情感。因为这种表白既有可能给对方造成心理压力，也会使两个人的关系显得不自然。轰动一时的"女粉丝苦追刘德华事件"就是恋而无果的典型，不如面对现实，理智转移感情。

**2. 认清恋爱错觉**

学会准确观察和分析，用心明辨。如某位男生经常帮助一位女生，但男生对谁都是热心肠，并不是特殊照顾就没必要自作多情了。

### （三）多角恋的调适

根据多角恋中扮演的不同角色，选择不同的调适策略。

### 1. 终止这段恋爱，开始新的恋情

当与一个异性确定了恋爱关系，生活中又闯入另一个具有吸引力的异性时，如果与前者感情较浅，确实人生观、价值观等不合，不妨先疏远前者，明确中断恋爱关系。待对方心理状态恢复到有一定承受能力时，再与后者热恋。如果与前者感情尚可，相爱时间较长，并不想真正放手，仅仅是对对方的某些缺点有些在意，就应该用爱情的力量鼓舞和帮助对方，使彼此达到人格、能力、志趣等方面的融合。如果与前者感情基础还在，因夸大恋人的缺点而迅速抛弃对方，不仅伤害对方，对自己也未必是最佳选择。

### 2. 尽快做出抉择

虽然与多个异性未建立恋爱关系，但却有等距的暧昧关系，这时不能有追求者多、成就感强的虚荣心理，更不能周旋甚至玩弄多个异性，可从生理条件、心理品质、兴趣爱好、价值观等方面进行比较，尽快做出抉择，断绝暧昧关系。

### 3. 审时度势，勇于退出

当成为三角恋的当事人且判定自己处于"劣势"，在感情上只有付出却得不到爱，应有情场"勇退"的精神，学会正确评价自己，"并不是我不够好，只是不是对的那个人""如果我真爱她（他），放手也是一种幸福"，退出竞争的三角旋涡。这也是在爱中成长的表现。

## （四）失恋的调适

根据失恋者的心路历程，在不同阶段可侧重不同的调适方法。

### 1. 运用酸葡萄心理机制

失恋初期，失恋者尚未从强烈的打击中缓过神来，恋人的离去，总觉得是自己一无是处。同时怀念恋人的种种优点，越发地否定自己。如此恶性循环，则情绪越来越低落。要打破这种恶性循环，不妨运用合理化应对方式，俗称酸葡萄心理机制。酸葡萄心理机制，就是对自己无法得到的东西降低好感和对自己的重要性，吃不到葡萄就说葡萄是酸的。即失恋后尽量多想恋人的缺点，少想或者不想恋人的优点，使心理平衡些。需要注意的是，酸葡萄心理机制要使用适当，过多、过久均容易导致非理性思维。

### 2. 注意转移法

失恋者在一段时间内能动性较差，容易强迫式地回忆两个人的恋爱点滴，如翻翻以往的照片、查查聊天记录，陷入失恋的深渊而无法自拔。这时应想方设法把自己的注意力从失恋中转移出来，分散到自己感兴趣的事情上。例如，听听音乐、看看电影、出去旅游、做做运动等，躯体的放松会冲淡因失恋而造成的挫折感和压抑感。这些方法也适合失恋初期。

### 3. 积极认知法

失恋的中期需要进行认知调整和积极的自我暗示，要辩证地看待失恋，要能挖掘失恋后的正性想法和理念。有的人会产生一些负性想法："我那么爱他（她），为什么他（她）还要离开我""我真是一无是处，怎么就留不住我爱的人呢""我觉得再也找不到如此爱的人了。"警惕这些思维误区，努力与不合理的想法进行辩驳："我爱他（她）是我需要他（她），他（她）需要我吗？真正爱他（她）是不是让她去寻找自己的幸福""幸亏他

（她）现在提出分手，如果他（她）结婚后才提出分开岂不更糟""他（她）不爱我并不说明我不可爱，只能说明两人的性格和观念不合""天涯何处无芳草"。只有具备正性的想法和理念才能从根本上调整不良情绪。

### 4. 升华法

失恋的后期尝试一下能否从失恋中涅槃重生。古今中外，不少著名的历史人物恰恰是遭受失恋打击后而发奋追求事业，从而流芳百世、名垂青史的。大文豪歌德就是因对失恋的升华而创作了《少年维特之烦恼》。因此，把因失恋而产生的挫折感、压抑感升华，转换为奋斗和拼搏的动力是十分有益的。当全身心地投入到一项更有意义的活动中去的时候，失恋的负能量就能转化为正能量。如参加一些公益活动或成为爱心志愿者，从帮助他人的过程中找到生活更大的意义。

总之，大学生要做到失恋不失德，失恋不失志，失恋不失命。①失恋不失德：失恋也是考验大学生品德和人格的时候，失恋后要做到不打击，不报复，不伤害，不破坏对方的名誉和人格，不干扰对方重新建立的新生活。②失恋不失志：不能因为失恋而丢掉自己的理想和志向。应暂时放下爱情，追求自我实现。当你为理想而拼搏奋斗的时候，爱情就会悄然降临。③失恋不失命：爱情是人生的重要内容而非全部。人生除了爱情之外，还有亲情、友情等很多美好的东西。因为失恋而毁掉自己的生命是愚蠢的行为，要好好地爱自己，爱情之花迟早还要为你开放。

### 【延伸阅读】
#### 苏格拉底与失恋者的对话

苏格拉底：孩子，你为什么悲伤？

失恋者：我失恋了。

苏格拉底：哦，这很正常。如果失恋了没有悲伤，恋爱大概也就没有什么味道。可是，年轻人，我怎么发现你对失恋的投入甚至比对恋爱的投入还要倾心呢？

失恋者：到手的葡萄给丢了，这份遗憾、这份失落，您非个中人，怎知其中的酸楚啊！

苏格拉底：丢了就是丢了，何不继续向前走去，鲜美的葡萄还有很多。

失恋者：等待，等到海枯石烂，直到她回心转意向我走来。

苏格拉底：但这一天也许永远不会到来。你最后会眼睁睁地看着她和另一个人走了去的。

失恋者：那我就用自杀来表示我的诚心。

苏格拉底：但如果这样，你不但失去了你的恋人，同时还失去了你自己，你会蒙受双倍的损失。

失恋者：踩上她一脚如何？我得不到的别人也别想得到。

苏格拉底：可这只能使你离她更远，而你本来是想与她更接近的。

失恋者：您说我该怎么办？我可真的很爱她。

苏格拉底：真的很爱？

失恋者：是的。

苏格拉底：那你当然希望你所爱的人幸福？

失恋者：那是自然。

苏格拉底：如果她认为离开你是一种幸福呢？

失恋者：不会的！她曾经跟我说，只有跟我在一起的时候她才感到幸福！

苏格拉底：那是曾经，是过去，可她现在并不这么认为。

失恋者：这就是说，她一直在骗我？

苏格拉底：不，她一直对你很忠诚。当她爱你的时候，她和你在一起；现在她不爱你，她就离开了，世界上再没有比这更大的忠诚了。如果她不再爱你，却还装着对你很有情谊，甚至跟你结婚、生子，那才是真正的欺骗呢。

失恋者：可我为她所投入的感情不是白白浪费了吗？谁来补偿我？

苏格拉底：不，你的感情从来没有浪费，根本不存在补偿的问题，因为在你付出感情的同时，她也对你付出了感情；在你给她快乐的时候，她也给了你快乐。

失恋者：可是，她现在不爱我了，我却还苦苦地爱着她，这多么不公平啊！

苏格拉底：的确不公平！我是说你对所爱的那个人不公平。本来，爱她是你的权利，但爱不爱你则是她的权利，而你却想在自己行使权利的时候剥夺别人行使权利的自由。这是何等的不公平！

失恋者：可是您看得明明白白，现在痛苦的是我而不是她，是我在为她痛苦。

苏格拉底：为她而痛苦？她的日子可能过得很好，不如说是你为自己而痛苦吧。明明是为自己，却还打着别人的旗号。年轻人，德行可不能丢哟！

失恋者：依您的说法，这一切倒成了我的错？

苏格拉底：是的，从一开始你就犯了错。如果你能给她带来幸福，她是不会从你的生活中离开的，要知道，没有人会逃避幸福。

失恋者：什么是幸福？难道我把我的整个身心都给了她还不够吗？您知道她为什么离开我吗？仅仅因为我没有钱！

苏格拉底：你也有健全的双手，为什么不去挣钱呢？

失恋者：可她连机会都不给我，您说可恶不可恶？

苏格拉底：当然可恶。好在你现在已经摆脱了这个可恶的人，你应该感到高兴，孩子。

失恋者：高兴？怎么可能呢，不管怎么说，我是被人给抛弃了，这总是叫人感到自卑的。

苏格拉底：不！年轻人的身上只能有自豪，不可有自卑。要记住，被抛弃的并不是就是不好的。

失恋者：此话怎讲？

苏格拉底：有一次，我在商店看中一套高贵的西服，可谓爱不释手，营业员问我要不要。你猜我怎么说？我说质地太差，不要！其实，我口袋里没有钱。年轻人，也许你就是这件被遗弃的西服。

失恋者：您真会安慰人，可惜您还是不能把我从失恋的痛苦中引出来。

苏格拉底：是的，我很遗憾自己没有这个能力。但可以向你推荐一位有能力的朋友。

失恋者：谁？

苏格拉底：时间，时间是人最伟大的导师，我见过无数被失恋折磨得死去活来的人，是时间帮助他们抚平了心灵的创伤，并重新为他们选择了梦中情人，最后他们都享受到了本该属于自己的那份人间之乐。

失恋者：但愿我也有这一天，可我的第一步该从哪里做起呢？

苏格拉底：去感谢那个抛弃你的人，为她祝福。

失恋者：为什么？

苏格拉底：因为他给了你一份忠诚，给了你寻找幸福的新的机会。

### （五）网恋的调适

网恋大学生可从两个方面进行调适。

**1. 不过分夸大网恋中的感觉和信息**

容易幻想和追求浪漫的人，网恋开始时总是感觉刺激而唯美，对对方抱有很高的期望，而高期望的对象和爱情往往容易被现实摧毁。因此，对这种纯精神的交流要保持头脑冷静，理性分析，不可不信亦不可全信。

**2. 从网恋走入现实生活**

网恋有可能是恋爱的起始，但不是恋爱的全部，最终还是要从虚拟世界走向现实生活。从网络到现实，亲密关系的发展往往会有一段缓冲期。如果现实与网络差异很大，要么毁于一旦，要么重新建立亲密关系。因此，网恋大学生要做好充分的心理准备，当过滤了金钱、品性、身份、家庭等现实因素的网恋嫁接到传统恋爱模式，是否还能历经考验而稳定发展下去。

### （六）恋爱暴力的调适

大学生要想避免受到恋爱暴力的伤害，首先要学会识别恋爱暴力。恋爱暴力除了明显的躯体暴力外，还有侮辱、谩骂、威胁等精神暴力。其次要学会拒绝暴力，一旦感受到了恋爱暴力要学会自我保护，拒绝暴力而非容忍。因为恋爱暴力有可能延续到婚姻，甚至影响终身。必要时，一定要寻求心理咨询中心的帮助。

【体验反馈】

#### 失恋助我成长

**一、活动目的**

掌握恋爱挫折常见问题的处理技巧。

**二、活动方案**

1. 齐心协力

尽管失恋是痛苦和不幸的，但每件事都有两面性，在某种意义上失恋可能有诸多好处。以小组为单位，讨论并列出失恋的好处。每个小组最多可列举 10 条建议，之后由全体同学评出最合理、最可行的建议，作为全班同学共同的感情自卫盾牌。以下面的句型为模板，完成 10 句话。

(1) 因为我失恋了，所以我获得了_____。

(2) 因为我失恋了，所以我获得了_____。

(3) 因为我失恋了，所以我获得了_____。

(4) 因为我失恋了，所以我获得了_____。

(5) 因为我失恋了，所以我获得了_____。

(6) 因为我失恋了，所以我获得了_____。

(7) 因为我失恋了，所以我获得了_____。

(8) 因为我失恋了，所以我获得了_____。

(9) 因为我失恋了，所以我获得了_____。

(10) 因为我失恋了，所以我获得了_____。

2. 头脑风暴

探索缓解失恋情绪的渠道。尽管失恋后心情不好，但不会永远这样。朋友们告诉我，我还可以用这样的方法来调整我的情绪。

方法1：_____。

方法2：_____。

方法3：_____。

方法4：_____。

方法5：_____。

3. 冷静思考

分析失恋的原因。这一次我在____方面没有做好，以后我将在____方面改进。

## 三、培养爱的能力

爱的能力是指与他人建立亲密关系的能力。具备爱的能力的人能真正地爱他人、爱自己，从而体验到幸福和快乐。心理学家弗洛姆认为："爱是一种能力，也是一种艺术。因此，只有掌握了爱的艺术、具备了爱的能力，才会正确地面对和处理爱情。"

### (一) 爱自己的能力

弗洛姆说："关心、尊重、责任、认识，它不是为某个人所爱之意义上的一种情感，而是为所爱的人的成长和幸福的一种积极主动的奋斗。它根植于自身的爱的能力。"

爱自己的能力不足主要表现为自卑心理，在恋爱问题上常怀疑自己的能力，害怕自尊心受到伤害。一旦恋爱受挫，往往封闭自己，逃避现实。大学生要正确认识自我，勇于正视自身的缺陷与不足，同时看到自己的优点和长处；要树立积极的人生态度，加强自身修养，以乐观积极的态度对待生活和人生。

【延伸阅读】

**当我开始爱自己**

——喜剧大师卓别林写给70岁的自己

当我真正开始爱自己我才认识到，所有的痛苦和情感的折磨都只是提醒我：活着，不要违背自己的本心。今天我明白了，这叫作"真实"。

当我真正开始爱自己我才懂得，把自己的愿望强加于人是多么的无礼。就算我知道时机并不成熟，那人也还没有做好准备，就算那个人就是我自己，今天我明白了，这叫作"尊重"。

当我开始真正爱自己，我不再渴求不同的人生。我知道任何发生在我身边的事情都是对我成长的邀请。如今，我称之为"成熟"。

当我开始真正爱自己，我不再牺牲自己的自由时间，不再去勾画什么宏伟的明天。今天我只做有趣和快乐的事，做自己热爱、让心欢喜的事，用我的方式，以我的韵律。今天我明白了，这叫作"单纯"。

当我开始真正爱自己，我开始远离一切不健康的东西。不论是饮食和人物，还是事情和环境，我远离一切让我远离本真的东西。从前我把这叫作"追求健康的自私自利"，但今天我明白了，这是"自爱"。

当我开始真正爱自己，我不再总想着要永远正确，不犯错误。我今天明白了，这叫作"谦逊"。

当我开始真正爱自己，我不再继续沉溺于过去，也不再为明天而忧虑，现在我只活在一切正在发生的当下，今天，我活在此时此地，如此日复一日，这就叫"完美"。

当我开始真正爱自己，我明白，我的思虑让我变得贫乏和病态，但当我唤起了心灵的力量，理智就变成了一个重要的伙伴，这种组合我称之为"心的智慧"。

我们无须再害怕自己和他人的分歧、矛盾和问题，因为即使星星有时也会碰在一起形成新的世界，今天我明白了，这就是"生命"。

### （二）表达爱的能力

表达爱需要勇气。很多大学生苦于不知如何表达自己的爱，从而错失爱情。爱上一个人能否用恰当的方式和语言表达出来往往是爱情成功与否的重要因素。表达爱本身也是一种幸福，即使得不到回报，却也满足了爱的心理需求。让对方知道被一个人爱着，是一种崇高的境界。

### （三）接受爱的能力

当期盼的爱来到身边，能否勇敢地接受也是一种爱的能力。有的大学生在他人向自己示爱后不知所措，明明心里很欢喜却做出让对方误解为拒绝的行为。还有的大学生由于体貌、家庭条件等自卑心理不敢接受他人的示爱，觉得自己不配或不值得被爱，从而错失发展爱情的机会。

### （四）拒绝爱的能力

当我们面对不愿意或不值得接受的爱或没做好爱的准备时，应有拒绝爱的勇气，因为爱情"不将就"。拒绝求爱态度要坚决，不能犹豫不决、拖泥带水，不能为了满足自己的虚荣心和功利心而半推半就。拒绝求爱要注意态度和方法，要尊重对方，态度要真诚，要肯定对方的优良品质，只是对方与自己的择偶标准不符，防止激化对方的不良情绪，引发不良行为。

**【体验反馈】**

**角色扮演：谢谢你的爱**

三个同学一组，既有男生也有女生。其中两个同学轮流扮演表达爱慕的人（角色A）和拒绝求爱的人（角色B），另一个同学做观察员，记录两人的对话。

1. 小组内的每一名同学至少扮演一次角色A和角色B。

2. 组内评价扮演角色B同学的表达能力，讨论拒绝有效且最大程度降低角色A的尴尬。

### （五）鉴别爱的能力

谈恋爱，首先要懂得爱，喜欢、迷恋、好感、友情等都不是爱情。爱情是排他的、专一的。异性之间的友情有可能转变为爱情，但二者之间绝不能画等号，否则"恋人没做成，朋友也没得做"。有的学生分不清迷恋与爱的界限。迷恋受恋爱晕轮效应的影响，会对对方的某一特质极度喜爱，但并没有完全了解，因此，迷恋往往不能持久。

### （六）解决冲突的爱的能力

恋爱中的两人因原生家庭、社会阅历、思维方式、情感体验、价值观等不同，在恋爱过程中常有摩擦和冲突，这是恋爱磨合的必经阶段。如果不是原则性问题，可在解决恋爱冲突的过程中学习和成长，升华彼此的关系。恋人间发生冲突有四种应对方式：温和式沟通、争吵式沟通、冷战和肢体冲突。冷战和肢体冲突这样的"恋爱暴力"会使爱情夭折，应积极采用温和式沟通和争吵式沟通。

**1. 温和式沟通**

（1）发生冲突的时候先按暂停键，双方要先冷静下来，避免情绪激动的情况下做出错误的决定。

（2）认知上进行调整，认识冲突并不是坏事，有助于双方增进了解，了解男女在恋爱中的差异。

（3）站在对方的角度看待问题，找出积极的沟通方法。

**2. 争吵式沟通**

争吵式沟通要具有建设性意义，注意做到以下六点。

（1）要澄清对方的想法，同时清晰表达自己的想法。如对方说："我真觉得你很自私。"你别急着反击："你又好到哪里去？"可以建设性地问："为什么你这么觉得，我做了什么事情让你觉得我自私？"这就是在澄清对方的想法。如果对方提出的证据你觉得不合理，也可以说出不合理的理由。这样的争吵才有具体的焦点和解决的可能。

（2）要理清彼此的需求。如对方说："你每次都不在意我的感受。"你也别急着反驳："我怎么不在意你的感受了，莫名其妙。"而是建设性地问："你觉得我怎样做才是在意你的感受？"如果对方说："我希望你能够常常陪我。"继续理清他（她）的需求："你觉得一星期我陪你几天才会觉得我是常常陪你，而没有忽略你的感受呢？"这样双方就开始沟通具体的问题，对方也可能会意识到自己的要求不是很合理。

（3）不要谈一些不太可能改变的事情。如对方谈及你的身高不足或家庭条件不好，可以冷静地回应："这我知道，但谈这些对我们解决问题没有任何帮助，能不能谈些我可以改变的？"

（4）不要翻旧账，可将注意力集中到当下和未来："好，我们以后如果遇到类似的问题该怎么办？"

（5）不要打断对方，冷静地听对方讲话的内容，随时澄清问题；如果对方打断你，可直接跟他（她）说："你现在一直在打断我，这样我没法讲我的想法。"

（6）恋人之间不要吝啬说"对不起"，如果是自己的错，及时道歉是化解冲突的良药。

### （七）调适恋爱挫折的能力

恋爱不可能一帆风顺，遇到挫折在所难免，单恋、失恋等都是一种考验。提高抗挫折能力、提升心理弹性、抵御挫折带来的伤害很有必要。

承受失恋的能力需要学会辩证地看待失恋。失恋只是一种选择的结果，不选择自己并不等于自己一无是处。失恋也是一种人生财富，经历过失恋并从挫折中走出来，承受挫折的心理弹性会增强，人会变得更加成熟。当再次投入一场恋爱时，会更加用心地去体验和经营。

### （八）保持持久爱的能力

想保持长久的爱情，要学会经营爱情，具备爱的智慧和持之以恒的奉献精神，同时在爱情中有自己的追求与发展，保持自己的个性。善于沟通、相互关心、相互欣赏、尊重对方是爱的不竭动力源泉。大学生处理好恋爱与学业的关系、发展好与其他人交往的关系、将爱作为发展的动力也是保持爱情长久的助力剂。周恩来和邓颖超是近代以来的模范夫妻，他们在婚姻中总结出"互爱、互敬、互勉、互慰、互让、互谅、互助、互学"的八互原则，直至今日，"八互"仍是我们在恋爱和婚姻存续期间应该秉持的基本原则。邓颖超还认为男女双方共同的理想目标、相同的情趣爱好、自由的交往空间是婚恋长久的基础。

### （九）结束爱的关系的能力

当一场美好的爱情因发现对方并不是自己理想的爱人或不适合作为终身伴侣而走到尽头时，为减少对对方的伤害，可采用以下中断恋爱的方法。

#### 1. 面谈

面谈作为最直接的面对面方式，交谈时要注意内容和语气。先要肯定对方在恋爱时对自己的关怀和爱护，然后明确而坚决地表达自己想终止恋爱关系的目的和原因，再次感谢对方并表示祝福。全程语气柔和而坚定，并尊重对方。

#### 2. 书面表达

如果自己没有勇气或者怕自己掌控不好现场可以通过书信、电子邮件等形式表明自己的态度。书面表达时也要注意措辞和语气，尽可能表达清楚，避免误解。

**3. 寻求他人帮助**

请双方都信任和尊重的人帮忙表明自己的态度，顺势对其进行劝慰和开导。

## 【体验反馈】

### 角色扮演：分手的艺术

情景假设：一对已经交往1年的恋人之间出现了矛盾，一方提出分手，另一方则希望在进一步调整的基础上继续保持恋人关系。

1. 三人一组，既有男生也有女生，由两人扮演提出分手的同学（角色A）和不同意分手的同学（角色B），另外1人做观察员，记录两人的对话。

2. 每个同学轮流扮演一次角色A和角色B。评出小组内表现最好的角色A，并讨论哪种表达最能降低对角色B的伤害。

## 【心理测试】

### 了解自己爱的能力

以下题目用来了解你的爱的能力，在认为最符合自己的想法上打"√"。

1. 你对爱情的幻想是＿＿＿

　　A. 满足自己人生最神秘的欲望和需要

　　B. 令人心花怒放，充满无限欢乐和诗意

　　C. 实现自己远大理想的阶梯，使人振奋向上

　　D. 以上都有

2. 你认为爱情是＿＿＿

　　A. 男女间的性爱

　　B. 男女间一种最纯洁的感情

　　C. 异性间相互爱慕，并渴望对方成为自己伴侣的感情

　　D. 不清楚

3. 你希望自己的恋爱这样开始＿＿＿

　　A. 偶然巧遇并结下一段微妙的姻缘

　　B. 青梅竹马，最终发展为爱情

　　C. 从友谊逐渐发展为爱情

　　D. 无法回答

4. 你对三角恋和多角恋的看法＿＿＿

　　A. 很正常，大家公平竞争嘛

　　B. 不能让对方知道，自我周旋于其中

　　C. 于人于己都是不负责任，更是难以处理妥当

　　D. 拒绝回答

5. 当你心目中有了意中人时，你将＿＿＿

　　A. 暗中恋着他（她）

　　B. 告诉他（她），但不管他（她）是否同意

　　C. 告诉他（她），并在他（她）同意后继续交往

    D. 不知道怎么办

6. 当他人向你表达爱时，你将_____

    A. 非常害怕，不敢见他（她），想办法避开

    B. 不假思索地拒绝或接受

    C. 经过认真考虑后，及时准确地做出反应：或接受，或拒绝，或继续观察

    D. 不知所措

7. 当你遇到你并不希望得到的爱情时_____

    A. 不必让他（她）知道我的想法，随他（她）去

    B. 告诉他（她），"不要再来打扰我，否则我将公之于众"

    C. 礼貌地、善解人意地、及时地拒绝他（她）的追求

    D. 没办法

8. 当你失恋时_____

    A. 把爱转变成恨

    B. 无所谓，只当自己看错人了

    C. 庆幸自己及早发现不合适，从中吸取教训

    D. 不知道

9. 当你与恋人发生矛盾、冲突时_____

    A. 相互争吵，各执一词

    B. 他（她）爱怎么想就怎么想，我该怎么做就怎么做

    C. 冷静下来互相交流意见和看法，以求妥善解决

    D. 无法回答

说明：以上题目包括了你对爱情的认识能力（1~4）、表达爱的能力（5）、迎接爱的能力（6）、拒绝爱的能力（7）、承受失恋的能力（8），以及解决爱的冲突的能力（9）几个方面。

答案：第1题选择D，第2~9题选择C较合适。

# 第四节　大学生性心理与调适

【案例导入】

## 当爱遇上性

    小兰出身于知识分子家庭，在父母传统的教育和严格要求下，她一直扮演着"好女孩""乖女孩"的角色，待人处事很有分寸，处处表现得谨慎而理智。大二时，小兰曾跟班里的一位男生发展为恋人关系，但交往不到两个月便分手了，原因是对方刚开始交往没多久就表现出一些过分亲昵的举止和行为，让她觉得对方有些"浅薄"和"轻浮"。为此，小兰几年不敢与男生交往，直到大四那年被社团某位既有才气又热情幽默的男生吸引而交往起来。这位男生对小兰的体贴与关怀也是无微不至。恋爱将近半年了，小兰一直觉得自己非常幸运且幸福，遇到心心相印的爱人，但与男友单独相处时的拥抱、亲吻和爱抚

依然让她很不习惯。虽然这种爱抚和温存让小兰有新奇和迷醉的感觉，但她害怕自己会失控，更怕男友失控。甚至小兰会不由自主地想：一个受过高等教育的人为何这么热衷于掺有性爱成分的亲昵行为呢？

（案例来源：某高校心理咨询中心）

**思考**

1. 作为女孩，面对恋人的亲昵举动应持什么态度。

2. 爱情应该为性爱留一席之地吗？

3. 男孩对恋人有亲昵想法或行为时，是否应当虑及此人的品性纯良与否呢？

4. 如何比较恰当、得体地表达或接受有分寸的、适度的亲昵行为，做到发乎情，止乎理，有节有度。

## 一、性心理概述

古人云："食、色，性也。"性欲与食欲一样是人类的基本需求，是人体很自然的现象。在我国，受传统主流文化的影响，性教育一直处于"性愚昧""性无知""性禁锢"的状态。直到 2011 年 6 月，教育部下发通知要求把性教育纳入大学生心理健康教育必修课，我国大学生的性教育才迅速发展起来。大学生处于成熟的性生理与不完全成熟的性心理之间，性的生物性需求与性认知、性道德之间发生着矛盾和冲突，当正常接受性教育的渠道被堵塞后，他们便会通过色情网络等途径获取不良性知识，因此，大学生的性教育十分重要。

### （一）性心理概念

性心理是指人们在生理发展基础上，在社会和文化环境的影响下形成的对性及性活动的认知、情感、行为等心理活动。它包括两个方面：一是与性有关的感知觉、记忆、思维、需要、情绪等心理过程；二是个体对性的态度、价值观等稳定的个性心理部分。

### （二）大学生的性心理特征

**1. 对性知识的渴求**

由于性教育的缺失，绝大部分大学生缺乏对性知识的系统了解。在性意识的进一步觉醒下，他们渴望了解性知识，解除性心理发展过程中的困惑。他们常常通过医学期刊、上网查询或"卧谈会"与同伴交流等渠道获得相关知识。如果没有良好性教育的引导，他们有可能通过阅览黄色书籍、上黄色网站来获取异化的性知识，不仅对身心造成伤害，还导致性观念的扭曲。

**2. 性意识的强烈性与表现的文饰性**

随着大学生性功能的成熟，性欲望和性冲动会表现得更加强烈。他们渴望接近异性，迫切希望与异性交往，以获得性的满足。相关资料表明，看过黄色书刊和录像、浏览过黄色网站的大学生占 51.2%，希望与异性交往的占 78.6%。虽然内心渴望与异性交往，但往往在意自己在异性心目中的形象而表现出不屑一顾和清高的样子。

### 3. 性冲动与性压抑并存

大学生是一生中性能量比较旺盛的时期，但由于性心理发展不成熟，自控力较差，往往容易放纵自己的性冲动，如有些大学生校外同居，或周末去宾馆开房做"周末夫妻"等。有人对成都11所高校的2600名学生的调查发现，有同居行为的占14.6%，在校外租房、有婚前性行为的占21%。

也有一些大学生谈性色变，极力否认和回避性需求，长期处于焦虑和抑郁状态，造成性压抑。如对身体的正常性反应感到羞耻和厌恶，甚至性恐惧。严重的性压抑会导致性能量的退化和性功能损伤。中医学认为，长期禁欲，可致"经血瘀阻，宗筋失养"，从而"萎弱不用"。性压抑还可导致窥阴癖等心理障碍。因此，当代大学生要以科学的态度认识性、接纳性，适当地释放和升华它。

### 4. 性心理的性别差异

青春期的到来标志着个体发育的成熟，最显著的表现是第二性征的出现。青年男女在性格、心理、行为与举止方面存在明显差异，大学生的性心理也存在明显的性别差异。在对异性感情的流露上，男生比较外显和热烈，女生往往含蓄而温存；在内心体验上，男生更多的是新奇、神秘和喜悦，女生则常是羞涩、敏感和不知所措；在表达方式上，男生比较主动和直接，女生更喜欢采取暗示的方式；男生的性冲动易被性视觉刺激唤起，女生则易在听觉、触觉刺激下引起性兴奋。不过，这种差异近年来有缩小的趋势，如在表达方式上，女生比较主动的情况越来越常见。

## 二、大学生常见的性心理困扰

保加利亚社会学家瓦西列夫在《情爱论》中提到："性欲是一股强大的力量，如果失去控制，它就可能成为社会的一种灾难。"大学生由于性心理成熟明显滞后于性生理成熟，且在青少年时期，缺乏必要的来自家庭和学校的严肃、科学的性知识教育，故极易产生各种性困惑。

### （一）手淫

手淫是指性欲冲动时用手或者某些物品接触和摩擦生殖器，引起性快感、获得性满足的一种自慰性性行为。手淫在男女生中都可发生，以男性更多见。男生手淫多伴随精液的排出，女性手淫常伴随释放和缓解的快感。从生理学角度看，手淫虽不是完美的性满足方式，但也是一种自然的性生活方式。适当、有节制的手淫是无害的，但过度手淫则不利于婚后的性生活。特别是对手淫的错误认知和罪恶感常引起大学生紧张、害怕等不良情绪。

### （二）性幻想

当与异性交往不能实现时，就有可能产生性幻想。性幻想，又称性白日梦，是指个体在清醒或似睡非睡状态下，通过思维活动而自我刺激或自我进行的性行为方式，常常是自编、自导、自演与性交往有关的心理活动过程。有的把电影或书籍中看到的爱情镜头或片段进行虚构和组织，睡前或闲暇时演绎，常可伴随手淫。偶尔的性幻想有一定的积极意义，是对不能实现目标的一种补偿，但过分沉溺其中会给心身带来不良后果。

### （三）性梦

性幻想是意识层面的，性梦则是潜意识层面的。性梦是通过梦的方式在潜意识层面达到的性交往和性行为，也是青春期后期常见的心理现象。研究发现，男性性梦多于女生，且发生主要与精囊中精液的积蓄量有关，也与睡前身体上的刺激、心理上的兴奋和情绪上的激动相关。男性的性梦常伴随梦遗。性梦是机体调节性紧张和性冲动的自发的措施，有过性梦的大学生不必为自己的性梦而感到焦虑和自责。梦并不代表真正意愿，要顺其自然。

### （四）体像困扰

进入青春期的大学生，体像发生了较大变化，男生和女生更在意异性对自己体貌特征的评价。男生希望自己身材高大，体魄强壮，声音浑厚；女性希望自己容貌魅力，体型苗条，乳房丰满，声音柔美。如果与理想的体像不一致，如男生个矮、女生体形偏胖、男生阴茎短小、女生乳房偏小等，都会令青年男女感到自卑和焦虑。

### （五）性别认同错乱

孩童从三岁起就有了性别意识并逐渐进入性别角色。由于家庭教养方式不当和社会不公平看待等原因，导致大学生对自己的生理解剖上的性别不认同，出现扭曲、冲突和困扰。如男孩子喜欢穿花裙子、玩洋娃娃，说话尖声尖气、扭扭捏捏；女孩喜欢穿男装、玩男孩的游戏，对月经、乳房等极度厌恶，甚至他（她）们希望通过做变性手术来缓解这种自我不统一性。据《中国青年报》报道，一项对中国22个省市区、38所大学、1.5万名学生的性健康调查显示，90%的男生对自己的性别满意度较高，有超过25%的女生在可能的情况下愿意改变自己的性别。可见，女生比男生更容易出现性别认同困扰。

### （六）婚前性行为

大学生在恋爱过程中不能很好地控制自己的性冲动，情不自禁，出现越轨行为，发生性关系，进而发展为未婚同居。

大学生婚前性行为反映了当代大学生的性观念和性道德已发生了巨大变化，缺乏科学、系统的性教育是导致大学生走入性误区的主要原因之一。有调查发现，近73%的大学生对婚前性行为持认同和宽容态度，认为"只要两人愿意，感情深，就可以发生性关系，无需指责"。有一半以上的大学生对贞操看得不重要，55%的女生认为贞操是传统封建观念，44%的女生认为"贞操与婚姻幸福无关"。

关于大学生对婚前性行为的看法，认为"只要能结婚就无妨"的占5.6%；"只要双方愿意就可以"占34.1%；"只要基于爱情就可以"占24.4%；"自己不可以，对他人表示理解"的占16.8%。相对而言，男生对婚前性行为的态度更为开放。

同居存在着诸多隐患，比如未婚先孕、怀孕后流产、同居生活中的经济分担问题，有可能要付出身心代价。更有大学生非恋人关系则通过网络等约见，进而发生性关系。对此，要注重性道德和健康性价值观的引导。

## 三、健康性爱

维克多·弗兰克说过："一个人不谈论爱就不能谈论人类的性。然而，当谈论爱的时候，我们应该记住，爱是为人而不是为其他低级的生命形式而保留的……人类的性，始终不仅仅只是性，它超越性，并达到了这样的程度，成为某种具有超越意义的身体表达形式。它是爱的身体表达方式。只有当性执行了这一功能时，它才成为真正的、有价值的体验。"苏联教育家马卡连柯也说过："人类的爱情不能单独地从动物的性吸引力中培养出来，爱情的力量只在人类的非性欲的爱的素养中存在。"

从心理学角度看，爱情是性爱和情爱组成的一种特殊感性系统。在爱情的结构中，性爱与情爱缺一不可，只讲性爱，否定情爱，是动物水平的爱；只讲情爱，否定性爱，是柏拉图式的病态爱。性爱与情爱的统一，才是真正的爱情。

### （一）性爱与情爱

#### 1. 情与性的概念

情和性是两个既相互区别又相互联系的概念。性爱是指个体一种生物本能的原始的性需要，是情欲释放的直接表现。情爱是指有意识地追求精神上的愉悦和美感，有意识地认识和调整自己的行为。

#### 2. 情与性的区别和联系

爱情是由情爱和性爱所构成的复杂综合体，情爱是上层建筑，性爱是基础和归宿。人类的性活动不仅是生理本能的反映，也是包括感知、记忆、思维、语言、情感、意志、意识形态、个性特征在内的社会心理因素与生物学因素相互作用的结果，是行为、情欲、态度和品质的综合表现。

情爱作为婚姻中最为根本和坚固的因素，偏重于心理（精神）需要，没有情爱的爱情犹如无源之水，随着性爱的减弱或消退可能有一日会濒临绝境；但情爱的终极方向必定是指向性爱。柏拉图式的爱情只是残缺爱情的代名词，带着这种情爱念头的人最终必将在生活中找个性爱的替身，来满足那份对残缺爱情的臆想和渴望。

性爱作为情爱的必然结果，它偏重于生理满足，没有性爱的情爱也如无本之木。婚姻中男女关系里因为性的不可协调，往往会引起各种可悲后果：从失望、和谐关系的破裂或有名无实直至背叛，最后损害和破坏婚姻。美国人类学家怀特说："性是人类最重要的经历，是生命和几乎一切最深刻的情感的源泉。"弗洛伊德也说：性在人类生活中是一个不可分割的组成部分，是夫妻生活的一个自然因素，是每个人均需要的乐观情绪的重要源泉，同时更是婚姻中愉快和幸福的重要源泉。

如果说情爱是一首美妙的歌词，性爱就是一支通俗的曲子。两者的和谐才是幸福的前提和基础。性爱的开始虽然未必都源于情爱（如果不是这样的话，世上就不会有嫖客和妓女），但有情爱的性爱却是爱情中的最高境界，也是婚姻中最牢固的基础和保证。只有情爱的爱情是残缺的，结局多半是悲剧。只有性爱则不能称为爱情，只能是一种生理本能和生理需要。所以性爱和情爱是维护两性生理和心理健康的必要条件。

### 3. 情爱与性爱的两性差异

对于情爱和性爱在爱情中的重要性认识，男女之间存在较大差异。有人说，男人是为了性才付出爱，女人是为了爱而付出性，虽然观点片面，但一定程度上说明了男人侧重于性爱而女人侧重于情爱。对男人来说，雄性力量的张扬和展现是对自我价值的一种肯定，情爱是他们追求性爱过程中的一种酝酿和背景。没有性的爱情对于男性来说多半不会长久。女人认为爱情是崇高和圣洁的，心灵上的交流和慰藉胜于世上任何药物。性爱只是女人用来表现爱情的一门技巧和艺术，是情爱的内容和升华的产物，没有爱的性对女人来说也是一种痛苦。

## （二）维护性健康的途径

### 1. 大学生性心理健康的标准

世界卫生组织对性心理健康所下的定义是："通过丰富和完善的人格、人际交往和爱情方式，达到性行为在肉体、感情、理智和社会诸方面的圆满和协调。"性不单纯是肉体的需求，还有丰富的精神性和社会性的内涵。性心理健康评定标准必须具备四个条件：①个人的身心应有所属，有较明显的反差。如果阴阳不辨，就难以实施健全的性行为和获得美满的爱情。②个人有良好的性适应，包括自我性适应和异性性适应，即对自己的性征、性欲能够悦纳，与异性能很好地相处。③对待两性一视同仁，不应人为地制造分裂、歧视或偏见。对曾因种种历史原因形成的一切与科学相悖的性愚昧、性偏见及种种谬误有清醒的认识，理解并追求性文明。④能够自然的、高质量地享受性生活。

世界卫生组织的性心理健康标准比较适合踏入社会的成年人，对于大学生而言，我国学者认为性心理健康的标准为：①有正常的性需求和性欲望。②正确的认识和接纳自己的性别。③与同龄人的性心理发展水平相当。④具有较强的性适应能力。⑤能与异性保持和谐的人际关系。⑥有科学、合理的性知识。⑦有健康、正当的性行为方式。

正常的性需要和性欲望是心理健康的物质基础，科学的性认识是性心理健康的自我调节机制，正当的性行为是符合校纪、道德、法律规则的行为。这几方面协调一致，才具备健康的性心理。

### 【心理自测】

#### 你怎样看待"性"

请仔细阅读每道题，选择符合你的答案。

1. 适当自慰对身体无害。 符合 不符合
2. 只要自己快乐就好，社会怎么看，我不在乎。 符合 不符合
3. 学习性知识是结婚以后的事，现在难以启齿。 符合 不符合
4. 我与对方发生性关系，并不一定爱对方。 符合 不符合
5. 我常有性幻想和性冲动，这真可耻。 符合 不符合
6. 采取避孕措施会影响性爱质量，所以多数情况下我都不用。 符合 不符合
7. 只要对方是自愿跟我发生性关系，我就可以不承担后果。 符合 不符合
8. 对于性，不愿意的时候应该坚决说"No"。 符合 不符合

9. 用性来证明自己的成熟和魅力不明智。　　　　　　　符合　不符合

10. 有性的爱情才保险。　　　　　　　　　　　　　　符合　不符合

11. 我觉得自己的生殖器不理想，因此感到自卑。　　　符合　不符合

1、8、9题，选"符合"得1分，选"不符合"得0分；其他题选"符合"得0分，选"不符合"得1分，将各题得分相加。分数越高，表明对性的认知越正确。如果你的总分在5分以下，也许你对性的看法容易导致自己或他人身心受伤，需要特别注意培养健康的性爱观和学习健康的性行为知识。

**2. 性心理调适的途径与方法**

（1）科学掌握性知识　大学生应以积极的态度接受性教育，探求科学的性知识，消除对性的神秘感，增强对性冲动的控制力和调节力，为幸福的爱情生活做好充分准备。可通过主动选择一些课程，掌握性科学知识，进行积极的自我调适。高校已逐步开设专门的选修课供学生选学，如西南大学开设了性健康教育课程、性文化与性健康、爱情心理学、大学生恋爱·性·婚姻等课，颇受学生欢迎，甚至学生因选修申请通过而欢呼雀跃。如果自己所在的学校未开设这类课程，可以在网易公开课、中国大学 MOOC 等网站在线自学《大学生性健康修养》《走进性科学》等精品课程。

（2）树立正确的性道德观　性行为停留在手淫、性梦等自我宣泄上不会影响他人，如果性行为涉及他人，便关乎性道德及社会责任。不计后果的性行为会对另一方造成心理和肉体上的伤害，不仅影响他人的生活，也会影响自己的生活，所以大学生应净化性的理念，树立正确的性道德观，用法律和道德约束自己的性行为，担当起成熟大学生的社会责任。

（3）认同自己的性别角色　世界是两性的和谐统一，男性和女性在生理和心理上各有特点，有性别优势。大学生应在掌握科学性知识的基础上进行合乎科学、合乎道德、合乎时代要求的全面角色认同，接纳和欣赏自己的性别角色，良好地适应社会。

（4）把握好情与性的关系　文明适度地与异性交往可满足青年期的心理需求，对个人的恋爱婚姻等具有重要的作用，但大学生与异性交往时要把握好情与性的关系。只有情爱的爱情（如柏拉图式恋爱）是残缺的，多不能维持长久；只有性爱不能称为爱情，只是一种生理本能和生理需要。大学生要慎重对待婚前性行为，不要轻易突破最后一道防线，就如性学专家李银河说的"青涩的苹果并不好吃，等苹果红了再摘"。即便双方感情深厚，情不自禁也要有所准备，包括避孕方面的准备和心理上的准备。为了避免性冲动造成不良的后果，热恋中的大学生应尽量避免单独相处，尤其是两人独处一室；避免两人一同观看性刊物和性音像；避免到过于开放的娱乐场所。男生对恋人要有责任心，不轻易提出不合理的性要求；女生要自爱自重，尽量避免穿暴露的衣服，不要用言语和行为挑逗对方。

（5）拒绝黄色诱惑，预防性病和艾滋　淫秽物品毫无节制地宣扬性的自由和放纵，它摧毁人的心理防御机制，诱惑人为了满足性欲而不择手段，导致人的堕落和犯罪。因此，大学生应自觉抵制黄色出版物的侵蚀。另外，据世界卫生组织报道，性疾病传播速度非常快，世界上每秒钟即有4人会感染上性病病毒，尤其是 20～24 岁的青年。大学生应加强

道德自律，洁身自爱，杜绝性错乱，远离性病和艾滋病。

　　(6) 寻求心理咨询，促进身心健康　在心理咨询室，性心理问题不再是难以启齿的事情，因性心理问题咨询的大学生逐渐增多。遇到性生理、性心理、恋爱、性变态等问题时，如果不能自我调节，就应寻求学校心理咨询中心，以获得专业的辅导。

# 第六章 "心"事重重——大学生压力管理

2013 年世界卫生日的主题就是"降压让世界更美好",仿佛我们已经到了一个"谈压色变"的状况,"压力山大""压力爆表""心累无爱""蓝瘦香菇"等词汇的出现和流行更是佐证我们进入了一个高压时代。压力究竟是什么?是"热锅上蚂蚁"的焦躁,"知我者谓我心忧,不知我者谓我何求"的无奈,"千锤万凿出深山,烈火焚烧若等闲"的自勉,是"千磨万击还坚韧,任尔东西南北风"的霸气,还是"粉身碎骨全不怕,要留清白在人间"的豪情?

压力既是成长过程中形影不离的伴侣,也是不堪重负时的呐喊;既是前行中的障碍,也是提升自我的动力。如何认识压力、如何管理压力、如何与压力相伴是这章所要讨论的。

## 【案例导入】

### 长喙鸟和短喙鸟的对比启示

有一群鸟生活在澳大利亚的一个孤岛上,它们长着尖而长的喙,所以被人称作长喙鸟。它们以一种蒺藜的果子为食。就像人有美丑高矮之分一样,长喙鸟也有长喙和短喙。短喙的鸟一出生就注定了命运的悲惨。它们的母亲在两个月的时候就会抛弃它们,而它们的食物是一种浑身长满坚硬蒺藜的果子。只有长喙鸟才能啄得开,所以那些短喙的鸟经常因为无法啄开蒺藜的果子而饿死。喙长的鸟一出生便拥有骄傲的资本,当短喙的鸟们因被自己的母亲抛弃而饿死时,它们却得意地吃着蒺藜的果子。

一只短喙的鸟吃完母亲啄开的最后一颗蒺藜果后,伤心地飞离了生它养它的孤岛,决定去寻找新的生机。就在它走投无路的时候,一条小鱼救了它,虽然这让它感觉恶心,但它还是吃了那条小鱼。渐渐地,它觉得小鱼的味道其实比蒺藜果的味道还要好。

一时间短喙的鸟们纷纷以同样的方法生活起来,于是短喙鸟的后代们喙更短。为了生存,它们每天都去海里捕食;浅海没有了,就去深海;后来它们不但吃鱼,只要能捕获到的动物都是它们的食物。在捕猎中,它们终于练就一张短而有力的喙,同时练就了一对大而强健的翅膀和一双尖利的爪子。

在历史的长河中,短喙鸟最终成了天空中的霸主,它的名字叫鹰;而长喙鸟却随着蒺藜果的消失而永远消失了。

（资料来源：散文吧）

**思考**

1. 这个故事说明了什么。

2. 为什么短喙鸟会成为天空中的霸主，为什么长喙鸟最终却消失了。

3. 初入大学的莘莘学子如何面对压力，主动适应大学生活。

# 第一节 压力概述

## 一、压力的概念

压力是个体对威胁性刺激产生的一种心理与生理上的综合感受。

### 1. 压力是个体面临选择或改变时的个人感受

比如经典的电车难题。一台失控的电车即将驶来，马上就要压到铁轨上的 5 个人，但是你可以扳动拉杆，让电车驶向另一条轨道，压死 1 个人，你是否会扳动拉杆呢？当面临双趋冲突、双避冲突、趋避冲突或多重趋避冲突时，人们往往会感觉到左右为难、进退维谷，尤其需要个体做出决策且为此决策承担责任时，压力体验最大。

### 2. 压力是对未知事件的悲观解释

在面临事件发展的各种可能性时，人们通常偏向做出最坏的预期。这种悲观、负性的预期会增加人们承受结果的反应，从而产生压力。如老师让你中午去他的办公室，你可能就会胡思乱想，"他为什么只找我""我最近犯了什么错误吗"……这恰恰就是因为未知且做悲观解释所产生的压力。

### 3. 压力是持续不断的精力消耗

在社会生活中，我们总要面对各种各样的压力，可能我们每天承受的生活事件并不多，但长期累加的结果却非常严重，我们常见的压力肥、过劳死等就属于这种状况。

### 4. 压力是面临威胁时的本能反应

比如运动员感受到的来自对手追赶的压力，我们面对个人信息泄露、"月光"问题等。如果我们把学校的人际关系仅仅看作是学习上竞争关系的话，那么在你追我赶的过程中必然会承受巨大的心理负荷。

## 二、压力的种类

压力通常可分为躯体性压力源、心理性压力源、社会性压力源和文化性压力源。

### （一）躯体性压力源

躯体性压力源是指通过对人的躯体直接发生刺激作用而造成心身紧张状态的刺激物，包括物理的、化学的和生物的刺激物，如过高或过低的温度、微生物、变质食物、酸碱刺激物等。这一类刺激是引起生理压力和压力的生理反应的主要原因。

### 1. 生理性压力

生理性压力包括睡眠缺乏、脱水、缺乏营养、卫生条件差、疲劳、免疫系统损伤、肌肉过度使用或未充分使用、伤病等。

### 2. 环境性压力

环境性压力包括热、冷、湿、震动、噪音、爆炸、缺氧、烟、毒、化学物、能量消耗、武器装备、电磁辐射、传染源、繁重的体力工作、光亮、黑暗、模糊、地形复杂等。

某大三学生王某，坐在教室里看书时，总担心有人坐在身后并干扰自己，有强烈的不安全感，以至于只能坐在角落或者靠墙而坐，否则无法安心看书；对同寝室一位同学放收音机的行为非常反感，有时简直难以忍受，尤其是睡午觉时总担心会有收音机的声音干扰自己，从而睡不着觉，经常休息不好，但又不好意思跟其发生当面冲突，因为觉得为这样的小事发脾气可能是自己的不对。很长时间不能摆脱这种心理困境，很苦恼，严重影响了自己的日常生活和学习。

### （二）心理性压力源

心理性压力源是指来自人们头脑中的紧张性信息。例如，心理冲突与挫折、不切实际的期望、不祥预感，以及与工作责任有关的压力和紧张等。心理性压力源与其他类型压力源的显著不同之处在于，它直接来自人们的头脑中，反映了心理方面的困扰。生活中的压力事件处处可见，但为什么有的人无动于衷，有的人却耿耿于怀呢？这是因为人们内心对压力的认知不一样。如果过分夸大压力的威胁，就会制造一种自我验证的预言：我会失败、我应付不了。长此下去，就会产生所谓的长期性压力感。

**1. 认知性**

信息太多或太少，知觉超负荷或剥夺，目标模糊、不确定，约定的目标难以执行，时间紧或等待，意料之外，难以选择或没有选择，认知功能受损等。

**2. 情绪性**

恐惧、焦虑、死亡、受伤、失败、损失的威胁，悲伤、愤怒、挫折和负罪感，厌倦产生的动机冲突等。

首例感觉剥夺实验：1954 年，心理学家贝克斯顿（W. H. Bexton）、赫伦（W. Heron）和斯科特（T. H. Scott）等曾做过这样的实验。他们给学生每天 20 美元，让他们生活在一个类似胶囊的实验室中。实验非常简单，要求学生每天静卧在床上，但他们需要戴上眼罩——控制视觉刺激，戴上耳麦——控制听觉刺激，戴上木质的手套——控制触觉刺激。除了每天吃饭和上厕所很短的时间外，他们只能待在床上。开始的时候，学生一般都是大睡特睡，或者考虑困扰自己的问题。然而大部分被试者仅能坚持一两天。极少数人在第三天也决意要逃脱这单调乏味的环境。在实验过后的几天里，被试者注意力涣散，思维受到干扰，不能进行明晰的思考智力测验的成绩不理想。另外，生理上也发生了明显变化。脑电波的分析证实，被试者全部活动严重失调，有的甚至出现幻觉（白日做梦）。

### （三）社会性压力源

社会性压力源主要是指导致个人生活方式上的变化，并要求人们对其做出调整和适应的情境与事件。社会性压力源包括个人生活中的变化，也包括社会生活中的重要事件。个人生活的改变常常会给人带来压力。心理学家霍曼和瑞希编制的社会再适应量表列出了 43 种大部分人可能经历的生活事件（表 6-1）。

表6-1 社会再适应量表（SRRS）对各种事件的等级排列和生活变化指数（LCU）

| 等级 | 生活事件 | LCU | 等级 | 生活事件 | LCU |
|---|---|---|---|---|---|
| 1 | 配偶死亡 | 100 | 4 | 监禁 | 63 |
| 2 | 离婚 | 73 | 5 | 家庭亲密成员死亡 | 63 |
| 3 | 夫妻分居 | 65 | 6 | 受伤或生病 | 53 |
| 7 | 结婚 | 50 | 26 | 配偶开始或停止工作 | 26 |
| 8 | 失业 | 47 | 27 | 学期开始或结束 | 26 |
| 9 | 婚姻中出现问题 | 45 | 28 | 生活条件发生变化 | 26 |
| 10 | 退休 | 45 | 29 | 个人习惯的改变 | 24 |
| 11 | 家人的健康变化 | 44 | 30 | 与上司发生矛盾 | 23 |
| 12 | 怀孕 | 40 | 31 | 工作时间或条件发生改变 | 20 |
| 13 | 性生活障碍 | 39 | 32 | 搬家 | 20 |
| 14 | 新成员加入家庭 | 39 | 33 | 转学 | 20 |
| 15 | 适应新的工作 | 39 | 34 | 娱乐生活发生变化 | 19 |
| 16 | 经济收入发生变化 | 38 | 35 | 教堂活动发生变化 | 19 |
| 17 | 亲密朋友死亡 | 37 | 36 | 社会活动发生变化 | 18 |
| 18 | 工作种类的调整 | 36 | 37 | 贷款两万美元以下 | 17 |
| 19 | 与配偶争吵次数的增加 | 35 | 38 | 睡眠习惯的改变 | 16 |
| 20 | 贷款或抵押 | 31 | 39 | 家庭联欢会次数发生改变 | 15 |
| 21 | 贷款权或抵押品的赎回权 | 30 | 40 | 饮食习惯的改变 | 15 |
| 22 | 工作职权发生变化 | 29 | 41 | 假期 | 13 |
| 23 | 儿女长大后离家 | 29 | 42 | 圣诞节 | 12 |
| 24 | 与姻亲发生矛盾 | 29 | 43 | 轻微的违法行为 | 11 |
| 25 | 取得卓越的个人成就 | 28 | | | |

（资料来源：百度文库）

### （四）文化性压力源

文化性压力源最常见的是文化性迁移，即从一种语言环境或文化背景进入到另一种语言环境或文化背景中，使人面临全新的生活环境、陌生的风俗习惯和不同的生活方式，从而产生压力。若不改变原来的习惯，适应新的变化，常常会出现不良的心理反应。例如，出国留学或移民，如果缺乏对环境改变所应有的心理准备，没有一定的外语水平，在异域文化背景下就难以适应，无法交流。

20岁的赵强（化名）是两年前从国内高中到美国留学的，因为语言成绩偏差，赵强不得不参加语言班，习惯了国内填鸭式教学的赵强不是很适应美国的教学方式，学习总是跟不上。只身一人的赵强第一次离开家到一个陌生的国度，虽然圆了自己的留学梦，但面对新的环境、新的面孔，听着半懂不懂的语言，他不免紧张害怕起来。他开始自闭，不敢跟身边的人交谈，经常情绪低落。为了能赶上学习进度，赵强经常挑灯夜读，导致他经常精神恍惚，就医后确诊是抑郁症，无奈之下，家人赶忙将赵强接回家进行治疗。

**【延伸阅读】**

### 压力让脑子越来越钝

随着年龄增长，人们普遍感觉大脑不如年轻时灵敏，学习新东西变得越来越困难。科学家最近研究发现，这一变化是由压力引起的。

研究人员将不同年龄的大鼠放入一个非常狭小的空间。几小时后，大鼠体内的压力激素大量释放，这将导致负责学习的前额叶的神经细胞发生变化。接着研究人员在显微镜下观察大鼠神经细胞中形成突触的部分，结果发现，年幼大鼠的神经细胞这部分发生了变化，中年大鼠的变化很小，而老年大鼠没有任何变化。这表明，年龄增长会使大脑逐渐丧失对压力的反应能力，而这种能力对于学习是至关重要的。

研究人员解释说，大脑能够根据人们的生活经验不断地自我重塑。压力导致前额叶的神经细胞磨损，年轻的大脑能够恢复过来；进入中年以后，大脑逐渐失去了这种能力，大脑的可塑性降低，外界的刺激不再促使神经细胞形成新的连接。

1. 列出最近 1 个星期所有对你造成压力的事件。

2. 如果对你造成最大压力事件的评分是 100 分的话，请分别为以上压力事件赋分，并将造成最大压力的三件事标注出来。

3. 各小组成员相互交流压力事件，并评价对自己的后续影响。

| 序号 | 最近 1 个星期的压力事件 | 评分 | 后续影响 |
|---|---|---|---|
| 1 | | | |
| 2 | | | |
| 3 | | | |
| 4 | | | |
| 5 | | | |
| 6 | | | |
| 7 | | | |
| 8 | | | |
| 9 | | | |
| 10 | | | |

## 第二节　压力的产生与影响

**【案例导入】**

### 警惕最后一根稻草

吐槽压力似乎是人们聚会常见的话题之一，工作、爱情、生活，什么都能拿出来说一说，什么都能说一堆。有的说了，放下了，就散了；有的说了，放不下，还固执着，也会寻找其他排遣方式，但无计可施，于是像在沼泽，没有有效的求生手段，只能一步一步沉下去。当然这是少数，大部分人就像树木，能很好地进行光合作用，吸进营养，排出糟粕，但少数人的问题不可忽视。

2017 年发生了三起影响较大的大学生死亡事件，分别是徐玉玉被骗猝死、郑德幸网贷跳楼和厦门大二女生焚炭自杀。都是青葱的年纪，却早早地走向死亡，背后的原因值得人们探究。相信大家对这三件事都不陌生，在这里我们扼要回顾一下。

徐玉玉：骗子以助学金为诱饵，骗走了高考完的徐玉玉 9900 元的大学学费，徐玉玉伤心欲绝，报警返家途中猝死。

郑德幸：一张身份证、一个学生证，甚至不用本人签字就能贷到数万元。就这样，河南牧业经济学院大二学生郑德幸以 28 名同学之名，在 14 家校园金融平台负债近 60 万元，最终绝望跳楼。

如梦（化名）：厦门华厦学院大二在校女生因卷入校园贷欠款 50 多万，还被拍了裸照，不堪还债压力和催债电话骚扰，在宾馆选择焚炭自杀。

死亡关键词——压力，换位思考可以想象得到他们焦虑苦闷的内心。这三件事不管是因还是果都大同小异，以徐玉玉事件为例。骗子先是称有笔助学金要发放给徐玉玉，后诱导试探，摸清徐玉玉的家庭情况。再谎称为了激活银行卡，需要把她卡中的钱先转出，之后会连奖学金一起返还到她卡里。徐玉玉照做，半小时后意识到受骗。

去除其余因素，这个女孩实在是心理压力太大了。她太心疼父母的血汗钱了，郁结于心。1 万块对很多生活富裕的人来说实在算不了什么，即使被骗，也不至于像她那样心理压力那么大，因为 1 万块对徐玉玉来说太重要了。她心里承受不了父亲苦苦挣到的学费被骗，懊恼自己弄丢父母的血汗钱，故而伤心欲绝。报警时她问警察："我这笔钱能追回来吗？"警察回答很渺茫。从警察局出来后她就倒在了三轮车旁。虽然送到医院当天被抢救回来，但第二天还是没能挺过去。

注意，徐玉玉并不是知道自己被骗后猝死的，而是在报完案后回家的过程中猝死的。她不原谅自己，她在给自己施加压力。不可忽视的是，周围人也在给她施加压力，或多或少，父母、朋友、老师、警察。在她这件事曝光之后，她还接到了"键盘侠"的羞辱。

曾经在上海滩红极一时的明星阮玲玉，鲁迅在她死后奋笔写下了《论人言可畏》的檄文。20 世纪 30 年代的国民是这么评价阮玲玉自杀的……

有的想："我虽然没有阮玲玉那么漂亮，却比她正经。"有的想："我虽然不及阮玲玉有本领，却比她出身高。"连自杀了之后也还可以想："我虽然没有阮玲玉的技艺，却比她有勇气，因为我没有自杀。"靠演艺为生的人，一旦遇到公众有上述的种种感想、非议，就够她走向末路了。

今天已经是 21 世纪了，仍还有这样的国民，用谴责受害者来刷优越感。人言可畏啊。徐玉玉、郑德幸、厦门某大二女要承受的除了自身的悔恨、亲朋好友的冷眼相待，还有来自陌生人的恶意攻击。这些都像大海一样扑面而来，压得他们喘不过来气，离崩溃只剩最后一根稻草了。

根据心理动力学的理论，个体因感到愤怒和敌意，会产生一种对自己具有强烈攻击意向的内向投射（introjection），结果是高度抑郁，继而自杀或者悲亡。通俗地说，不是骗子伤害了我们，而是被骗这件事严重摧毁了我们的自我价值。最后的一根稻草压断的就是对自我价值的认可。

面对这些失足的人，大家是怎么对待的呢？

"姑娘，你就是太单纯了所以才被骗""我都知道这是骗子，大学生学是白读吗，啥都不如""傻人做傻事""我不认你这儿子，滚远点""妈妈没教过你防人之心不可无吗……"

有个被骗的人回忆被骗后的心理：我恨骗子，我想一刀把他砍死。我开始幻想，我将来要成为一个像军阀一样强大的人，我要成立一个类似 CIA 一样的组织，走遍天涯海角都要把骗子找到，把他碎尸万段！！！幻想中，我脑中不断浮现骗子的脸庞，我看不清骗子。但我能清晰地看到那些骂我的人。他们的手拉着我的脚，他们带着诡异的笑容不断对我说："你太傻了，就你这智商，你不可能会强大了！大不了我死！我用死来洗刷我的智商污点，死后我会重生，我会重新证明我是一个强大的人。"

最后一根稻草，轻轻地落下来了。

**思考**

1. 你有过被压力压得喘不过气的感觉吗？如果有，是什么造成的。

2. 面对强大压力事件时，你觉得压力感最大的是什么。

## 一、压力产生的原因

对压力的感知，不仅来源于压力事件本身，更主要的是对压力源的认知和评价。对压力源的认知与评价主要包括以下几方面。

**1. 压力源本身的性质与特点**

压力源是短暂存在还是持续存在、是单一的还是复合的、是温和的还是具有破坏性的、对个体未来的发展是否有重大影响等，都将影响个体的认知和评价。

（1）双趋冲突　双趋冲突是指对个体存在两个具有同样吸引力的目标，但两者不可兼得，只能选择其中一个目标而引起的内心难以取舍的冲突，即"鱼和熊掌不可兼得"。比如大学毕业既考上了研究生又找到了一份满意的工作，这个时候就面临左右为难的选择压力。

（2）双避冲突　双避冲突是指个体同时存在两个不利的目标选择，对此都想躲避，但又必须忍痛选择一个，即陷入"前有狼，后有虎"的情景。生活中这样的例子很多，如妻子跟婆婆关系不好，丈夫夹在中间痛苦不堪；小孩生病又怕吃药，又怕打针；别人请你帮忙，你不想帮，但又不好拒绝；不想上课，又不想"挂科"，反复煎熬抉择。双避冲突较双趋冲突对人的身心危害更大，也更难解决。

（3）趋避冲突　趋避冲突是指同一目标对个体来说既有利也有弊，既有吸引力又存在很多问题，所以导致对这一目标既爱又恨，既想靠近又想逃避，进退两难。比如想对暗恋的人表白，但又怕被拒绝，反复权衡利弊。尤其当趋近和回避动机的强度大致相当时，个体会处于彷徨和高度不安的状态。

（4）双重趋避冲突　双重趋避冲突是指同时存在两个以上目标要求选择时所带来的矛盾和冲突。生活中我们遇到双重趋避冲突。比如，找工作，要么收入高，但要经常加班、出差；要么工作十分清闲，但收入偏低，且上升空间小。选择这个目标就意味放弃另一个目标，也意味着承担所选目标自身的利弊。双重趋避冲突是比较难以抉择的，有的人甚至为此茶饭不思，寝食难安，严重影响心身健康。

**2. 社会支持系统**

社会支持系统即个人在社会关系网络中所能获得的来自他人的物质和精神上的帮助和支援。一个人的社会支持系统越强大、越完备，所能承受的压力就越大，应对压力的信心也更强。社会支持可以表现为多个方面，如家人、同学、朋友、社团、组织等。有人做了这样一个比喻，社会支持的力量就好像往杯子里倒水，水越多对个体的承受力越有帮助，所以要不断完善自己的社会支持系统。

**3. 个体的身心特点**

个体的身心特点会对压力源的认知和评价产生影响，包括：①性别、年龄、受教育程度、经济状况、职业等。②身体状况和情绪。③性格特点、应对风格、气质类型等。有研究显示，压力之下两性的行为反应存在明显差异，男性的行为反应倾向于战斗，女性的行为反应倾向于友好；压力之下两性的逃跑行为反应，两性间无显著差异。

## 二、压力的影响

### （一）压力的消极影响

**1. 生理上的影响**

生理上会出现心率加快、血压升高、肠胃失调、免疫力下降、睡眠质量差等。

当压力应激源出现，传递到外周感受器，经交感神经和肾上腺髓质，可引起体内儿茶酚胺上升、胰岛素升高等。同时，通过大脑皮质、边缘系统下丘脑分泌的内啡肽、催乳素、ADH、GH、ACTH 等会上升，肾上腺皮质分泌的糖皮质激素 GC 上升。研究认为，交感亢进与原发性高血压、甲亢、神经性皮炎和偏头痛等有密切联系；副交感亢进与风湿性关节炎、支气管哮喘和十二指肠溃疡病等心身疾病有密切联系。

**2. 行为上的影响**

行为上会出现酗酒、服药行为增加、厌食或暴食、冒险行为增加或逃避式生活等。

心理学研究发现，情绪性压力总会设想出大量的"危险"，从而导致人体皮质醇水平升高，进而刺激对可口零食的欲望——根本停不下来。受情绪影响，人们更容易选择饼干、蛋糕、巧克力等高热、高脂肪食物，尤其长期加班群体和女性身上表现得更为明显。因为在工作、生活中感到压力大和身心疲惫的女性更容易"情绪性进食"，从而养成不良的饮食习惯，导致肥胖，也就是常说的"压力肥"，造成越努力工作越容易发胖的现象。

**3. 心理上的影响**

心理上会出现焦虑、紧张、情感压抑、兴趣减退、注意和记忆减退等。

**【延伸阅读】**

情绪缓解

美国芝加哥大学的心理学家设计了一种快捷、简便又行之有效的方法，帮助一些心理上比较敏感的考生缓解考前情绪，以便考场上能够正常发挥自己的水平。

该方法要求考生在考前 10 ~ 30 分钟，花点儿时间，在纸上慢慢记录自己的紧张、担忧、焦虑等负面情绪。

专家解释说，关键不是"记录"这个动作本身，而是通过"书写"让压力渐渐得到有效释放。压力得到排遣，考生自然放松了心情，便能以平常心面对即将到来的考试。

专家还分析说，有的学生之所以一上考场便"发挥失常"，根本原因往往并不是因为在巨大压力下对自己要做的事"注意不够"，反而是因为在巨大的压力下对要做的事"过分注意"所造成的。考生如果临考前能将自己的心情一一描述下来，不仅对自己的状态能有更好地了解与把握，也能在一定程度上分散注意力。

## （二）压力的积极影响

### 1. 动力感

压力能够转化为动力，使人逐渐适应环境和竞争的要求，不断前行。

### 2. 目标感

压力在实现目标的过程中能够发挥促动作用，更容易实现既定的目标。

### 3. 充沛感

压力能够激发自身活力，调动身体资源，促使更加高效地完成任务。人们常说"有时候不逼自己一下就不知道自己有多优秀"恰是如此。

### 4. 自信感

在实现一个又一个目标的过程中，不断发现自身的潜能，增强自我肯定。

【链接】

### 人间天堂吗

如果有那样一个地方，你无需工作，每年还给你 35 万美金的零花钱，而且医疗、教育、住房等都由政府免费提供，你想过这样的生活吗？你想怎么过这样的生活？

大家的嘴巴都张大了，眼睛也放光了，是不是都很期待这样的日子，简直就是人间天堂啊！而这个地方真实存在，它的名字叫——瑙鲁。

众所周知，在瑙鲁生活太悠闲了。因为这里有着"上帝"的恩赐，千万年来的磷酸盐矿让它成为世界上最有钱的"富翁"。这里的人们生活实在太富裕了，上班时间很随便。在瑙鲁人看来，工作与其说是需要，不如说是享受。他们在岛上仅余的绿地上建起了高尔夫球场，国家电视台的三个频道给岛民们准备了各种娱乐节目，岛民们最流行的打发时间的方式是驾车，在只有 20 分钟车程的环岛公路上兜风……

这种天堂般的生活无数人羡慕，然而正是因为如此富裕，没有生存压力，这里的人们养成了懒得读书和工作的陋习，宁可整天无所事事也不愿意思考和工作。在这里，高血压、脑中风、心脏病发病率高居世界之首，37% 的人患有糖尿病。全岛只有 1.3% 的人能活到 60 岁，平均寿命 55 岁，是世界上人均寿命最短的国家。

老子说："福兮，祸之所伏；祸兮，福之所依。"处在安逸的生活中，人的生命力往往变得十分低下。没有进取的念头，没有奋发的愿望，没有超越的梦想，这样的人生尽管优雅，但很苍白空乏。

压力是必需的，压力是必要的，所以该努力的时候努力，该奋斗的时候奋斗，这样才对得起无悔的青春。

## 【教学互动】

### 辩论赛

有人说，真理越辩越明，面对压力我们应该何去何从，任由压力控制，还是反过来控制压力，看看大家的选择。

#### 一、活动时间

15 分钟。

#### 二、活动准备

将学生分成若干小组，并明确单数组和双数组，所有单数组为正方辩题，所有双数组为反方辩题。

#### 三、活动导入

有人说，压力是压死我们的最后一根稻草；有人说，压力是我们前进的动力，是与礁石碰撞激起的最美水花，大家对于压力如何看待呢？好，我们今天就进行一场辩论赛，正方观点为：压力是垫脚石；反方观点为：压力是绊脚石。

#### 四、活动步骤

1. 给 5 分钟小组讨论时间，讨论本方观点的支撑材料。
2. 推选出本小组的发言代表。
3. 按照小组顺序确立辩手发言次序，正反方轮流进行，每位辩手发言时间不超过 90 秒。
4. 评选最佳辩手。
5. 教师总结。

#### 五、分享与思考

1. 通过辩论，你有哪些收获？
2. 你最初的观点是什么，有没有被反方观点说服的时候。
3. 经过辩论，你希望以后的生活如何与压力共处。

#### 六、活动总结

辩论本身就是对压力两面性的解读。压力对人既有积极影响，也有消极影响。如何在生活中将压力的积极影响发挥到最大，同时有效地控制消极影响是我们的终身课题。相信大家一定能从刚才的辩论中引起思考也希望能够有所收获。

#### 七、相关材料

（一）压力是垫脚石

1. 巴尔扎克说："苦难对于人生是一块垫脚石，对于能干的人是一笔财富，对于弱者是万丈深渊。"一个人如果受不了委屈，经不起挫折，害怕困难，是不可能面对竞争激烈的大千世界的。人生在世，不可能时时春风得意，事事顺心。面对挫折能够虚怀若谷，大智若愚，保持一种恬淡平和的心境是彻悟人生的大度。

2. 鲁迅说："真的猛士，敢于直面惨淡的人生。"美丽的浪花在海浪与礁石的猛烈撞击中开放；璀璨的火星在铁锤与铁砧的急剧敲打中迸发。在战胜挫折的过程中，在生活的道路上，要不畏风吹浪打，扬帆前进。

3. 在非洲大草原上，每天早晨，羊睁开眼睛所想的第一件事就是："我必须比跑得最快的狮子跑得还快。否则，我就会被狮子吃掉。"而就在同一时刻，狮子从睡梦中醒来，首先闪现在脑海里的第一个念头是："我必须比跑得最慢的羊跑得快。要不然，我就会饿死。"于是几乎是同时，羊和狮子一跃而起，迎着朝阳跑去。由于生存的压力，使羊成了奔跑"健将"，狮子成了草原"猎手"。

**（二）压力是绊脚石**

1. 海明威，美国著名作家。在与高血压、糖尿病等痼疾"搏斗"后，于1961年7月用双管猎枪结束了自己的生命。梵·高，著名印象派画家，一生穷困，用枪射击腹部自杀身亡。吴王夫差，被越王勾践亡国后，自尽身亡。项羽，西楚霸王，因与刘邦在垓下交战失利而四面楚歌，自认为无颜见江东父老而拔剑自绝。阮玲玉，中国近代著名影星，因感情问题自杀身亡，死前留言"人言可畏"。

2. 对绝大多数人而言，长期处于紧急、应激的心理状态下，不仅会让人不舒服——无论生理还是心理，严重时往往让人难以承受。慢性压力对人的身体会造成不必要的损耗，使人虚弱，没有力气，心神不宁，抑郁。压力还会导致人患上哮喘、风湿性关节炎，以及胃肠道疾病。压力也会影响人的情绪，偷走快乐，夺走生活所赋予的一切享受。如果大脑总是感知最糟糕的，那生活将毫无乐趣可言。

# 第三节　压力的应对与调适

**【案例导入】**

### 清华致甘肃考生魏祥：人生实苦，但请你足够相信

今天，清华大学招生办公室官方微信公众号"清小华"专门给甘肃考生魏祥回了一封信，对他说："人生实苦，但请你足够相信。"

昨天，微信公众号"大美甘肃"发表了《一位甘肃高分（648分）考生的请求》。请求来自甘肃定西一中毕业生魏祥。他先天性脊柱裂、椎管内囊肿，出生后双下肢运动功能丧失，更不幸的是爸爸早逝，只有坚强的妈妈陪着他一路求学。他的这份请求，只是希望清华能帮助他们母子俩解决一间陋宿。

以下是清华大学招生办回信原文。

亲爱的魏祥同学：

见字如面。

首先恭喜你即将来到清华大学继续你的学习和生活。我们看到了你写给清华大学的文章《一位甘肃高分考生的请求》，相信你早已具备了清华人自强不息、厚德载物的品质，我们代表清华园欢迎来自甘肃定西的你！

《繁星·春水》中有这样一首小诗："童年啊，是梦中的真，是真中的梦，是回忆时含泪的微笑。"想来这句话应该符合你的童年记忆吧。在梦一般的年华里，却要承受含泪的记忆，这泪水不包含欢喜，不代表留恋。不幸的人生，各有各的悲苦。但万幸的是，你在经历疾病和丧亲之痛后，依然选择了坚强和努力，活成了让我们都尊敬和崇拜的样子。

你说："一个多月的住院治疗，我和妈妈相依为命，身心深受煎熬，我的身体几经折磨，痛不欲生，妈妈的精神濒临崩溃，孤零零的她没了爸爸的陪伴和支撑，可怜无比。"只言片语，我们知晓你母亲道阻且长的育子之路，更深切地感受到了你作为儿子对母亲深沉的爱和歉疚。但正如你所说，今日以高分佳绩考入清华，就是给了妈妈一份殷殷的报恩之礼！

邱勇校长在2015级新生开学典礼上曾说："我是1983年进入清华的。我知道，无论那时还是现在，能够来到清华上学都是不容易的，你们在成长过程中一定遇到过各种各样的困难和挑战。"同样，对于你来说，来路或许不易，命运或许不公，人生或许悲苦，但是请你足够相信，相信清华，相信这个园子里的每一位师生，因为我们都在为一种莫名的东西付出，我想这应该就是情怀。党委书记陈旭老师也曾寄语自强计划的学生："自强就要做到自主，大学能收获什么取决于自己怎么去努力。"所以也请你相信自己，可以在清华园里找到热爱，追求卓越。

读到你的来信后，清华大学招生办公室主任刘震老师在该微信文章下留言道："魏祥同学已经报考我校。我校老师已经与他取得联系，为他提供一切尽可能的资助！清华不会让任何一位优秀学生因为经济原因而辍学！"确实，清华大学多有与你有同样经历的学子，在家庭经济与身体因素的双重压力下，依然奋发图强。他们或携笔从戎，守护家国平安；或回馈基层，在公益组织中施展才能；或致知穷理，一举夺得清华大学本科生特等奖学金的殊荣……

现在，你的情况受到了清华师生、校友和社会各界的关注。昨天深夜，邱勇校长专门打来电话，关心你的录取情况和入校后的生活安排情况；陈旭老师也请学生部门第一时间对接，妥善安排解决你的后顾之忧。清华大学学生资助管理中心的老师也极力配合，在你被确认录取后会立刻开始资助。清华大学多位校友也在看到消息的第一时间，主动提出资助和协助你治疗的意愿，后续学校相关部门都会跟进落实。请你相信，校内外有足够多的支持，清华不会错过任何一位优秀学子！

冰心赠葛洛的一首诗中说："爱在左，情在右，在生命的两旁，随时撒种，随时开花，将这一径长途点缀得花香弥漫，使得穿花拂叶的行人，踏着荆棘，不觉痛苦，有泪可挥，不觉悲凉。"在清华园里的所有学子，无论是生活困顿，抑或身体抱恙，都会有"爱"与"情"相伴。相信未来的你，也会和活跃在各领域的清华学子们一样，穿花拂叶，除却一身困顿，成就自己的不同凡响。

感谢社会各界人士对魏祥同学和我校本科招生工作的关注和关心。在此，我们想对在求学路上荆棘丛生的学子们说：人生实苦，但请你足够相信！

清华大学招生办公室<br>2017年6月27日

思考

1. 对于魏祥同学的遭遇你有何感想，他的压力事件都有哪些。

2. 谈谈对"人生实苦，但请你足够相信"的理解。

3. 魏祥的事迹对初入大学的你有什么启示。

## 一、压力的应对方式

### 1. 情境性压力应对

情境性压力应对是指对压力源进行有效的管理，尽量回避带给我们压力的情境。来一场说走就走的旅行，组织一次回归大自然的远足，晒晒太阳，呼吸一下新鲜空气，充分放松自己，将自己完全交给大自然；又或者关掉手机、关掉电脑，远离所有干扰，让自己完全平静下来，抛开所有的面具，面对真实的自己——这些做法都可以相对有效地缓解压力。不过情境性压力缓解只是暂时的，压力还持续存在，不过是一种短暂的逃避性解决策略而已。

比如，刚刚失恋的同学就应回避两个人经常去的地方，以减少触景生情的悲怆感；面对他人的误解和非议，已经做了大量解释而无济于事，就可以选择暂时搁置这一问题，出去散散心等。

深陷压力时也不妨放缓节奏，犒劳自己一顿美食，比如富含色氨酸（一种人体必需氨基酸，天然安眠药）和维生素 $B_6$ 的食物，香蕉、胡萝卜、花生等；富含维生素 C 的食物，猕猴桃、草莓、葡萄柚等；深海鱼的鱼油富含 Omega – 3 脂肪酸，有类似抗忧郁成分，能够调节神经传导，增加血清素的分泌量。血清素是一种大脑神经传递物质，与情绪调节有关，血清素功能不足、分泌量不够或作用不良，会使忧郁发生。因此，血清素是制造幸福感的重要来源之一。

### 2. 情绪性压力应对

如果不能改变压力源，就试着改变自己的情绪状态。接受自己情绪的变化，给情绪适当的表现机会，不苛求自己，不过于追求完美，及时宣泄不良情绪，进行积极的自我暗示。比如，看喜剧节目、运动、唱歌、大喊等。在对抗压力引起的紧张情绪上，深呼吸和放松训练也非常有效。研究表明，深呼吸和紧张是两个相互拮抗的过程，同一时间只能做一件事情，所以紧张焦虑时就请多深呼吸几次。与情境性压力缓解一样，情绪性压力缓解并没有真正解决压力，只是将压力进行了有效疏解。

【延伸阅读】

#### 听歌可以有效减压吗

音乐不仅能够影响人的情绪，而且不同的音乐对不同的疾病具有治疗作用，对此大多数医生不再怀疑。人们将用音乐治疗疾病、增进健康的新型方法称为音乐疗法。

音乐疗法在国外已相当普遍，如口腔科用音乐疗法代替麻醉药给患者拔牙，外科利用音乐镇静安神进行手术等，但更多的是用音乐治疗人的心理疾患。英国某音乐治疗专家曾说："音乐具有唤醒、联系和整合人格的力量。"

不同的乐曲作用于人体不同的感觉器官。由于乐曲的旋律、速度、音调等不同，可分别产生镇静安神、轻松愉快、活跃兴奋等不同的作用，从而调节情绪，稳定内环境，达到镇痛、降压、催眠等效果。

选择音乐时，理想的节奏应该是每分钟120～140拍，与心跳速率相近。此时人的动作能较轻松地跟上节奏。同时，音乐就像兴奋剂和镇静剂，能使肢体更有力量，耐力更强，运动更有激情。适合运动时听的音乐还有激励性的音调和歌词。

### 3. 认知性压力应对

压力有积极影响和消极影响，但并非洪水猛兽。适度的压力会促进人的发展，转变对压力的误解，更容易与压力共处。压力是绊脚石，更是垫脚石。如果能将压力的积极方面发挥出来，不但问题能够得到解决，而且还能够磨炼意志，为迎接一次又一次挑战做好准备。认知性压力缓解能够有效解决压力的负性干扰和消极影响，是一种相对较好的策略。

阴阳鱼，就是太极图，因圈内一黑一白两条首尾相互衔着的鱼儿而得名。其有着深厚的文化内涵，可谓中国古代各种文化大融合的产物。从图形看，太极图由黑白两个鱼形图案拼成一个完整的圆形，喻示着阴阳（按哲学名词，"阴阳"可以理解为"矛盾的两个方面"）相互转化又相互对立；从鱼尾至鱼头是阴或阳由弱小到壮大的一个过程；鱼眼（黑鱼中的白点或白鱼中的黑点）代表阴中有阳、阳中有阴、阴阳相互依存；呈旋转对称的（鱼头衔鱼尾）的图形，表示阴阳之间可以相互转化，即阳盛极而阴生，阴盛极而阳生。黑白分明又表示阴阳之间是相互克制的。万事万物皆符合阴阳之道，压力亦是如此，所以绊脚也好，垫脚也罢，都应该看到其转化的规律和意义，认知改变，对于压力的态度自然为坦然与接纳。

### 4. 能力性压力应对

能力性压力应对是指面对困难、挫折、打击毫不退缩，迎难而上，不断提升承受力，让自己变得越来越坚强，越挫越勇。这种生命力的韧性最值得推崇。心理韧性也叫生命反弹力或生命反张力，是个体面对严重威胁仍然能够积极适应并发展良好的能力。"蒲草韧如丝，磐石无转移"，相信这句诗大家都熟悉，其中就有这个"韧"字。"韧"即柔软、结实的意思，既温婉随和又坚定顽强，不与威胁硬碰硬，又不断增加自身实力与之长期抗衡，将压力的积极影响发挥到极致。研究表明，心理韧性强大者，在抵抗逆境和不良刺激中优势明显，即个体生理心理精神系统不仅能恢复到原来水平，而且还会在原有基础上得到进一步提升。心理韧性强大的人，在自我实现、智慧、利他和力量源泉方面均显著高于其他人。

比尔盖茨曾说："巨大的成功靠的不是力量而是韧性。"巴顿将军也曾说："衡量成功的标准不在站立顶峰的高度，而在跌入低谷的反弹力。"一个人要有较强的心理韧性，其中这样关键词比较重要。

（1）Dream（梦想） 明确奋斗目标，找到人生方向。

（2）Hope（希望） 无论陷入多深的绝境、遇到多大的困难都要对未来充满希望。要知道，当你觉得自己很不幸时，这个世界还有比你更不幸的人。常想一二，不思或少思八九。

（3）Love（爱）　　每个人的存在都是因为爱，要么给予爱，要么接受爱。当觉得世界一片漆黑的时候，多想想那些爱我们的人和我们爱的人。不要总是被动地接受他人的爱，而是要主动给予那些我们生命中最重要的人（父母）爱。

（4）Friend（朋友）　　要学会主动求助，构建社会支持网络。俗话说："一个篱笆三根桩，一个好汉三个帮""在家靠父母，出门靠朋友""朋友多了路好走"。很多时候我们需要他人的帮助，善于求助并不是懦弱的表现，而是强者的行为。

每个人心理韧性的内涵是不同的，希望每个人都成为具有强大心理韧性的人。

【延伸阅读】

### 贫困大学生张宝娣的个人事迹报告

尊敬的各位领导、教师，亲爱的同学们：

大家好！

我叫张宝娣，来自湖南吉首大学，是音乐舞蹈学院03级的学生。1983年我出生在山东济南一个贫困的农民家庭。回想起童年的家，我只有一种感觉——穷。我们全家有八口人，太奶奶已年过九十了，爷爷、奶奶体弱多病，养家糊口的重担压在了父母的肩上。迫于生计，在我没满月的时候，父母就上山砸石头，艰难地支撑着整个家。这一去就是7年。由于比我大两岁的小叔叔不幸夭折，我是吃奶奶的奶水长大的。当7年后我再次与父母相逢时，看到的却是一个残疾的父亲。为了这个家，父亲的一只眼睛被石头崩瞎了。妹妹和弟弟的相继出生，使原本贫困的家庭雪上加霜。为了减轻父母的负担，9岁的我开始承担起家里的一切家务：洗衣、做饭、带孩子、喂猪……本应拥有幸福童年的我，每天只能挎着篮子，上山摘树上的榆钱叶回家蒸窝头；拖着破麻袋捡废铁卖；握着镰刀为牲口割草料；费力地抡起跟我差不多高的铁锤砸石头；13岁学开拖拉机，帮着父母往工地送石料。记得上小学的时候，为了给家里节省一顿口粮，我中午不回家吃饭，而是去学校附近的粉条厂捡工人掉在地上的碎粉条，用开水泡了充饥……这就是我记忆中的童年。

贫困的生活、艰苦的成长历程锤炼了我自强、自立、永不服输的个性，也更加坚定了我挑战贫困、立志成才的决心！我清醒地意识到，只有努力学习，才是我的唯一出路。

然而，生活处处面临着挑战，中考前夕，我不幸从楼上摔了下来，左枕骨骨折、脊椎第三软骨损伤，下半身几乎瘫痪，使我与高中无缘。躺在病床上的那段日子里，是奶奶日夜守候在我床边。刺骨的疼痛一阵阵向我袭来，但看到两鬓斑白的奶奶，我宁愿把嘴唇咬破、把枕巾撕烂也从不喊一声疼。我知道奶奶听了会更心疼。我清醒地记得，从血泊中第一个抱起我的人是奶奶。她的眼泪落在我的脸上，催我苏醒。因为喉咙严重充血，我无法咽下食物，是奶奶像小时候一样，将一口口咀嚼过的食物喂我吃，又是奶奶重新扶我学走路，教我坚强勇敢地面对生活的坎坷……突如其来的灾祸带来的身体和心理上的创伤让我几乎完全崩溃。面对着呼啸而来的火车，竟然没有要躲开的念头。是奶奶，我最亲最爱的奶奶，用她那撕心裂肺的喊声，把我从死亡的边缘呼唤了回来。当我重新站起来时，我第一次体会到信念的力量有多大，人的意志力是多么让人吃惊！

当我重新站起来的时候，我更加发奋、更加努力，抓紧一切时间学习。老天再一次垂青了不幸但从不言放弃的我。1999 年 11 月，我以文艺特长生考入了济南陆军学院军星教育学院音乐队，成为一名潇洒的女兵。摸爬滚打的日子里我告诉自己，不服输、坚持、坚持、再坚持！1 年后我成为区队长，第 1 次带 86 名官兵，其中 69 名是男兵；后又提升为队长，带坦克连，274 名官兵，全部是男兵；在男兵面前，我证明了女兵的自强。

怀着少年时对艺术的憧憬和梦想，2002 年春我离开军营，回到家准备考学，去实现自己的大学梦！那一年妹妹在上高三，弟弟在上初中，沉重的压力使父亲含泪拒绝我的考学要求。经过我一次又一次的苦苦哀求，父亲无奈地以合同形式与我签订了"考学协议"：

条件 1：上大学前，自己卖豆芽挣专业课的学费。

条件 2：毕业后，承担弟弟上大学、结婚等一切的费用。

那白纸、黑字、红色的手印注定了我只有这一次机会；也正是有了这份考学协议，我才有了考大学的可能。

可是，要兑现这两个条件是多么的不容易！北方的冬天很冷，气温降至零下十几度，但每天晚上我都要至少两次起床为豆芽浇水，调控豆芽室的温度。凌晨三点，我就得起床洗豆芽，然后，骑着三轮摩托车翻山越岭赶到集市上去卖。下雨，我艰难地在泥水洼中前行；下冰雹，玻璃球大小的冰雹打在我的身上，而这个时候顾不上疼，心里唯一担心的是别把我的豆芽砸坏了，这是我上大学的希望！最恼火的是，车子经常坏在半路上，推又推不动，拉也拉不走，浑身淋得落汤鸡似的我，狼狈不堪地趴在泥水洼中尝试着修车。雨水和着泪水从我的脸上不断地淌下……也是在这种情况下，我学会了修摩托车。让人意想不到的是，我辛辛苦苦给一家建筑工地送了一年豆芽，他们竟然没给钱跑掉了！我只身一人追到济宁市，三天两夜，硬是把 7800 元钱追了回来。这每一张钞票上都洒满了我的泪水和汗水。当我每次攥着一大把零钱来到专业老师面前时，心里满是辛酸，可我只能强忍着把泪水往肚子里咽。

经过努力，我终于盼来了专业合格证，可此时离高考不到两个月。当我想进学校进行系统文化知识复习时，县里所有的学校都以我没上过高中，怕影响升学率而拒绝了我。在我心急如焚的时候，章丘市一位曾是军人的校长向我伸出了援助之手，正是战友情给了我莫大的帮助。我万分感激而无以言表。那个时候，我不断地告诉自己，要改变一切，今年我必须考上！

从此，我放下秤杆子，拿起了笔杆子，开始了 46 天高中文化知识的学习。在这 46 个日日夜夜里，白天我待在教室里，饿了啃两口馒头，渴了喝几口凉水；晚上寝室熄灯了，只有厕所通宵供电，于是厕所的灯成了我学习的"台灯"，膝盖成了我学习的"课桌"。这期间酸甜苦辣、喜怒哀乐知多少！当我收到吉首大学的录取通知书时，我激动得落泪了。那泪水中除了幸福、激动外，还饱含着只有我自己才知道的苦涩与辛酸。

我明白这份大学生活是多么的来之不易，我明白赚每一分学费的艰辛，所以每一件事情我都力争做到最好。我没有上过高中，文化和专业的起点比别人低，差距比别人大，我只有靠数倍于别人的努力和勤奋去弥补。每天，我总是第一个跑到琴房练琴；第一个跑到教室，上课坐在离老师最近的第一排。大一、大二我从未睡过午觉，晚上11点熄灯后点着蜡烛再学习两个小时，才去睡觉；每次去教室、食堂我都一路小跑。双休日在图书馆一待就是一整天，直到晚上图书馆关门，才匆匆赶回宿舍。

有付出总会有回报！大学里我连续6次获得专业一等奖学金，4次被评为优秀学生干部，3次被评为优秀团干；3次被军分区评为军训优秀教官，并连续两年担任学生会主席。2004年，我被评为"湖南省特困优秀大学生"，并光荣地加入中国共产党；2005年，我获得"湖南省首届大学生品学奖"；2006年，我获得"湖南省三好学生标兵"等30余项奖。

在我最苦最难的时候，我也没有感觉到孤独，因为在我的背后总有许许多多好心人在支持着我、鼓励着我。湖南省教育厅和社会各界给了我无偿的资助，吉首大学给了我无微不至的关怀，音乐舞蹈学院给了我成长的舞台，身边的老师同学给了我无私的爱。我被这一切感动着，我要继续把这种爱传递下去。

在担任学生会主席的两年里，我把学生会的工作当成一份责任，尽心尽力服务同学。尤其关注贫困生，帮他们克服心理压力，走出贫困，立志成才。我参与组建了贫困生艺术团，3年来组织大小演出30多场，并把所有演出收入用于我校贫困生事业。我连续3年在学校发起向贫困山区捐款捐物活动，并到西部支教、义务演出，把爱和温暖送到孩子们的手中。

苦难与挫折是人生的一笔财富，经历了生活的坎坷定会倍懂珍惜，定会更加坚强！

当你有了目标、有了信念而且没有退路时，你有多大压力就有多大动力，你的潜能就会发挥到极致。只要你有一颗坚强的心、永不服输的冲劲、永不言弃的追求，你就一定能够为你的人生谱写出一段绚丽的华章！

谢谢大家！

## 二、逆商

### （一）逆商（AQ）的概念与作用

**1. 概念**

逆商，全称为逆境商数，一般被译为挫折商或逆境商。它是指人们面对逆境时的反应方式，即面对挫折、摆脱困境和超越困难的能力。

**2. 作用**

IQ（智商）、EQ（情商）、AQ（逆商）并称3Q，是人们取得成功必备的制胜法宝。有专家甚至断言，100%的成功＝20%的IQ＋80%的EQ和AQ。

大量资料显示，在市场经济日趋激烈的今日，大学生创业成功与否，不仅取决于其是否有强烈的创业意识、娴熟的专业技能和卓越的管理才华，而且更大程度上取决于其面对挫折、摆脱困境和超越困难的能力。

AQ 不仅是衡量一个人超越工作挫折的能力，还是衡量一个人超越任何挫折的能力。同样的打击，AQ 高的人产生的挫折感低，AQ 低的人则就会产生强烈的挫折感。

高 AQ 可以帮助产生一流的成绩、生产力、创造力，帮助人们保持健康、活力和愉快的心情。有研究显示，AQ 高的人术后康复快，销售业绩也远远超过 AQ 低的人，在公司中升迁的速度也快得多。

## （二）逆商的内涵

挫折商的测验显示，一般考察四个关键因素——控制（control）、归属（owner-ship）、延伸（reach）和忍耐（endurance），简称 CORE。控制是指对逆境有多大的控制能力；归属是指逆境发生的原因和愿意承担责任、改善后果的情况；延伸是对问题影响工作、生活其他方面的评估；忍耐是指认识到问题的持久性，以及它对个人的影响会持续多久。

纵观当代大学生的实际特点，一方面，从入学起就承受着较大的思想压力，诸如学业上的压力、综合素质的提高、未来就业的不确定感、环境的不适应等。另一方面，大学生正值青春年少，缺乏人生经验，抗挫折能力与调控能力较差。面对困境与重压，容易陷入消极泥潭而不能自拔。进行逆商教育，有助于促使大学生在逆境面前形成良好的思维方式和行为反应方式。

**1. "C"（控制）**

控制感是指人们对周围环境的信念控制能力。面对逆境或挫折时，控制感弱的人只会逆来顺受，听天由命；控制感强的人则会凭借一己之力能动地改变所处环境，相信人定胜天。控制感弱的人经常说："我无能为力、我能力不及。"控制感强的人则会说："虽然很难，但这算什么，一定有办法。"

**2. "O"（归属）**

陷入逆境的起因大致分为两类：第一类内因：由于自己的疏忽、无能、未尽全力抑或宿命论，往往表现为过度自责、意志消沉、自怨自艾、自暴自弃。第二类外因：合作伙伴配合不利，时机尚未成熟或者外界不可抗力。因内因陷入逆境的人会说："都是我的错，我注定要失败。"因外因陷入逆境的人会说："全是时机不成熟，事前怎么就没想到会发生这样的情况呢？"高逆商者往往能够清楚地认识使自己陷入逆境的起因，并甘愿承担一切责任，能够及时采取有效行动，痛定思痛，在跌倒处爬起。

**3. "R"（延伸）**

高逆商者往往能将逆境所带来的负面影响限制于一定范围，不至于扩大到其他层面，并能将负面影响降至最小。身陷学习逆境，就仅限于此，不会影响工作和家庭生活；与家人吵架，就仅限于此，不会因此失去家庭；对事争执，就仅限于此，不至于对人也有看法。高逆商者能将挫折视为特定事件，认为自己有能力处理，不至于惊慌失措。

**4. "E"（忍耐）**

逆境所带来的负面影响既有影响范围问题，又有影响时间问题。逆境将持续多久？造成逆境的起因将持续多久？逆商低的人往往认为逆境将长时间持续，而事实便会如其所想。

### （三）面对逆境的正确态度

在追求成功的道路上，许多人缺乏正确面对逆境的态度。他们往往遇难而退，拒绝一切机会。他们忽略、掩盖甚至放弃人类内在追求进步的本能要求，以及生活给予的许多东西。生命中蕴藏着巨大潜能，在逆境中愤然崛起便是其中一项。不能面对逆境的人会忽视生命中这种潜能，且有意无意地逃避。

逃避逆境者往往想过得过且过的生活，他们会说："这就足够了。"他们往往找一些堂而皇之的借口放弃梦想，放弃追求，选择自认为平坦、轻松的人生道路。但随着时间的推移，他们有可能付出更大的代价，遇到更大的逆境，所遭受的痛苦比直面挑战、勇敢面对现实而承受的痛苦要大得多。

一个人最痛苦的时刻莫过于回首的是自己平庸辛酸的一生。只有敢于面对逆境的人，才能收获成功。这种人不畏艰难，在逆境面前保持微笑，并将一生定义为"面对逆境的挑战"过程。这种人被称为立体的人，他们勇往直前，无论环境有利还是不利、无论人生幸运还是不幸，都不会停止前行。在逆境面前，他们始终保持激情，绝不让年龄、性别、身体缺陷或者任何其他障碍阻挡自己实现成功愿望的脚步。

立体的人具有坚定的信念，遇到困难，信念会促使其战胜困难。对待逆境，立体的人会以自己的方式去解决，不断调整前进的方向，寻找更合适自己的道路。

【学以致用】

#### 压力面试是敌是友

"哦，你们大学不是重点呀？"

"高考时考了多少分呀？"

"这就是你的简历啊，没什么亮点啊！"

"你简历上的某某经历是假的吧？"

"你最大的缺点是什么？"

……

面对一连串不礼貌的问题，面对一脸鄙夷、眼神轻蔑的面试官，尤其是主考官的脸离我只有20厘米，如此状况分分钟让我有冲上去打一架的冲动。我攥着拳头，强忍着怒火一一做了回答。

这种通过设置压迫性的环境、制造紧张压抑氛围的主考官，以及提出一系列咄咄逼人的问题，给面试者制造压力的面试过程即为压力面试。

面试官会通过布置一个狭小的空间，或是拉近与面试者的空间距离，让面试者产生焦虑不安的感觉；或者采用质疑、尖刻、咄咄逼人的语言，从面试者最薄弱的地方入手，往往哪壶不开提哪壶，使面试者处于一种尴尬的境地试图挑衅对方，再加上面试官不友好的态度和锐利的眼神，甚至有的时候面试官还会故意做出摇头和叹气的动作，使面试者顿感紧张和凝重；再或者面试官会提供一个两难的选择，无论做何回答都会落入陷阱，而且往往这种回答的时间很短，根本不给面试者思考的时间，一系列连环问题让面试者无法喘息，有一种被逼到墙角的感觉……比如："你的团队在项目中取得了阶段性胜利，你答应带领团队好好庆祝，可恰在这时你的男（女）朋友打电话和你说要分手，这时你会怎么做？"这是一道两难的问题，而且无论面试者怎样回答都将面临追问。如果面试者说自己会让其他人庆祝而自己选择安静一下的话，面试官就会追问"你是否会因为个人的事而影响整个团队的计划和进程"；如果面试者说自己会处理好情绪和大家继续庆祝，面试官就会追问"你是否是一个缺乏感情温度的人，是不是所有情感都没有工作重要"等。

其实上述所有的压力面试过程，面试者都要把握一个核心方向，即压力面试究竟在考察什么——考察的是面试者的心理承受能力、应变能力和情绪的稳定性。心理承受能力考察的是个体对逆境引起的心理压力和负性情绪的承受与调节的能力，主要是对逆境的适应力、容忍力、耐力、战胜力的强弱。面对面试官咄咄逼人的提问，有的人很快就招架不住缴械投降了，而有的人则能从容淡定，面对困境依然保持乐观状态，甚至激发自己的斗志，积极应战。

应变能力是指个体面对事物发生改变时所做出的反应，可能是本能的，也可能是经过大量思考后所做出的行为反应。人在一些突发问题上的反应更真实、更客观。由于压力面试节奏快、信息量大，且可能处处陷阱，在最短的时间做出最准确的选择就显得尤为重要。

情绪稳定性是指人的情绪状态受外界（或内部）条件变化而产生波动的情况。在压力面试中，产生情绪变化是正常现象，但切忌大起大落，失去控制。不管面临什么样的情境、面临多么刁钻的问题、面对如何盛气凌人的面试官，都要保持克制，保持微笑，千万不要表现出反感甚至已经被激怒，这是良好情绪稳定性的表现。

面对压力面试可以尝试以下方法。

**1. 提升素质**

在生活、学习中不断提升自己的文化素养和专业素养，提高语言表达能力，提高独立思考和判断的能力，还要培养随机应变能力。这些素质的养成，可以提升自信心，缓解面试压力。

**2. 做好面试前准备**

准备一套干净、得体的正装，其不但可给面试官留下深刻印象，也可以使自己更精神、更自信；进入面试现场前先进行深呼吸，以缓解紧张和焦虑情绪；不断进行积极的心理暗示，让自己注意力集中，思维敏捷，以提高面试成功率。

**3. 面试时沉稳自然**

面试时态度要诚恳，始终保持情绪稳定，不要被突如其来的质问吓住。回答要自圆其说，对判断和回答有信心。语言表达要清晰流畅，心平气和地回答面试官的每一个问题，即使是无理挑剔也要心平气和地解释，有耐心，有涵养；可适当加入肢体语言。回答问题要抓住重点，切忌不懂装懂，答非所问。注意面试细节，如不随意打断他人说话、将椅子归回原位、不做无意义的小动作等。这些会体现人的综合素质。

总之，面对压力面试要心态平和，耐心细致，信心十足，临危不乱。

**【自我探索】**

## 特质应对方式问卷（TCSQ）

指导语：平时遇到困难或不愉快时（即遇到各种生活事件时），你是如何对待的（表6-2）？

表6-2　特质应对方式问卷（TCSQ）

| 序号 | 内容 | 选择项目 | | | | |
|---|---|---|---|---|---|---|
| | | 肯定是 | | | | 肯定不是 |
| 1 | 能尽快地将不愉快忘掉 | ☐ | ☐ | ☐ | ☐ | ☐ |
| 2 | 易陷入对事件的回忆和幻想之中而不能摆脱 | ☐ | ☐ | ☐ | ☐ | ☐ |
| 3 | 当作事情根本未发生过 | ☐ | ☐ | ☐ | ☐ | ☐ |
| 4 | 易迁怒于别人而经常发脾气 | ☐ | ☐ | ☐ | ☐ | ☐ |
| 5 | 通常向好的方面想，想开些 | ☐ | ☐ | ☐ | ☐ | ☐ |
| 6 | 不愉快的事很容易引起情绪波动 | ☐ | ☐ | ☐ | ☐ | ☐ |
| 7 | 喜欢将情绪压在心底里不让其表现出来，但又忘不掉 | ☐ | ☐ | ☐ | ☐ | ☐ |
| 8 | 通常与类似的人比较，就觉得算不了什么 | ☐ | ☐ | ☐ | ☐ | ☐ |
| 9 | 能较快将消极因素化为积极因素，例如参加活动 | ☐ | ☐ | ☐ | ☐ | ☐ |
| 10 | 遇烦恼的事很容易想悄悄地哭一场 | ☐ | ☐ | ☐ | ☐ | ☐ |
| 11 | 旁人很容易使你重新高兴起来 | ☐ | ☐ | ☐ | ☐ | ☐ |
| 12 | 如果与人发生冲突，宁可长期不理对方 | ☐ | ☐ | ☐ | ☐ | ☐ |
| 13 | 对重大困难往往举棋不定，想不出办法 | ☐ | ☐ | ☐ | ☐ | ☐ |
| 14 | 对困难和痛苦能很快适应 | ☐ | ☐ | ☐ | ☐ | ☐ |
| 15 | 相信困难和挫折可以锻炼人 | ☐ | ☐ | ☐ | ☐ | ☐ |
| 16 | 在很长的时间里回忆所遇到的不愉快事 | ☐ | ☐ | ☐ | ☐ | ☐ |
| 17 | 遇到难题往往责怪自己无能而怨恨自己 | ☐ | ☐ | ☐ | ☐ | ☐ |
| 18 | 认为天底下没有什么大不了的事 | ☐ | ☐ | ☐ | ☐ | ☐ |
| 19 | 遇苦恼事喜欢一人独处 | ☐ | ☐ | ☐ | ☐ | ☐ |
| 20 | 通常以幽默的方式化解尴尬局面 | ☐ | ☐ | ☐ | ☐ | ☐ |

计分方法：各条目从"肯定是"到"肯定不是"按5、4、3、2、1五级计分。其中积极应对（PC）由1、3、5、8、9、11、14、15、18、20条目累计；消极应对（NC）由2、4、6、7、10、12、13、16、17、19条目累计。

一项1305例健康人群的调查结果显示，PC =（30.26 ± 8.74）；NC =（21.25 ± 7.41）。

**【教学互动】**

## 无缝插针

见缝插针是比喻善于利用一切可能利用的时间或空间，善于利用一切机会和可能性。无缝插针是指做事情或考虑事情很严密、很周到，令人无可挑剔，无法钻空子。今天我们就要看看有没有无缝也能插根针的可能。

## 一、活动时间

20 分钟。

## 二、活动准备

将学生分成若干小组，准备充足的气球和普通的毛衣针。

## 三、活动导入

大家第一眼看到这么多气球和毛衣针的感受是什么，有没有一点小恐惧。你们猜对了，我们今天就是要用毛衣针穿透这些气球且气球不破，有没有挑战性，想试试吗？

## 四、活动步骤

1. 给各小组分发足量的气球和 10 根毛衣针。

2. 向同学们展示对比的气球大小，针穿过的气球不能小于对比气球。

3. 自由尝试。

4. 成功穿针的气球上交老师，率先完成 10 个针穿气球的小组获胜。

## 五、分享与思考

1. 刚拿到气球的时候你认为任务能够完成吗？

2. 当听到此起彼伏的气球炸裂声时你的内心感受是什么？

3. 终于成功用针穿过气球时你有成就感吗？

4. 你会选择什么位置、什么方向穿过气球，为什么？

5. 你的小组有分工与合作吗？对自己小组的表现满意吗？

## 六、活动总结

无缝插针真的是无缝插针，这个气球有没有缝呢，很显然没有，但大家看看这些成功的气球，你们做到了，你们完成了不可能完成的任务，请为自己鼓掌！

如果仔细观察，大家会发现气球每个部分所承受的压力值是不一样的。如果选择承受压力大的部分，我们会成功吗？不会，好比雪上加霜，气球一定会爆。成功穿针气球都是大小适中的，且选择了压力承载较小的部分，就是两侧。大部分气球都能承受无缝插针。所以在生活中不要做雪上加霜的事，不要变本加厉，要懂得适时调整，从最合适的地方突破，这样才能取得最大的收益。

面对困难的时候，不要第一时间对自己说"我不行""这根本做不到"，逃避永远不会有提升，面对问题想办法才是应对之道。

在小组内是要分工和合作的，有人负责吹气球——大部分是男生，肺活量好；有人负责穿气球——大部分是胆子较大，且动作较轻微的女生；有人负责运送气球——大部分是害怕气球爆裂、不敢真正上手的人。组内成员都能发挥自己的优势和特长，取长补短。同时，所有组同时进行，还要努力学习他人经验，不能闭门造车。

# 第七章 "心"情认知——大学生情绪管理与应对

　　情绪是一个人们很熟悉的词语，情绪与人的生活密切相关，无论是欣喜若狂，还是悲痛欲绝；无论是惴惴不安，还是热情奔放，我们每天都在体验着各种各样的情绪。情绪就像是心理上的"保安系统"，当身心受到威胁，这个"保安系统"就会发出相应的"警报"信号。同时，情绪又很奇妙，自信、愉快等"积极情绪"能够产生"能量"，推动人们的各种活动，但愤怒、抑郁等"消极情绪"却又耗费人的"能量"，阻碍人的各种活动。

　　大学生处于青年初期，情绪波动较大，情感体验复杂而丰富，经常会面临各种各样不良情绪的困扰。对情绪进行正确的认知与疏导，对大学生学习、生活十分重要。如何认识情绪？如何成为情绪的主人？如何应对不良的情绪反应？如何控制和化解自己的负性情绪？本章的学习也许能给你一定的帮助。

## 第一节　正确认识情绪

【案例导入】

### 真相大反转

　　2015年5月3日14时20分许，在成都市三环路娇子立交桥下，一辆大众轿车驾驶员张某（男，33岁，本市人），因行车纠纷，对另一辆现代轿车上的驾驶员卢某（女，28岁，营山县人）进行殴打，性质恶劣。男司机连续击打女司机头面部，导致女司机肩胛骨折、脑震荡，身上多处瘀青。经审查，张某因涉嫌寻衅滋事，锦江公安分局依法对其进行刑事拘留。

（资料来源：成都锦江公安分局2015年5月4日情况通报）

**思考**

1. 分析案例，你认为是什么原因引起的？

原因1：＿＿＿＿＿＿＿

原因2：＿＿＿＿＿＿＿

原因3：＿＿＿＿＿＿＿

2. 如果你是案例中的男司机，会如何解决？

方法 1：＿＿＿＿＿＿

方法 2：＿＿＿＿＿＿

方法 3：＿＿＿＿＿＿

## 一、情绪的概念及其构成

一般意义上讲，情绪（emotion）是指人们在内心活动过程中所产生的心理体验，或者说，是人们在心理活动中对客观事物的态度体验。情绪总是与人的需要有着密切关系，如果人的某种需要得到满足，就会产生愉快的感受；反之，目的没有达到，就会产生难过的感受。因此，有人认为，情绪是客观事物是否符合个体的需要所产生的态度体验。

一般来说，个体的行为都是在特定的情绪背景下进行的，行为的方向、强弱都受活动主体情绪状态的影响和调节。良好、积极的情绪体验可以提高工作效率，有利于身心健康；相反，沮丧、消极的情绪体验则会使效率低下，不利于身心健康和个体发展。

人类有数百种情绪，其间又有无数的混合变化与细微的不同，情绪的复杂是语言所不能及的。面对复杂的情绪现象，心理学家通常把情绪归结为三个方面：情绪的生理变化、情绪的主观体验和情绪的外部表现形式。

### （一）情绪的生理变化

生理学和心理学研究表明，中枢神经系统对情绪起着调节和整合作用。人产生情绪反应时，神经、呼吸、循环、消化、内分泌等系统都会发生一系列的变化，主要包括呼吸、血压、心率、血液循环、皮肤和脑电反应，以及内外分泌腺反应的变化等。如人在焦虑状态下，会呼吸急促、心跳加快；人在愤怒的时候，会出现汗腺分泌增加、面红耳赤等生理特征。这些变化均受人的植物性神经系统所支配，不由人的意识控制。

### （二）情绪的主观体验

情绪的主观体验是指人在主观上感觉到、知觉到的情绪状态。各种各样的情绪都具有十分独特的主观体验色彩，如人受到伤害时会感到痛苦、自己的某些需要得到满足时会感到愉快、面临危险时会感到恐惧、被欺辱时会感到愤怒等。

### （三）情绪的外部表现形式 （表情）

各种情绪的表现在不同的个体身上存在着一定的差异，从而使情绪的表现形式带有明显的个性特征。

人产生各种情绪时，不仅体现为生理上的变化和内心的主观体验，还可以在外部表现出来。例如，人在感到极端恐惧时，通常会表现出面部肌肉扭曲、双手发抖、动作紧张、身体保持防御状态、声音颤抖等特点。这些都是情绪的外部表现，也就是表情。表情一般分为面部表情、体态表情和言语表情。

**1. 面部表情**

面部表情能够精细、准确地反映人的情绪，是人类最主要的表情动作。如人在取得优异成绩时会不由自主地喜笑颜开，遇到挫折时会愁容满面。面部表情也是个体鉴别他人情绪的最主要途径。近些年的大量心理学研究专注于面部肌肉激活与情绪真伪研究，如喜悦、愉快、欢乐时嘴角向后伸，上唇略提，两眼闪光，两眉舒展，所谓"眉开眼笑"；惊奇时张嘴、瞪眼、两眉竖起，所谓"目瞪口呆"。

**2. 体态表情**

体态表情同样反映一个人的情绪状态。它是用全身姿态和四肢活动表达情感。头、手和脚是表达情绪的主要身体部位。如我们对"手舞足蹈"和"垂头丧气"这两个词非常熟悉。体态表情既能表达当事人的情绪，也是他人识别当事人内心状态的有效途径。如为人鼓掌代表赞赏、兴奋。体态表情可引出日常生活交往中的人际距离与个人空间问题。由于交往双方有情感亲疏之别，在交往中表现为两人身体距离的差异，与亲疏程度不相符的过分的靠近则被视为一种心理安全的威胁，会导致自觉拉开距离的动作。体态表情表达的情绪个体往往并不自知，也不为当事人的意识所控制。

**3. 言语表情**

言语表情主要是表现在语言的声调、音色和节奏的快慢等方面的变化。如喜悦时音调稍高，语言速度快，语音高低差别大；悲哀时音调低沉，语言缓慢无力等。人们可以从不同言语声调中辨别和理解他人多种多样的情绪状态。

**【延伸阅读】**

### 微表情

微表情不同于表情，它是从人类的本能出发，不受思想控制，无法掩饰，也不能伪装。再能"装"的人，遇到有效刺激之后的第一瞬间也会出现微表情，所的"装"只能出现在微表情之后。因此，微表情是个人内心想法的忠实呈现，是了解一个人内心真实想法的最准确线索。

在美国，针对微表情的研究已经应用到国家安全、司法系统、医学临床和政治选举等领域。因为微表情总会不知不觉地暴露自己的内在想法，从而让谎言有迹可循，这也是人类共有的一种特征。在国家安全领域，有些训练有素的恐怖分子等危险人物可能轻易就通过测谎仪的检测，但是通过微表情，一般就可以发现他们虚假表面下的真实表情，并且因为微表情的这种特点，它在司法系统和医学临床上也有着较好的应用。

## 二、情绪的分类

人类有数百种情绪，其间又有无数的混合变化，其分类难以有一个统一的划分方法。根据不同的分类标准，情绪有不同的分类。

### （一）基本的情绪

就人类的情绪表现而言，古人将情绪分为"喜、怒、忧、思、悲、恐、惊"七情。达尔文在观察不同文化、不同种族的人之后，认为喜、怒、哀、恐等基本情绪的面部表情，各种族间具有一致性。现代心理学也认为，快乐、愤怒、悲哀、恐惧四种情绪表现是人类情绪的基本形式。

## （二）积极情绪和消极情绪

从情绪的功效来看，快乐、兴趣、满足等视为积极情绪，痛苦、愤怒、恐惧、悲伤等视为消极情绪。所谓积极情绪，是事情进展顺利时的那种好的感觉，通常与某种需要的满足相联系，伴随着愉悦的主观体验，并能提高人的积极性和活动能力。消极情绪是指生活事件对人的心理所造成的负面影响。

不少人认为积极情绪越多越好，看上去的确如此。大量的心理学研究发现，当情绪积极时，容易获得他人的喜欢，在友谊、爱情和合作上更容易成功，同时还可以高效的思考和解决问题。而消极情绪看上去一切都是坏的。但实际如此吗？

消极情绪，如恐惧、悲伤和愤怒，从进化的角度来说，是我们应对外界威胁的第一道防线。在长期的人类发展历史中，消极情绪会使人警觉，寻找什么地方不对劲，并且消灭或者逃避它，使人类得以生存。比如人处于危险时，恐惧的情绪反应能够让人更快地脱离险境；在适度的焦虑情绪下，人的思考能力亢进，反应速度加快，因此能够提高工作效率和学习效率。

### 【延伸阅读】

#### 积极 VS 消极

阿洛伊（Lauren Alloy）做了一个实验：通过被试者对房间电灯亮与亮的控制程度判断抑郁患者与非抑郁患者的控制权。一组人具有完全的控制权，按开关，电灯就亮；不按开关，电灯就不亮。另一组人具有不完全控制权，有时按了开关，电灯会亮；有时不按开关，电灯也会亮。然后让两组人尽可能准确判断对灯光的控制权有多大。结果显示，抑郁患者在有控制权和无控制权的情境下，判断都比较准确。而非抑郁患者的表现却令人吃惊。当他们有控制权时，判断是准确的；当他们具有不完全控制权时，依然认为有极大的控制权。

许多证据显示，抑郁的人虽然比较悲伤，但通常比较正确，比较实际，能够较正确地判断自己的能力；而情绪积极、有幸福感的人对自己能力的评估，通常超过他人的判断。

## （三）情绪的状态

根据情绪发生的强度、持续性和紧张度，情绪可分为心境、激情和应激三种状态。

### 1. 心境

心境是一种比较微弱而又相对持久的情绪状态，具有渲染性和弥漫性的特点。它不是对某一事物的特定体验，而是由一定情境唤起后在一段时间内影响各种事物的态度体验。人处在某种心境中，往往会以同样的情绪状态看待一切事物，较长一段时间会影响其言行和情绪。例如，喜悦的心情往往会使人感到心情舒畅，万事如意，办任何事情都顺利；而悲伤的心情则会使人感到凡事枯燥乏味，悲凉忧伤。

心境往往由一定的情境唤起，因此，心境持续的时间主要取决于各种刺激的特点与每个人的个性差异，从几个小时到几周、几个月或者更长时间。例如，亲人去世往往使人较长时间处于郁闷心境。

引起心境的原因是多方面的，如工作的失败、人际关系变化、生活的起伏、健康状况，以及自然环境的变化、对过去生活的回忆等。这些事件共同造成了心境的波动起伏，即正常人的心境状态，抑郁症就属于心境障碍。

心境对人的工作、生活、学习及健康都有很大影响。积极、良好的心境能使人精神振奋。在乐观的心境下，即使遇到很大困难也不会灰心丧气。这有助于积极性的发挥和工作效率的提高。消极的心境使人精神萎靡，意志消沉，降低学习和工作效率。因此，培养大学生积极、乐观的心境，克服消极、悲观心境，学会对心境的调节控制，对工作、学习和生活都十分重要。

【延伸阅读】

### 抑郁症

抑郁症又称抑郁障碍，以显著而持久的心境低落为主要临床特征，是心境障碍的主要类型。抑郁症是悲观的终极表现。抑郁症所导致的自杀已经夺去了与死于艾滋病一样多的生命，而且自杀的范围远比艾滋病更广。目前，严重抑郁症的人数比 50 年前多了十倍。女性患病率是男性的两倍，而且发病期不断提前。

抑郁可分为三种：一般性抑郁、单极抑郁症和双极抑郁症。一般性抑郁也就是我们通常所说的郁闷，它多来自痛苦和失落。遭遇痛苦和失落时，人会变得懒散，被动，无精打采，不想上班，不想上课，对以前喜欢的东西提不起精神。一般性抑郁非常普遍，大约有1/4 的人处于抑郁状态。就像小感冒一样，一般性抑郁来得快，去得也快。单极抑郁症和双极抑郁症均为病态。双极抑郁症往往伴有躁狂症症状。

抑郁症患者通常有在思想、情绪、行为和身体四个方面存在消极变化，表现为悲观的解释风格，消极的情绪，被动、犹豫不决及自杀行为，并伴随某些身体症状，如没胃口、无法入睡等。这四种消极变化也是临床上诊断抑郁的四个标准。

### 2. 激情

激情是一种强烈的、短暂的、爆发式的情绪状态，常常伴有难以克制的冲动性行为。这种情绪状态往往由个人生活中具有重要意义的事件所引起。在激情状态下，人的认识活动范围缩小，控制力减弱，对自己行为的后果不能做出适当的估价，容易出现轻率的举动。

激情可分为消极激情和积极激情两大类。凡激发人积极向上、符合社会要求的激情是积极激情；凡是对人体有害、不符合社会要求的激情是消极的激情。消极激情状态下的大学生，往往会出现"意识狭窄"，即认识范围缩小，理智分析能力受到抑制，自我控制能力减弱。在激情状态下，人常常不能意识到自己在做什么，不能正确评价自己的行为及后果，会出现以态度代替说理、以感情代替原则、做出一些破坏性事情的情况。如本章案例中的男性司机。因此，我们要善于控制激情，发挥激情的积极作用。有些活动必须要有激情，如作家没有激情就难以写出激动人心的作品，运动员没有激情就难以有超水平的发挥。

### 3. 应激

应激是指在出乎意料的紧张情况下所产生的情绪状态，是人对某种意外的环境刺激所做出的适应性反应。引起应激反应的刺激物十分广泛，既有物质的（如生物和理化刺激物）也有象征性或符号刺激物（心理、社会和文化性刺激物）。

应激状态对人的活动有很大影响，能导致生理和行为的急剧变化。在生理上，表现为心跳过速，呼吸急促，血压升高；在行为上，会导致一定程度的行为紊乱，动作不协调，姿势失常，语无伦次等；在心理上，因意识自觉性降低，可导致思维混乱，判断力减弱，知觉和记忆错误，注意的转移发生困难。

在应激情绪体验产生的同时，身体会自动出现一种类似于"总动员"的反应现象，使个体进入应急状态，以应对面临的困境。因此，应激状态有积极的一面，能够使个体调动潜力，激化器官功能，增强反应能力，是一种特殊的自我防护机制。

由于应激状态常伴随身心能量的消耗，因此，如果长时间处于应激状态，对健康十分不利。加拿大生理学家谢尔耶（H. Selye）的研究表明：应激状态的延续能击溃一个人的生物化学保护机制，使人降低抵抗力，以至被疾病所侵袭。所以应尽量减少或避免不必要的应激状态，学会科学对待应激状态。

【延伸阅读】

#### PTSD——一种创伤性事件导致的精神疾病

PTSD 是 Post – Traumatic Stress Disorder 的缩写，即创伤后应激障碍。目前，其诊断标准和定义尚不确定，但通常是指创伤性事件发生后所导致的精神疾病，多归入焦虑相关精神疾病。

根据发生时间、年龄等，PTSD 可分为多种类型。美国精神医学协会的《精神疾病诊断标准手册》（Diagnostic and Statistical Manual of Mental Disorders）第五版明确了 PTSD 诊断标准。

患者必须有与创伤性事件接触的历史，并且出现以下几种证候群。

闯入：即使你不想，创伤事件也会出现在脑海中，以噩梦、闪回或图像的方式出现。

回避：有麻木、分离的感觉，回避任何可以令你想起创伤事件的事物或人。

高唤起：过度警惕、敏感，如容易受惊、睡眠障碍、易怒，细小的事情也会引起剧烈的情绪反应。

社会功能减退：在人际关系、工作或生活的其他主要方面出现问题。如觉得没人能够理解，觉得无法相信亲人、好友及周围的人，无法稳定地持有一份工作，无法维系一段感情等。

## 三、与情绪相关的概念

### （一）情绪与情感

情感也是描述情绪的概念。情绪与情感都是人对客观事物态度的反映，也是个体对事物与自身关系的直接内心体验，但情绪与情感有区别。在心理学上，情绪和情感是两个完全不同的概念。情感是与人的社会性需要相联系的态度和内心体验，经常用来描述社会性高级感情，即个体所具有的稳定而深刻社会含义的感情反应。情感可分为爱情、亲情、友情、乡情、道德感、美感、理智感、责任感、归属感等。

**1. 情绪与情感的区别**

（1）情绪与个体的生物性需要相联系，如口渴时烦恼、痛饮时快乐属于情绪；情感与人的高级需要相联系，如对祖国的热爱、老友相逢的亲切感属于情感。

（2）产生的时间不同。情绪发生较早，为人和动物所共有；情感体验出现较晚，为人类所特有，而且是个体社会化进程相当阶段后才发生。婴儿出生不久就产生了对身体舒适状态做反应的"笑"等情绪反应，情感则是在与社会接触的过程中逐渐产生的。婴儿对母亲的依恋与爱的情感就是在不断受到爱抚关怀的过程中，愉快的情绪体验持久而稳定下来，从而逐渐培养起来的。

（3）稳定性不同。情绪多与情境相关，情随境迁，随着时间的推移和环境的变化，情绪会相应变化；情感则相对稳定，在较长时间内持续控制着个体的心境。

（4）情绪通常具有较明显的冲动性与外部表现；情感则较深沉，而且经常以内隐的形式存在或以微妙的方式流露出来。

**2. 情绪与情感的联系**

情绪与情感相互联系和依存。情绪包含着情感，受情感的制约，是情感的外在表现；情感是在情绪的基础上产生的，进而发展成为情绪的深层核心，且通过情绪得以实现。反过来，情感又影响情绪反应的方向、强度和持续时间。二者相互依存，相互制约，共同发展。

### （二）情绪与情商

美国心理学家戈尔曼在其《情感智力》一书中第一次提出了"情商"这一概念。戈尔曼指出："情感智商包括了热忱、坚持，以及自我鞭策的能力。"戈尔曼将情商理解为怎样激励自己愈挫愈勇；怎样控制冲动，延迟欲望满足；怎样调适情绪，避免因过度沮丧而影响理性思维；怎样设身处地地为他人着想；怎样对未来永远充满希望。

戈尔曼认为，情商（EQ）是人类最重要的生存能力。人们首先要认识 EQ 的重要性，改变过去只重视 IQ（智商）、认为 IQ 高就能够获得更大成就的传统观念。他通过科学论证得出结论，"EQ 是人类最重要的生存能力"，人生的成就至多 20% 可归于 IQ，另外 80% 则要受其他因素（尤其是 EQ）的影响。因此，必须重视 EQ，并号召大力提升年轻一代的 EQ。

情商到底是什么呢？情商是指个人对自己情绪的把握和控制、对他人情绪的揣摩和驾驭，以及对人生的乐观程度和面临挫折的承受能力。它是人的一种涵养和社会智力，是一种心灵力量，是人的另一种形式的智慧。它代表一个人认识、控制、调节自身和他人情感情绪的能力。情商的高低能够反映一个人及时地处理情感、情绪水平的高低。情商是相对于智商的一个概念，是情绪、情感商数的简称，也是情绪评定的量度。情商是情感理论的新发展，情商高，才能情绪稳定，立志坚强，乐观豁达，才有利于自身学习、工作及人际关系的调整。

具体说来，情商包含 5 种能力。

**1. 认识自己的情绪**

认识情绪的本质是情感智商的基石。当人出现某种情绪时，应该承认并认识这些情绪，而不是躲避或推脱。只有对自己的情绪有更大的把握，才能成为生活的主宰，才能更好地指导自己的人生。

**2. 妥善管理情绪**

情绪管理是指能够自我安慰，能够调控自我的情绪，使之适时、适地、适度。这种能力具体表现在可以自我调整，有效地摆脱焦虑、沮丧、激怒、烦恼等因失败而产生的消极情绪的侵袭。这方面能力较低的人常常无法摆脱低落的情绪，而这方面能力高的人可以从人生挫折和失败中迅速跳出，重整旗鼓，迎头赶上。

**3. 自我激励**

自我激励是指能将情绪专注于某项目标上，为了达成目标而调动、指挥情绪的能力。任何方面的成功都必须有情绪的自我控制。拥有这种能力的人能够集中注意力、自我把握、发挥创造力、积极热情地投入工作，并取得杰出的成就。缺乏这种能力的人，则易半途而废。

**4. 认知他人的情绪**

认知他人的情绪即移情的能力，是在自我认知的基础上发展起来的最基本的人际技巧。具有这种能力的人，能通过细微的线索，敏锐感受到他人的需要与欲望，能分享他人的情感，对他人的处境感同身受，能客观理解、分析他人情感。这是与他人正常交往、实现顺利沟通的基础。

**5. 人际关系的管理**

人际关系的管理是管理他人情绪的艺术。大体而言，人际关系的管理就是调控与他人情绪反应的技巧。具有这项能力的人，常是社交的佼佼者；反之则易于攻击他人、不易与人协调合作。因之一个人的人缘、领导能力及人际和谐程度都与这项能力有关。

情商的基本内涵包括两个方面：一是要随时随地认识、理解并妥善管理好自身的情绪；二是要随时随地认识、理解并妥善管理好他人的情绪。

情商的水平不像智力水平那样可用测试分数较准确地表示出来，它只能根据个人的综合表现进行判断。心理学家认为，情商水平高的人具有如下的特点：社交能力强，外向而愉快，不易陷入恐惧或伤感，对事业较投入，为人正直，富于同情心，情感生活较丰富但不逾矩，无论是独处还是与许多人在一起都能怡然自得。

【延伸阅读】

棉花糖实验

1960 年，著名心理学家瓦尔特·米歇尔（Walter Mische）进行了一项实验。在斯坦福大学附属幼儿园里选择了一群 4 岁的孩子。这些孩子多为斯坦福大学教职员工及研究生的子女。让这些孩子走进一个大厅，每位孩子的面前放着一块棉花糖。测试老师对孩子们说："老师出去一会儿，如果你能坚持到老师回来还没有把自己面前的棉花糖吃掉，老师就再奖励你一块。如果你没等到老师回来就把棉花糖吃掉了，你就只能得到你面前的这一块。"

在十几分钟的等待中，有的孩子因缺乏控制能力，经不住糖的甜蜜诱惑，把糖吃掉了。有的孩子领会了老师的要求，尽量使自己坚持下来，以得到两块糖。他们用各自的方式使自己坚持下来。有的把头放在手臂上，闭上眼睛，不去看那诱人的棉花糖；有的自言自语、唱歌、玩弄自己的手脚；有的努力让自己睡着。最后，这些有控制能力的小孩如愿以偿，得到了两块棉花糖。

研究者对接受这次实验的孩子进行了长期跟踪调查。中学毕业时的评估结果显示，4岁时能够耐心等待的人在校表现优异，入学考试成绩普遍较好；而控制不住自己、提前吃掉棉花糖的人，则表现相对较差。进入社会后，只得到一块棉花糖的孩子普遍不如得到两块棉花糖的孩子取得的成就大。这项测试使人们认识到过去高估了智商在人生成就方面的作用，而忽视了情商在人生成就与生活幸福方面所起到的重要作用。正是这项测试引发了人们对情感智力的研究。

【自我探索】

测试一

### 大学生情绪稳定自我测试

指导语：下面几组自测题，从情绪的稳定度、精力的充沛度、情绪的控制度、生活的充实度四个方面各提出了 15 个问题，请你轻松、自如，不要深思熟虑，不要欺骗自己，要真诚而坦率地回答，符合你情况的在括号内打"√"，不符合你情况的在括号内打"×"。

**一、情绪稳定度**

1. 无论发生什么事，都可以毫不在乎地思考别的事情（　　）。
2. 不计小隙，经常保持坦率、诚恳的态度（　　）。
3. 有担心的事情，往往写在纸上进行整理（　　）。
4. 做事时通常给自己定一个比较实际的目标（　　）。
5. 失败时认真反省原因，不会愁眉不展（　　）。
6. 有许多自娱自乐的爱好（　　）。
7. 发生问题时，能倾听他人的意见或劝告（　　）。
8. 工作与学习都有明确的计划（　　）。
9. 尽管他人优于自己，仍然我行我素（　　）。
10 无路可走时，能改变生活的形式和节奏（　　）。
11. 经常满足于一点微小的进步（　　）。
12. 乐于一点一滴地积累有益的东西（　　）。
13. 很少感情用事（　　）。
14. 尽管很想做某一件事，但自己估量不可能实现时就会打消念头（　　）。
15. 抓住主要方面考虑问题，不拘泥细节（　　）。

**二、精力充沛度**

1. 在工作和学习上抱有超过他人的愿望（　　）。

2. 具有积极进取的豪情（　　）。

3. 不满足于普通的生活方式（　　）。

4. 喜欢听取各种人的意见（　　）。

5. 竞争性强，但也有逍遥自在的时候（　　）。

6. 敢于向超过自己能力的目标挑战（　　）。

7. 无论做什么，时间观念都很强（　　）。

8. 能够接受他人的批评（　　）。

9. 经常在脑海里描绘自己要做的事情（　　）。

10. 一时办不到的事，以后总想办法做到（　　）。

11. 做事不管有没有计划，都能井然有序（　　）。

12. 胸襟开阔，从不与人计较小事（　　）。

13. 做事情时每每感觉心中感情激荡（　　）。

14. 不顺心时，常常休闲地度过一段时间（　　）。

15. 喜欢与不同类型的人合作（　　）。

### 三、情绪控制度

1. 起床后进行半小时的自我锻炼（　　）。

2. 每天的早餐时间充裕，气氛活跃（　　）。

3. 吟诗唱歌时往往放开嗓子，纵情歌唱（　　）。

4. 入睡前说些鼓励自己的词句（　　）。

5. 不纠缠不愉快的事情（　　）。

6. 与其心事重重，不如马上着手解决（　　）。

7. 精神上有压力时，通过体育锻炼来解决（　　）。

8. 做重要的事情能全力以赴，不顾及其他（　　）。

9. 不管跟谁都不说不文明的话（　　）。

10. 喜欢阅读伟人的传记激励自己（　　）。

11. 善于悉心洞察，冷静判断问题的症结（　　）。

12. 坚信无论什么事情都能成功（　　）。

13. 每日总结当日的事情，心情宽松地入睡（　　）。

14. 常常按规定的时间上厕所（　　）。

15. 有计划地安排闲暇时间（　　）。

### 四、生活充实度

1. 经常与友人交往（　　）。

2. 有自己的特殊爱好（　　）。

3. 能与领导、老师和同学们愉快相处（　　）。

4. 能以宽容的态度对待家庭矛盾（　　）。

5. 吃饭时感到愉快（　　）。

6. 对工作和学习能够胜任（　　）。

7. 只购买自己必需的东西（　　）。

8. 对未来抱有乐观的态度（　　）。

9. 无论干什么都兴致勃勃（　　）。

10. 希望受到他人的注目和重视（　　）。

11. 不容易满足，经常抱怨（　　）。

12. 生活虽然不太好，却很快活（　　）。

13. 不爱花零钱，也不爱买零食（　　）。

14. 对自己目前的工作和学习感到满意（　　）。

15. 对生活各方面感到满意（　　）。

评分与解释：每题选择"是"计1分，"否"不计分。然后将各题得分相加，算出总分。对照表1，找出你属于哪一栏。

**大学生情绪状态自我测试表（分）**

| 项目 | 低 | 一般 | 高 |
|------|------|------|------|
| 情绪稳定度 | 0～5 | 6～12 | 11～15 |
| 精力充沛度 | 0～7 | 8～12 | 13～15 |
| 情绪控制度 | 0～6 | 7～11 | 12～15 |
| 生活充实度 | 0～4 | 5～10 | 11～15 |

情绪稳定度：一般以下者大多患得患失，不能很好地生活，常常拘泥于小事，忙忙碌碌，好费心机。这样的人应该多学一点有关情绪、情感自我调适的知识和方法，不能为一点小事或一次失败而愁眉不展。

一般以上者大多擅长积极地处理事情，在各种困难面前不动摇，但有时会自作聪明而忽略重要问题，所以应提高综合分析能力，做出精密的调查和大胆的决定。

精力充沛度：一般以下者性格懦弱，缺乏与社会竞争的勇气，典型的好好先生，做事情没有干劲，也没有什么雄心壮志，安分守己。这样的人要锻炼自己的精神，振奋自己的身心，敢于向人生挑战。

一般以上者无论做什么事都干劲十足，富于挑战性，对工作满腔热情，以充沛的精力对待每一件事，坚信能不断取得成功，但要注意调节内心的能量，不使自己陷入狂热状态。

情绪控制度：一般以下者不善于情绪的转换和松弛，容易精神疲劳，缺乏集中力，工作效率不高，还容易生病。今后要有意识地实行精神上的自我管理，以适应社会变化，努力保持轻松的心情和清醒的头脑。

一般以上者善于情绪的转换和控制，不拘小节，踏实肯干，遇到困难会积极解决，以实际行动取代烦恼；经常保持轻松心情，努力通过自我暗示消除心中阴影，但要注意与不同的人共事态度应改善，要积极合作。

生活充实度：一般以下者多对生活和工作抱有不满和情绪，很少从生活中得到乐趣。虽然对生活不满有时也是一种积极态度，会促进上进，但要知道对什么不满和不满的症结，积极进行解决。

一般以上者对现实生活相当满足，精神充实，生活和工作心情舒畅，自主神经和内分泌平衡都很好，对任何事情都能正确判断和决策。

测试二

# 情商（EQ）测试

1. 与恋人或爱人发生争吵后，你能在其面前掩饰你的沮丧。
   A. 同意　　　　　　　　B. 不同意

2. 当工作进行不顺利时，你认为这是对未来的一个警告。
   A. 同意　　　　　　　　B. 不同意

3. 在您最好的朋友开口说话以前，你就能分辨出他处于何种精神状态。
   A. 同意　　　　　　　　B. 不同意

4. 当你担忧某件事时，你在夜里几小时难以入睡。
   A. 同意　　　　　　　　B. 不同意

5. 你认为大多数人必须更加努力而不要轻易放弃。
   A. 同意　　　　　　　　B. 不同意

6. 与你最好的朋友告诉您一些好消息相比，你更容易受一部浪漫影片的感染。
   A. 同意　　　　　　　　B. 不同意

7. 当你的情况不妙时，你认为到了你该改变的时候了。
   A. 同意　　　　　　　　B. 不同意

8. 经常想知道别人是怎样看待你的。
   A. 同意　　　　　　　　B. 不同意

9. 你对自己几乎能使每个人高兴起来而感到自豪。
   A. 同意　　　　　　　　B. 不同意

10. 你厌烦讨价还价，尽管你知道讨价还价能使你少花20元钱。
    A. 同意　　　　　　　　B. 不同意

11. 你讲话直率，而且认为这样能使一切事情变得更容易。
    A. 同意　　　　　　　　B. 不同意

12. 尽管你知道自己是正确的，也会转移这一话题，而不愿来一场争论。
    A. 同意　　　　　　　　B. 不同意

13. 你在工作中做出一个决定后，会担心它是否正确。
    A. 同意　　　　　　　　B. 不同意

14. 你不会担心环境的改变。
    A. 同意　　　　　　　　B. 不同意

15. 你似乎是这样一个人：对于周末去干什么，总是能够提出很有趣的设想。
    A. 同意　　　　　　　　B. 不同意

16. 假如有一根魔棒的话，你将挥动它来改变你的外貌和个性。
    A. 同意　　　　　　　　B. 不同意

17. 不管你工作多么尽心尽力，老板似乎总是在催促你。
    A. 同意　　　　　　　　B. 不同意

18. 你认为你的恋人或爱人对你寄予厚望。

    A. 同意                B. 不同意

19. 你认为一点小小压力不会伤害任何人。

    A. 同意                B. 不同意

20. 你会把任何事情都告诉最好的朋友，即使是个人隐私。

    A. 同意                B. 不同意

评定：同意计 1 分，不同意计 0 分。

总分 = 20 题的分数相加。

≥16 分：对自己的能力很自信，处于强烈情感边缘时，不会被击垮。即使愤怒时，也能进行有效的自我控制，保持彬彬有礼的君子风度。在控制情感方面出类拔萃，与他人相处得很融洽。但是太依赖社交技巧，忽视了成功所需的其他重要因素。例如，艰苦奋斗的作风和好的主意。

<16 分≥6 分：能够意识自己与他人的情感，但有时会忽视，不知道这对自己的幸福有多么重要。对下一步提升和买一幢漂亮房子等支配着你的生活，对现实感到不满足。要试着分析和理解你的情感，并按照它去行动，这样你会更幸福。有人可能压制你，使你消沉，但你总能从挫折中吸取教训，重新创造你的优势。

≤6 分：要对他人多一点关心，少关照点自己；喜欢打破常规；短期内会取得一定成果，但有人会抱怨你；容易冲动，试着通过迎合他人得到想要的一切。得分不高不要沮丧，要学会控制消极情感，充分利用积极情感。

## 【学以致用】

训练一

### 个人实践拓展

情感交流：目的是体验人与人之间最高级的交流是情感交流。

活动程序：

1. 与邻座互致问候（或握手，或用眼神，或用语言）。

2. 先谈谈对本课程的体会（寻找共同语言）。

3. 各自向对方说说最近的心情。

4. 说一件让你动心的事。

5. 体验说者和听者如何表现时对方容易产生共鸣，并相互交流看法。

训练二

### 我演你猜

活动目标：通过活动，了解情绪的类别及健康情绪。

活动准备：情绪卡片。

活动步骤：

1. 教师准备六张"情绪卡片"，卡片上分别写喜、怒、哀、惧、爱、恶（厌恶）。

2. 让自愿上台的学生随机抽出一张卡片，用表情、动作等非语言信息表达卡片上所写的情绪，不能用语言表达，台下的同学猜一猜台上同学想要表达什么情绪。

3. 组织学生讨论："情绪有好坏之分吗？为什么？"

4. 学生交流，并请代表发言。

# 第二节　大学生情绪与心理健康

## 【案例导入】

### 忽高忽低

莉是一名大二的女生，快一年了，同学们都说莉很"怪"，对人对事总是一会儿好得不得了，一会儿又差得不行，简直让人受不了。比如，莉与男朋友的关系，两个人好的时候，莉整天笑逐颜开，对室友非常友好，谁都愿意帮助；两个人不好的时候，整天拉着脸，对谁都不理不睬，甚至还无缘无故发生冲突。莉很困惑，怀疑自己是不是永远都长不大？是不是心理有问题？

（资料来源：某高校心理咨询中心）

**思考**

你认为莉同学存在什么问题？

大学生处在青年期，具有青年人共同的情绪特征，情感丰富、复杂、不稳定。此外，大学生这一群体独特的社会地位、知识修养、心理发展特点及生理状况，使他们的情绪具有鲜明的特征。

## 一、大学生的情绪特征

### （一）情绪活动趋向丰富，　高级社会情感逐渐成熟

大学阶段最重要的心理变化是自我意识的不断发展，各种社会的高层次需要不断出现且强度逐渐加强，这一发展在情绪上表现为情绪活动的对象、内容增多；大学生出现较多的自我体验，自我尊重需要强烈，自卑、自负情绪活动明显。同时，理智、美感、集体荣誉感等高级情感也有所发展，确立了道德、正义观，当出现与之不符的观念与行为时，通常会感到自己犯有过错，感到痛苦，出现自责，情绪体验极端痛苦。大学时期社会情感的发展决定了这一时期情感教育的重要性。学校、家庭及全社会都应关注大学生情绪和情感教育，采取针对性措施，培养大学生良好的高级社会情感。

### （二）情绪的波动性与两极性

由于大学生的人生观、价值观尚未定型，认知能力还有待提高，其情绪活动往往强烈而不能持久。其情绪活动随着其认知标准的改变而改变，情绪起伏波动比较多，常在两极之间动荡：时而平静、时而激动，时而积极、时而消极，时而肯定、时而否定，今天情绪高涨、精神振奋，明天就可能情绪低落、萎靡不振，容易从一个极端走向另一个极端。大

学生的情绪往往来得快，平息得也快，学习成绩的优劣、同学关系的好坏、恋爱的成败等都会引起情绪波动，使情绪呈现波动性和两极性。

本节案例导入中莉同学就是受到了情绪的困扰。然而，正是因为人有喜、怒、哀、乐等情绪，才使生活多姿多彩。大学生正处在生理和心理发展的高峰期，也是情绪发展变化最丰富的时期，情绪体验丰富，如快乐、开心、忧愁、郁闷等。情绪浸润着大学生学习、生活的方方面面，积极的情绪体验，使他们自信乐观；消极的情绪体验，使他们萎靡不振。了解情绪的有关知识、提高情绪认知、培养良好的情绪是增进心理健康的重要途径。

### （三）情绪的冲动性与爆发性

心理学家霍尔（G. S. Hall）认为，青年期处于"蒙昧时代"向"文明时代"的过渡期，特点是动摇的、起伏的，往往出现相互对立的冲突，他将这一时期称为"狂风暴雨"时期。大学生在情绪体验上特别强烈并富有激情，由于其意志能力的发展不够完善，理智常常驾驭不了情感，故而情绪一旦爆发，就会借助于冲动的力量驱使，在语言、神态及动作等方面失去控制，忘却其他事物的存在，从而产生破坏性行为。在处理同学关系、师生关系的矛盾时，在对待学业中的挫折时，他们常常易走极端，给自己及他人带来伤害。青少年犯罪，如打架、斗殴等，往往都是因为对小事处理不够冷静，进而发展至激怒，导致意外的发生。

### （四）情绪的矛盾性与复杂性

大学阶段，大学生常常面临许多重大选择，这时常会出现一种矛盾和复杂的情绪状态。如有的大学生因追求事业成功而自信，又常常因为条件所限或意志力不强而自卑自责，唉声叹气；有的因成绩好、获得奖学金而愉快、欣喜，又因个别同学的闲言碎语而担心害怕、焦虑不安。他们希望自己具有独立性，但同时又有依赖他人的需要；既希望得到他人理解，又不愿意接受他人关心。这些都使大学生呈现出复杂、矛盾的情绪。

### （五）情绪的外显性和内隐性

大学生对外界刺激反应迅速敏感，喜、怒、哀、乐常形于色，与成年人相比，更加外露和直接；但与中小学生相比，则文饰、隐藏或抑制自己的真实情感，表现出内隐、含蓄的特点。一般而言，大学生的很多情绪往往一眼就能看出，如考试成绩好时，班、系、校文体比赛获胜时会欢呼雀跃；学校因某种原因突然断水、停电时，常常会敲盆打碗，喜形于色。由于自制力的逐渐增强，以及思维的独立性和自尊心的发展，其情绪的外在表现与内心体验并非总是一致的，在某些场合和特定问题上，有些人会隐藏或抑制自己的真实情感，表现出内隐、含蓄的特点。例如，对学习、交友、恋爱和择业等具体问题，往往深藏不露，具有很大的内隐性。

### （六）情绪趋向心境化

所谓心境化，即某种情绪状态一旦被激发出来，即使外部刺激因素已经消除，这种情绪状态仍然持续。情绪的心境化是大学生情绪的重要特点。中学生的情绪特点往往受制于外界情境，随着情境的变化，情绪反应来得快，消失得也快；而大学生情绪反应往往不会随着外界刺激环境的改变随即消失，而表现出一定的延迟性，趋向心境化，持续时间较长。例如，一次考试的成功所引起的愉快心情会持续一段时间；同样，一次考试的失败也会导致数日心情不好。大学生中存在的一些情绪困扰，如焦虑、抑郁、自卑等往往与消极情绪的心境化有关。

## 二、大学生健康心理情绪的标准

判断一个人的情绪是否健康有一定的标准，但它不像生理健康标准那么具体、准确。健康情绪与不健康情绪之间的区别是相对的，很难有一个严格的界限。一般来说，情绪的目的性恰当、反应适度、理性强是情绪健康的重要标准。就大学生而言，健康的情绪主要有以下特征。

### （一）情绪的基调是积极、乐观、稳定的

在人的情绪中消极情绪是不可避免的，但总体而言，一个人应当能在较长时期内保持积极情绪，如热情、乐观、愉快，对自己、对生活充满信心，这是情绪健康的重要特征。大学生积极、乐观、稳定的情绪特征表现为关心社会生活的变化，关心国际国内大事，对生活有强烈的兴趣；积极参与社会生活，乐于参加各类活动；努力克服各种困难，追求积极向上的生活目标，在奋斗中体验快乐。如果一个大学生感到生活空虚、无聊、没有意义，从而对生活产生厌倦感，就是情绪不健康的表现。

### （二）情绪稳定，善于控制和调节情绪

大学生所处的青年期是情绪容易激动的时期，而且易产生一些过激行为。随着年龄的增长、认识水平的不断提高和自我意识的发展，他们对情绪进行自我调节与控制的能力不断增强，学会了调节情绪，既能克制约束，又能适度宣泄、不过分压抑，在不同的时间和场合恰如其分地表达情绪，使情绪的表达既符合社会的要求，也符合自身的需要。

### （三）情绪反应适度

情绪健康者的情绪反应是由适当的原因所引起的，情绪反应的强弱和引起该情绪的情境相符合，既不反应过度，也不冷漠麻木。大学生处于青年期，具有青年人的情绪特点。青年人情绪的敏感性和反应的强度一般高于成人，他们遇到兴奋的事，如节日喜庆或球赛获胜时，比成年人更容易激动，常常会欢呼雀跃。但是如果大学生的情绪反应既与现实不符，也与同龄人的情绪反应不符，表现出类似儿童的幼稚、冲动且缺乏自控力，则是情绪不健康的表现。

【自我探索】

**情绪类型自我测试**

**一、测试说明**

回答以下问题，将每题分值相加的总和与结果对照，以确定情绪状况与类型。

## 二、测试题目

1. 如果让你选择，你更愿意_____
   A. 同许多人一起工作并亲密接触（3分）
   B. 与一些人一起工作（2分）
   C. 独自工作（1分）

2. 当为解闷而读书时，你喜欢_____
   A. 读史书、秘闻、传记类（1分）
   B. 读历史小说、社会问题小说（2分）
   C. 读幻想小说、荒诞小说（3分）

3. 对恐怖影片的反应_____
   A. 不能忍受（1分）　　　　B. 害怕（3分）　　　　C. 很喜欢（2分）

4. 以下哪种情况符合你_____
   A. 很少关心他人的事（1分）　　B. 关心熟人的生活（2分）
   C. 爱听新闻，关心他人的生活细节（3分）

5. 去外地时，你会_____
   A. 为亲戚们的平安感到高兴（1分）
   B. 陶醉于自然风光（3分）
   C. 希望去更多的地方（2分）

6. 看电影时你会哭吗或觉得要哭吗
   A. 经常（3分）　　　　B. 有时（2分）　　　　C. 从不（1分）

7. 遇见朋友时，经常是_____
   A. 点头问好（1分）　　　　B. 微笑、握手和问候（2分）
   C. 拥抱他们（3分）

8. 如果在车上有烦人的陌生人要你听他讲自己的经历，你会_____
   A. 显示你颇有同感（2分）　　B. 真的很感兴趣（3分）
   C. 打断他，做自己的事（1分）

9. 是否想过给报纸的问题专栏写稿
   A. 绝对没想过（1分）　　B. 有可能想过（2分）　　C. 想过（3分）

10. 被问及私人问题，你会_____
    A. 感到不快活和气愤，拒绝回答（3分）
    B. 平静地说出你认为适当的话（1分）
    C. 虽然不快，但还是回答了（2分）

11. 在咖啡店里要了杯咖啡，这时发现邻座有一位姑娘在哭泣，你会_____
    A. 想说些安慰话，但却羞于启口（2分）
    B. 问她是否需要帮助（3分）
    C. 换个座位远离她（1分）

12. 在朋友家聚餐，朋友跟他爱人吵起架来，你会_____
    A. 觉得不快，但无能为力（2分）

　　B. 立即离开（1分）

　　C. 尽力为他们排解（3分）

13. 送礼物给朋友_____

　　A. 仅仅在新年和生日（1分）

　　B. 全凭兴趣（3分）

　　C. 在觉得有愧或忽视他们时（2分）

14. 一个刚相识的人对你说了些恭维话，你会_____

　　A. 感到窘迫（2分）　　　　　B. 谨慎地观察对方（1分）

　　C. 非常喜欢听，并开始喜欢对方（3分）

15. 如果因家事不快，上班时你会_____

　　A. 继续不快，并显露出来（3分）

　　B. 工作起来，把烦恼丢在一边（1分）

　　C. 尽量理智，但仍因压不住火而发脾气（2分）

16. 生活中的一个重要关系破裂了，你会_____

　　A. 感到伤心，但尽可能正常生活（2分）

　　B. 至少短时间感到痛心（3分）

　　C. 无可奈何地摆脱忧伤之情（1分）

17. 一只迷路的小猫闯进你家，你会_____

　　A. 收养并照顾它（3分）　　　B. 扔出去（1分）

　　C. 想给它找个主人，找不到就让它安乐死（2分）

18. 对于信件或纪念品，你会_____

　　A. 刚收到时便无情地扔掉（1分）

　　B. 保存多年（3分）

　　C. 两年清理1次（2分）

19. 是否因内疚或痛苦而后悔_____

　　A. 是的，一直很久（3分）　　B. 偶尔后悔（2分）

　　C. 从不后悔（1分）

20. 与羞怯或紧张的人谈话，你会_____

　　A. 因此感到不安（2分）　　　B. 觉得逗他讲话很有趣（3分）

　　C. 有点生气（1分）

21. 你喜欢的孩子是_____

　　A. 很小的时候，而且有点可怜（3分）

　　B. 长大的时候（1分）

　　C. 能同你谈话的时候，并且形成了自己的个性（2分）

22. 爱人抱怨你花在工作上的时间太多了，你会_____

　　A. 解释这是为了两人的共同利益，仍像以前那样去做（1分）

　　B. 试图将更多的时间花在家庭上（3分）

　　C. 对两方面的要求感到矛盾，并试图使两个方面都令人满意（2分）

23. 一场特别好的演出结束后，你会____

    A. 用力鼓掌（3分）        B. 勉强鼓掌（1分）

    C. 加入鼓掌，但觉得很不自在（2分）

24. 当拿到母校出的一份刊物时，你会____

    A. 读一遍后扔掉（2分）      B. 仔细阅读，并保存起来（3分）

    C. 不看，直接扔进垃圾桶（1分）

25. 看到路对面有熟人时，你会____

    A. 走开（1分）

    B. 招手，如对方没有反应便走开（2分）

    C. 走过去问好（3分）

26. 听说一位朋友误解了你的行为，并且正在生你的气，你会____

    A. 尽快联系，做出解释（3分）

    B. 等朋友自己清醒过来（1分）

    C. 等待适宜的时机再联系，但对误解的事不做解释（2分）

27. 对于不喜欢的礼物，你会____

    A. 立即扔掉（1分）

    B. 热情地保存起来（3分）

    C. 藏起来，仅在赠者来访时才摆出来（2分）

28. 你对示威游行、爱国主义行动、宗教仪式的态度是____

    A. 冷淡（1分）        B. 感动得流泪（3分）      C. 使你窘迫（2分）

29. 有没有毫无理由地感觉过害怕____

    A. 经常（3分）        B. 偶尔（2分）      C. 从不（1分）

30. 哪种情况与你最相符____

    A. 十分留心自己的感情（2分）

    B. 总是凭感情办事（3分）

    C. 感情没什么要紧，结局才最重要（1分）

## 三、测验结果分析

30～50分：理智型情绪。很少为一些事而激动，即使生气也表现得很有克制力。主要弱点是对他人的情绪缺乏反应。爱情生活很局限，而且会有人说你是"冷血动物"。目前需要松弛自己。

51～69分：平衡型情绪。时而感情用事，时而十分克制。即使在恶劣的环境下握起拳头，但仍能从情绪中走出来。很少与人争吵，爱情生活十分愉快、轻松。即使配偶陷入情感纠纷，也能处理得很妥帖。

70～90分：冲动型情绪。是非常重感情的人。如果是女性，一定是眼泪的俘虏。如果是男性，可能非常随和，但好强，且喜欢自我炫耀。会经常陷入短暂的风暴式爱情纠纷，因此麻烦百出。劝你冷静简直是不可能的事情。有必要提醒你，限制自己。

# 第三节 大学生常见的不良情绪表现

情绪活动是人类生活的一部分，人只要活着就会有情绪的困扰。情绪对人的影响具有两面性，既是人类生活的发动机，又会因发动机故障而影响人的正常生活。判断情绪好坏和正常与否的标准，关键是情绪的"度"。适度的情绪是人类在进化过程中获取的、有利于种族生存发展的适应机制，即使是通常视为消极的情绪，如悲伤、忧虑等，若能保持在适度范围也不会对人体造成伤害；而通常视为积极的情绪，如兴奋、欣喜，过头也会导致灾难，如范进中举一般。判断情绪反应是否适度，要看其情绪体验和行为是否与诱发刺激的强度成比例，考试前感到一些紧张是正常的，但紧张到不知所措、坐立不安则是过度的情绪反应。

根据起因不同，大学生常见的情绪问题可分为情绪反应过度和情绪反应不足两个方面。

## 一、情绪反应过度

### （一）激动易怒

愤怒是由于外界干扰，愿望实现受到压抑，目的受到阻碍，从而逐渐积累紧张而产生的情绪体验，程度上可分为不满、气恼、愤怒、暴怒、狂怒等。愤怒不利于身心健康，会破坏心理平衡，使思维能力降低，自我控制力下降，容易做出不理智的事情。

大学生正处在身心快速发展、情感丰富强烈、情绪波动大的青年期，与其他同龄人相比，显得更加自尊、争强好胜，因而容易在外界刺激下激起愤怒情绪。易怒是大学生常见的一种消极情绪，有的大学生因一件小事或一句话就怒形于色，出口伤人，拔拳相向，行为不能自控，做事不计后果，甚至殴人致伤，做出违法犯罪的事情。然而盛怒之后又追悔莫及。正如古希腊学者毕达哥拉斯所言："愤怒以愚蠢开始，以后悔告终。"有这种易怒性格的人，让人不敢接近，从而导致其人际关系紧张。

### （二）焦虑

焦虑是个体主观上预料将会有某种不良后果产生或某种模糊的威胁、危险出现时的一种不安情绪，并伴有忧虑、烦恼、害怕、紧张等情绪体验。它常常没有明确的对象和具体内容。人的精神状态、认知、行为和身体状况常不由自主地受其影响。被焦虑所困扰的大学生常出现烦躁不安、思维受阻、行动不灵活、身体不舒服、失眠等现象。然而生活中暂时的焦虑并不是心理异常。在这个发展、变化极快的社会，绝大多数人都可能有过焦虑体验。而大学生在学习、前途、人际交往、婚恋、社会适应等方面常遇到很多问题，使得焦虑在大学生这一特殊人群中的发生率偏高。适度的焦虑可以提高人的警觉水平，促使人投入行动，从而尽快适应环境，有利于工作、学习效率的提高；无焦虑或焦虑不足，会缺乏工作、学习动力，导致注意力分散，效率下降；而过度的焦虑则是有害的，因为它妨碍人准确地认识、分析和考察自己所面临的挑战与环境条件，难以做出符合理性的判断和决定，不利于发挥效能，影响大学生的学习和生活。

## 二、情绪反应不足

### （一）抑郁

抑郁是一种愁闷的心境，表现为没有激情、言语减少、食欲不振等生理和心理反应。抑郁在大学生群体中表现较为普遍。例如，有些学生因为无法面对生活、学习的压力，或是对所学的专业不满意而陷入郁闷之中，表现为对生活、学习失去兴趣，无法体验到幸福，行为活动水平下降，回避人际交往。严重者还伴有恶劣心境，失眠，甚至有自杀倾向。特别需要指出的是，抑郁情绪与抑郁症既有联系，又有质的区别。前者属于一种不良情绪困扰，需要的是心理上的调整；后者则属于心理疾病范畴，需要及时到专业机构就诊。

### （二）压抑苦闷

压抑是当情绪和情感被过分克制约束、不能适度表达和宣泄时所产生的内心体验，它含有苦闷、烦恼、困惑、寂寞等诸多情绪。

导致大学生压抑苦闷的原因很多。大学生兴趣广泛，精力充沛，渴望体验丰富多彩的大学生活，然而繁重的学习任务、激烈的竞争，加之单调枯燥的业余生活，使大学生文化生活需要得不到满足，他们往往感到乏味、压抑。另外，人际关系紧张、失恋的痛苦、对社会现实难以理解所产生的疑惑等，都会使他们产生压力感，如果长期无法宣泄便形成压抑。

处于压抑苦闷状态的大学生常常感到自己的情感不能得到倾诉，表现为精神萎靡不振，缺乏朝气活力，整日唉声叹气，感觉活得累，丧失广泛兴趣，与人交往缺乏热情，逢人好发牢骚，对他人的喜怒哀乐缺乏共鸣，长期压抑会导致心理疾病。

### （三）冷漠

冷漠是一种对人对事漠不关心的消极情绪体验。情绪冷漠的大学生，在行为上常表现为对生活缺乏热情，对集体活动漠不关心，对周围的同学态度冷淡，对学习应付了事、缺乏兴趣，大多独来独往，十分孤僻。日本心理学家松原达哉教授形容此情绪状态的学生是无欲望、无关心、无气力的"三无"学生。

产生冷漠的主要原因是人的生理、心理与外界客观环境的矛盾冲突，情感冷漠的人往往与他的个人经历和个性特点等有关。如有的人从小缺乏父母的关爱，与家人关系冷淡，有的人自己的努力长期得不到承认，好心得不到理解等，都容易使他们渐渐产生冷漠情绪。另外具有思维方式片面、固执、心胸狭窄、耐受力差、过于内向等个性特点的大学生更容易在遭受挫折时产生冷漠情绪。事实上，表现冷漠的人往往内心很痛苦、孤寂，具有强烈的压抑感。由于巨大的心理能量无法释放，便会破坏心理平衡，并严重影响身心健康。

## 【自我探索】

测试一

### 焦虑自评量表（SAS）

焦虑是一种比较普遍的精神体验，长期存在焦虑反应的人易发展为焦虑症。本量表包含 20 个项目，分为 4 级评分，仔细阅读以下内容，根据最近 1 星期的情况如实回答。

填表说明：所有题目均共用答案，在 A、B、C、D 下打"√"，每题限选一个答案。

自评答案：A. 没有或很少时间；B. 小部分时间；C. 相当多时间；D. 绝大部分或全部时间。

| 题号 | 题项 | | 选项 | | |
|------|------|---|---|---|---|
| 1 | 我觉得比平时容易紧张或着急 | A | B | C | D |
| 2 | 我无缘无故地感到害怕 | A | B | C | D |
| 3 | 我容易心里烦乱或感到惊恐 | A | B | C | D |
| 4 | 我觉得我可能将要发疯 | A | B | C | D |
| *5 | 我觉得一切都很好 | A | B | C | D |
| 6 | 我手脚发抖打战 | A | B | C | D |
| 7 | 我因为头疼、颈痛和背痛而苦恼 | A | B | C | D |
| 8 | 我觉得容易衰弱和疲乏 | A | B | C | D |
| *9 | 我觉得心平气和，并且容易安静坐着 | A | B | C | D |
| 10 | 我觉得心跳得很快 | A | B | C | D |
| 11 | 我因为一阵阵头晕而苦恼 | A | B | C | D |
| 12 | 我有晕倒发作，或觉得要晕倒似的 | A | B | C | D |
| *13 | 我吸气、呼气都感到很容易 | A | B | C | D |
| 14 | 我的手脚麻木和刺痛 | A | B | C | D |
| 15 | 我因为胃痛和消化不良而苦恼 | A | B | C | D |
| 16 | 我常常要小便 | A | B | C | D |
| *17 | 我的手脚常常是干燥温暖的 | A | B | C | D |
| 18 | 我脸红发热 | A | B | C | D |
| *19 | 我容易入睡并且一夜睡得很好 | A | B | C | D |
| 20 | 我做噩梦 | A | B | C | D |

评分标准：正向计分题 A、B、C、D 按 1、2、3、4 分计；反向计分题（标注 * 的题目题号：5、9、13、17、19）按 4、3、2、1 计分。总分乘以 1。25 取整数，即得标准分。低于 50 分为正常；50~60 分为轻度焦虑；61~70 分为中度焦虑，70 分以上为重度焦虑。

测试二

### 抑郁自评量表（SDS）

本量表包含 20 个项目，分为 4 级评分，为保证调查结果的准确性，务请您仔细阅读以下内容，根据最近 1 星期的情况如实回答。

填表说明：所有题目均共用答案，在 A、B、C、D 下打"√"，每题限选一个答案。

自评答案：A. 没有或很少时间；B. 小部分时间；C. 相当多时间；D. 绝大部分或全部时间。

| 题号 | 题项 | 选项 | | | |
|---|---|---|---|---|---|
| 1 | 我觉得闷闷不乐，情绪低沉 | A | B | C | D |
| *2 | 我觉得一天之中早晨最好 | A | B | C | D |
| 3 | 我一阵阵哭出来或想哭 | A | B | C | D |
| 4 | 我晚上睡眠不好 | A | B | C | D |
| *5 | 我吃的跟平常一样多 | A | B | C | D |
| *6 | 我与异性密切接触时和以往一样感到愉快 | A | B | C | D |
| 7 | 我发觉我的体重在下降 | A | B | C | D |
| 8 | 我有便秘的苦恼 | A | B | C | D |
| 9 | 我心跳比平时快 | A | B | C | D |
| 10 | 我无缘无故地感到疲乏 | A | B | C | D |
| *11 | 我的头脑跟平常一样清楚 | A | B | C | D |
| *12 | 我觉得经常做的事情并没困难 | A | B | C | D |
| 13 | 我觉得不安而平静不下来 | A | B | C | D |
| *14 | 我对将来抱有希望 | A | B | C | D |
| 15 | 我比平常容易生气激动 | A | B | C | D |
| *16 | 我觉得做出决定是容易的 | A | B | C | D |
| *17 | 我觉得自己是个有用的人，有人需要我 | A | B | C | D |
| *18 | 我的生活过得很有意思 | A | B | C | D |
| 19 | 我认为如果我死了别人会生活得更好些 | A | B | C | D |
| *20 | 平常感兴趣的事我仍然照样感兴趣 | A | B | C | D |

评分标准：正向计分题 A、B、C、D 按 1、2、3、4 分计；反向计分题（标注 * 的题目，题号：2、5、6、11、12、14、16、17、18、20）按 4、3、2、1 计分。总分乘以 1。25 取整数，即得标准分。低于 50 分为正常；50~60 分为轻度焦虑；61~70 分为中度焦虑，70 分以上为重度焦虑。

# 第四节　大学生良好情绪的培养

【案例导入】

## 幸福的人更长寿吗

1932 年欧潘在密尔沃基宣誓成为修女。她在圣母修道院宣誓：决定把自己的一生奉献给幼儿教育。她在简短的自传中写道：感谢上帝赐予我无价的美德。过去一年在圣母修道院的日子非常愉快！我很开心地期待正式成为修道院的一员，与慈爱天主一起开始新生活。

在同一年，同一座城市发同样愿的丹那莉在她的自传中写道：我出生于1909年9月26日，是家里七个孩子中的老大……在修道院见习的一年中，我教授化学和二年级拉丁文。承蒙上帝恩宠，我愿倾心尽圣职，以宣扬教义并完成自我修炼人。

（资料来源：赛利格曼《真实的幸福》）

**两种说法**

说法一：

"没有爱我活不下去。"

"除非每一件事都完美，否则我就是一个失败者。"

"除非每一个人都喜欢我，否则我就是一个失败者。"

"任何问题都有答案，我必须找到它。"

说法二：

"爱情的确很珍贵，但很难得到。"

"尽力就是成功。"

"有人喜欢你也肯定有人讨厌你。"

"生活中免不了有许多问题。我只能挑最重要的去处理。"

（资料来源：赛利格曼《活出最乐观的自己》）

**思考**

1. 比较两位修女自传中的话，哪一个更幸福。

2. 比较说法一、说法二有什么区别。

大学生保持良好的情绪和高尚的情感，对其身心健康和正确的人生观、价值观的形成至关重要。由于不良情绪会妨碍人的身心健康，因此，心理学家主张对大学生的情绪进行科学指导，并提倡大学生进行自我调节。大学生良好情绪的培养可以从以下几个方面入手。

## 一、情绪疏泄法

心理学认为，当一个人受到挫折后，用意志力量压抑情绪虽能缓解表面紧张，但却会给身心带来伤害。人的情绪处于压抑状态时，应当加以合理宣泄，缓解不良情绪的困扰和压抑，恢复正常的情绪状态。

情绪疏泄法是指当大学生处于较激烈的情绪状态时，用社会允许的方式直接或者间接地表达其情绪体验。简而言之，就是高兴就笑，伤心就哭。实践表明，坦率地表达内心的愤怒、苦闷和抑郁情绪，心情会变得舒畅些，压力会减少一些，与情绪体验同步产生的生理改变也将较快地恢复正常。

情绪疏泄法也有"度"的问题，不能把合理的情绪疏泄理解为疯狂式的情绪发泄。如以暴力或其他不恰当的方式发泄情绪，后果往往很严重，不但不利于问题的解决，反而会引发新的问题。大学生之间发生矛盾时，如情绪冲动出手打架伤人，一时的痛快可能会带来以后的痛悔。所以情绪疏泄法强调合理性，情绪的发泄不能损害其他人的利益。

宣泄的方式多种多样，常用的有：

（1）倾诉　在内心忧虑时，可以向知心朋友或老师、家长倾诉，敞开心扉，将心中的郁闷、不快通通倾吐出来，以获得他人的理解和劝导，重新获得心理平衡。

（2）剧烈的运动　如果盛怒时，找份体力活猛干一阵，或进行较大运动量的体育运动，也有助于释放激动情绪带来的能量。

（3）转移注意　情绪不佳时，转移自己的注意力是一种控制情绪的好办法。苦闷、烦恼时做些自己喜欢的事，或置身于另一种环境气氛中，从而转移注意力。如出去散散步、听听音乐或找朋友玩等，都可以摆脱不良情绪的困扰，使人心情舒畅一些。

（4）哭喊　过度悲伤时，不妨大哭一场，因为哭能释放能量，把眼泪排出体外，对身体有利，也可以调节机体平衡。宣泄法提倡发泄情绪、疏导情绪，达到正常值。值得一提的是，情绪的发泄不应毫无顾忌，而应以不影响他人的学习、休息和工作为原则。

有的大学生产生压抑情绪后，不愿讲出来，不做合理的宣泄，时间长了，往往会造成严重后果。若遇此情况，不妨用宣泄来排解自己的不良情绪。

## 二、自我调节法

情绪困扰常见的自我调节方法有放松训练法、音乐疗法、想象放松法等。

### （一）放松训练法

放松训练是一种通过肌体的主动放松来增强人对自我情绪的控制能力的有效方法。如减轻肌肉紧张、减慢呼吸节律、心律减慢等，都能使焦虑等不良情绪得到缓解。当感到压力时，应使自己静下来 10～15 分钟，集中精力于呼吸上，计算呼和吸次数。这样可以放松身心，减轻压力感。此外可进行肌肉放松，采用站、坐、卧的姿势，以卧式为主，放松之前先充分体验全身紧张的感觉，然后从头到脚依次放松。

### （二）音乐疗法

音乐作为一种艺术，是人的情绪、情感的一种表现方式，曲调和节奏不同的音乐可以给人带来不同的情绪感受。利用音乐调节情绪已得到广泛运用。心理学家通过研究证实，音乐能通过人的听觉器官和神经传入人体，与肌体的某些组织结构发生共鸣，激发人体的能量；音乐还能促使人体分泌一些有益于健康的激素，起到调节血液流量和使神经细胞兴奋的作用。好的音乐能够诱导人转移消极情绪，使精神和注意力集中到音乐的积极形象上，改变人的心境。心情郁闷时，可以选择《蓝色多瑙河》《卡门》《渔舟唱晚》等意境广阔、充满活力、节奏明快、旋律流畅的音乐，以振奋精神；情绪不佳时，可以选择节奏舒缓、旋律清逸的音乐，以达到镇静、安慰的作用。

### （三）想象放松法

在受到不良情绪困扰时，适当运用想象放松法会有一定帮助。选择一种自己感觉比较舒适的方式和一个安静的环境，然后全身放松，开始进行想象。通常是想象一些美好的景物和愉快的经历等。如想象自己躺在沙滩上感受阳光的温暖，耳边能听到海浪拍岸的声音，微风徐来，有说不出的舒畅感受。接着想象自己离开海滩归来，再慢慢睁开眼睛。想象会使人心里安静，非常放松、自在。此外，气功、认知训练等也是放松调节情绪的有效途径。

### 三、善用社会支持系统

当大学生陷入较严重的情绪障碍时，有必要向社会支持系统寻求帮助。每个大学生都应该善于利用自己的社会支持系统，以寻求在心理方面的支持和帮助，如亲人、朋友，或者专业的社会工作者、心理医生。

社会支持系统的存在有多方面的意义：①可以获得倾诉的对象，苦恼的人将苦恼向他人倾诉之后会有轻松解脱的感觉。大学生应该经常主动、自觉地利用好这种情绪调控手段。②他人可以提供不同的视角和思路，帮助自己走出个人习惯的思维模式，重新评价困境，寻找新的出路。③通过与他人沟通，获得心理上的支持和力量，帮助自己摆脱无能为力的消极感受，重新获得能够控制事物发展方向的感受。④社会工作者和心理医生可以提供专业性的意见和建议，运用心理学手段和方法帮助自己更有效地解除情绪障碍。

### 四、认知情绪管理训练

还记得本节案例导入中的两位修女欧潘和丹那莉在自传中的描述差异吗？欧潘修女用了"非常愉快""很开心地期待"这两个表达幸福感，而丹那莉修女的自传中找不到一丝积极的气息。同样的，说法一、说法二也是对同一事件的不同解释，最终产生的情绪自然也不尽相同。

美国临床心理学家艾利斯在 20 世纪 50 年代创立了合理情绪理论。该理论认为，情绪困扰并不一定由诱发性事件直接引起，常常由经历者对事件的非理性解释和评价所引起。如果改变非理性观念，调整对诱发事件的认识和评价，建立合理的观念，情绪困扰就会消除。

这一理论也称为情绪困扰的 ABC 理论。当我们遇到不好的事情（adversity）时，会不断地去想它，这些思绪很快会凝聚成想法（belief）。这些想法不会停在那里不动，而是会引起后果（consequence），我们的所作所为就是这些想法的直接后果。它是我们放弃、颓废或是振作、再尝试的关键。

一名大学生因考试成绩平平（A）而焦虑，甚至产生抑郁（C），这是因为他有这样的信念（B），在各方面都应当是优秀的、出类拔萃的，否则情况就非常糟糕。

现实生活中的许多情绪困扰的确如此，从非理性的角度去认识某件事情，会使人感到愤怒、沮丧，但换个角度去思考、去认识，便会减弱或消除愤怒、沮丧情绪。《禅海珍言》中有一则"哭婆变笑婆"的故事。京都南禅寺住着一位老太太，她下雨天哭，晴天也哭，成年累月神情懊丧，面容愁苦。南禅寺的和尚问她："你怎么总是哭呢？"她边哭边回答："我有两个女儿，大女儿嫁给了卖鞋的，小女儿嫁给了卖伞的。天晴的日子，我想到小女儿的伞一定卖不出去；下雨的时候，我又想到大女儿那一定没有人去买。我怎么能不伤心落泪呢？"和尚劝她："天晴时，你应去想大女儿一定生意兴隆；下雨时，你该想到小女儿的伞一定卖得很多。"老太太当即"顿悟"，破涕为笑。此后，她的生活内容没变，但由于观察生活的角度变了，便由"哭婆"变成了"笑婆"。换个角度，顿时柳暗花明，坏事变成好事。

【学以致用】

活动一

### "想法"决定情绪

**一、活动目标**

明白影响情绪的不是事件本身，而是我们对事情的看法。不同的想法引起不同的情绪。明白产生什么样的情绪完全由自己控制。

**二、活动准备**

材料三份，内容是反映不同的人对同一件事会产生截然不同的情绪的素材。

1. 荒岛上的鞋子

推销员两个鞋子推销员到一个荒岛上，发现荒岛上的人都不穿鞋。一个感到非常失望，因为他认为这个岛上的人都不愿穿鞋，要成功推销是没有希望的；另一个感到非常兴奋，因为他认为这个岛上的人还没有鞋子穿，成功推销的希望极大。

2. 玫瑰花

A的看法："这世界真是太美好了，在这丑陋、有刺的梗上，竟能长出这么美丽的花朵。"B的看法："这世界太悲惨了，一朵漂亮、美丽的花朵竟然长在有刺的梗上。"

3. 半杯水

两个人都十分口渴，当见到有半杯水时，他们产生了不同的情绪反应。A："还好，还有半杯水——满足。"B："怎么只剩半杯水了——不满！"

**三、活动步骤**

1. 学生阅读三份材料后思考为什么对同一件事，不同的人会产生截然不同的情绪？

2. 学生讨论、发言。

3. 教师小结：情绪ABC，A——事件、B——想法、C——情绪。我们通常认为"某事情使我产生了某种情绪"。其实，影响情绪的不是事件本身，而是我们对事情的看法。对同一件事，不同的人会有许多不同的想法。即使同一个人也会对同一件事有不同的想法。不同的想法则会引起不同的情绪。

4. 练习：就以下事件，尽可能多地写出你的想法，并注明每一种想法下的情绪。

事件：你的好友说周末会找你去逛街，但整个周末他都没有跟你联系。

想法1：＿＿＿＿＿　　　情绪1：＿＿＿＿＿

想法2：＿＿＿＿＿　　　情绪2：＿＿＿＿＿

想法3：＿＿＿＿＿　　　情绪3：＿＿＿＿＿

想法4：＿＿＿＿＿　　　情绪4：＿＿＿＿＿

5. 学生分享交流。

6. 教师举例分析。

想法1：这个人一点都不讲信用。　　　情绪1：讨厌、生气。

想法2：他根本不把我当朋友。　　　　情绪2：气愤。

想法 3：他可能突然有急事来不及通知我。　　　　情绪 3：谅解。

想法 4：他不会是来找我时出了什么意外吧?　　　情绪 4：担心。

小结：可见，"怎么想"会使人产生不同的情绪。情绪其实操控在自己手中，记住："换个想法，快乐自然来。"

活动二

### 我的情绪 ABC——情绪日记

#### 一、活动目标

学会分析自己的情绪 ABC，进一步体会"换个想法，快乐自然来"。

#### 二、活动步骤

1. 写出每天内遇到的令自己快乐、生气、伤心、紧张、受挫或自卑的事件（A）和当时的想法（B）与情绪（C），或所导致的行为结果（至少三件事）。

| 事件（A） | 想法（B） | 情绪的行为结果（C） |
| --- | --- | --- |
| 例：同学叫我绰号 | 我感到不被尊重 | 生气或不理同学 |
|  |  |  |
|  |  |  |
|  |  |  |

2. 思考这些事件和想法是否引起了你的情绪困扰? 如果原来的想法引起了你的情绪困扰的话，试试换种想法会怎么样?

# 第八章 明"心"见性——大学生人格塑造与完善

人格是一个人总体的精神面貌，它不仅受生物与遗传的因素影响，更离不开社会环境。家庭、学校的环境对大学生人格的形成与发展的影响更直接。人格与健康之间关系密切，决定着个体的心理过程，即认知、情绪、情感、意志，也影响人类的健康和行为。因此，塑造健康的人格对大学生具有较为重要的意义。

## 【案例导入】

### 卧薪尝胆

春秋末期，越王勾践每天睡在柴草上，临睡前用舌头舔舔鹿胆的苦味，以此提醒自己过往的苦日子，要发奋图强，报仇复国。

原来吴王夫差发兵打败了越国，越王勾践被抓到吴国当了马夫，日夜侍候马匹。

对于一个君王来说，这实在是非常难堪的事。但是勾践暗下决心，一定要恢复自己的国家，所以他没有露出丝毫的抗拒神态，老老实实养马。

勾践还装出对夫差忠心耿耿的样子，用心替他驾驭马车，态度谦卑。夫差以为勾践真心归顺了，于是就放他回国了。勾践回国后，决心要使越国富强起来。他亲自参加耕种，与百姓同甘共苦。他怕眼前的安逸消磨了志气，就卧薪尝胆，还常自问："你忘了在吴国的耻辱吗？"

勾践又给吴王送去美女西施。吴王夫差就更加只顾吃喝玩乐，无心国政，弄得国家日渐衰弱。经过20年的充分准备，勾践看时机已经成熟，就在吴国没有防备的情况下，领兵将吴国打败。夫差感到很羞愧，于是举剑自刎而死。

**思考**

1. 这个故事说明了什么。
2. 什么动力让越王勾践卧薪尝胆。
3. 卧薪尝胆的经历对越王的人格形成起了什么作用。

# 第一节 人格概述

## 一、人格的内涵

### （一）人格的概念

人格（personality）一词最早源于拉丁语 persona，意指演员在舞台上扮演戏中角色所戴的面具，观众可以从演员的面具了解他（她）所扮演的角色。现代心理学沿用 persona 的含义，转意为人格。国内更多的学者认为，人格是一个人整体的精神面貌，是不同遗传素质的个体在不尽相同的社会环境中形成的、带有一定倾向的、比较稳定的心理特征的总和。

人格的心理特征反映了个体的差异性，主要表现在气质、性格、能力方面；人格的心理倾向可以解释个体行为的原因，通常包括需要、动机、态度、价值观、兴趣等。

### （二）人格的特征

人格的特征主要表现在整体性、稳定性、独特性和社会性。

**1. 人格的整体性**

人格的整体性是指人格虽有多种成分和特质，如能力、气质、情感、情绪、意志、认知、需要、动机、态度、价值观、行为习惯等，但在真实的人身上并不是孤立存在的，而是密切联系的。它们依据一定的内容、秩序与规则组合成一个有机的、完整的动力系统。人格的整体性表现在人格的内在统一性上，人格的统一性是人格健康的标志。一个失去了人格内在统一性的人，其行为就会经常由几种相互抵触的动机支配，呈现出人格分裂状态，出现"多重人格"或"双重人格"。

**2. 人格的稳定性**

人格的稳定性是指那些经常表现出来的特点，是一贯的行为方式的总和。人格的稳定性主要表现为两个方面：一是人格的跨时间的持续性；二是人格的跨情境的一致性。由许多个性特征组成的人格结构是相对稳定的，在行为中恒常的、一贯的予以表现。这种稳定性具有跨时空的性质，即通过个体人格、各种情境刺激在作用上获得等值，产生个体行为上广泛的一致性。但是这种稳定性是可变的、发展的，而不是刻板的。这是因为各种人格特征在某个人身上整合的程度（如稳定性）不同，一个人可能具有相反性质的特征，在不同情境中可反映其不同的方面；暂时性地受情境的制约，表现出来的并非个人的稳定特性。

人格的稳定性源于孕育期，历经出生、婴儿期、童年期、青少年期、成人期和老年期。随着年龄的增长，儿童时代的人格特征往往变得日益巩固。由于人格的稳定性，通常可以通过人格特征的描述推论一个人一生的人格状况。

人格具有可塑性，可随着现实环境的变化而变化。正在形成中的儿童的人格还不稳定，容易受到环境影响而发生变化。成年人的人格比较稳定，但对个人具有决定性影响的环境因素和集体因素也有可能改变其人格特性，如移民异地、严重疾病等有可能影响某些人格特征的变化，如自我观念、价值观、信仰等的改变。

### 3. 人格的独特性

人格的独特性是指人与人之间的心理和行为是不相同的。在日常生活中，我们随时随地可以观察到每个人的行动都异于他人，每个人各有其能力、爱好、认知方式、情绪表现和价值观。尽管不同的人可以有某些相同的个别特征，但其整体人格不会完全相同。奥尔波特指出，人的鲜明的特征是他个人的东西，从来不曾有一个人与他一样，也永远不会再有这样一个人。人格结构组合的多样性，使每个人的人格具有自己的特点。人格千差万别，千姿百态，正所谓"人心不同，各如其面"。

### 4. 人格的社会性

人格的社会性是指社会化把人这种动物变成社会的成员，人格是社会的人所特有的。社会化是个人在与他人的交往中掌握社会经验和行为规范，从而获得自我的过程。通过社会化，个人获得了从外部装饰到价值观和自我观念等的人格特征。人格既是社会化的对象，也是社会化的结果。

人格的社会性并不排除人格的生物性，人格也受到个体生物性的制约。人格是在个体遗传和生物性的基础上形成的。人的自然生物性不能预定人格的发展方向，然而它却是构成人格形成的基础，影响人格发展的方向和方式，影响着某些人格特征形成的难易。

【练习】

#### 你的改变

将高中的你与大学的你进行比较，阐明"有些方面改变了，有些依旧没变"的说法，找出两个显著改变了的特征。这些特征可能是你的兴趣、态度、价值观，以及你愿意花时间去做的事；然后列出两个没有改变的特征，这些特征能反映出人格的特定方面，你的兴趣、价值观，甚至是你对各种话题的态度。请在下面的空格里写出来：

高中的我　　　　　　　　大学的我

### (三) 人格的主要结构

人格是一个复杂的心理结构系统，包括能力、气质、性格等方面。这几方面的不同结合，就形成了比较稳定的人格特征。

### 1. 气质

(1) 气质的含义　气质是个体产生心理活动时的动力特征，主要表现在心理过程发生的强度、速度、稳定性、灵活性等方面。通俗地讲，气质就是一个人生来就具有的心理活动的动力特征，也即是我们平常所说的"脾气""秉性"。例如，在日常生活中我们会发现，有些人思维机敏、临危不乱；有些人情绪很冲动、也易爆发，但是来得快去得也快；还有些人做什么事情都会比别人慢半拍，但是做事却很扎实等。由此可见，每个人在思维、情绪、注意力等方面都有自己的特点。这些特点既决定了个体心理活动的动力特征，又给每个人的心理活动蒙上了一层独特的色彩。

人的气质差异是先天形成的，受神经系统活动过程所制约。婴儿刚一出生时，最先表现出来的差异就是气质差异，有的孩子爱哭好动，有的孩子平稳安静。气质本身没有好坏之分，每种气质既具有积极的一面，又具有消极的一面。可以说，气质只是后天人的性格和能力发展的前提，它只给人们的言行、情绪等添加某种色彩，但不能决定人的社会价值，也不直接具有社会道德评价含义。

（2）气质的类型　关于气质的类型学说，最早可追溯到古希腊医生希波克拉底（前460—前377）。希波克拉底很早就观察到人有不同的气质。他认为，人体内有四种体液：黄胆汁、黑胆汁、黏液和血液。他进一步认为，气质取决于人体内的四种液体，即血液、黏液、黄胆汁、黑胆汁的混合比例，并以何种体液占优势而将人的气质分为多血质（体液中血液占优势）、黏液质（体液中黏液占优势）、胆汁质（体液中黄胆汁占优势）、抑郁质（体液中黑胆汁占优势）。由此提出了有关气质类型的最早学说。后来心理学上都习惯把气质类型分为胆汁质、多血质、黏液质和抑郁质四种类型，并把它们确定为气质的基本类型而沿用至今。

①胆汁质：这种气质类型的人反应速度快，具有较高的反应性与主动性。这类人情感和行为动作产生得迅速而且强烈，有极明显的外部表现：性情开朗、热情、坦率，但脾气暴躁，好争论；情感易于冲动但不持久；精力旺盛，经常以极大的热情从事工作，但有时缺乏耐心；思维具有一定的灵活性，但对问题的理解具有粗枝大叶、不求甚解的倾向；意志坚强、果断勇敢，注意力稳定而集中但难以转移；行动利落而敏捷，说话速度快且声音洪亮。

②多血质：这种气质类型的人行动具有很高的反应性。这类人情感和行为动作发生得很快，变化得也快，但较为温和；易于产生情感，但体验不深，善于结交朋友，容易适应新的环境；语言表达具有感染力，姿态活泼，表情生动，有明显的外倾性特点；机智灵敏，思维灵活，但常表现出对问题不求甚解的倾向；注意力与兴趣易于转移，不稳定；在意志力方面缺乏忍耐性，毅力不强。

③黏液质：这种气质类型的人反应性低。情感和行为动作进行得迟缓、稳定、缺乏灵活性；这类人情绪不易发生变化，也不易外露，很少产生激情，遇到不愉快的事也不动声色；注意力稳定、持久，但难以转移；思维灵活性较差，但比较细致，喜欢沉思；在意志力方面具有耐性，对自己的行为有较大的自制力；态度稳重，好沉默寡言，办事谨慎细致，很少鲁莽行事，但对新的工作较难适应，行为和情绪都表现出内倾性，可塑性差。

④抑郁质：这种气质类型的人有较高的感受性。这类人情感和行为动作进行得都相当缓慢、柔弱；情感容易产生，而且体验相当深刻，隐晦而不外露，易多愁善感；往往富于想象，聪明且观察力敏锐，善于观察到他人不易察觉的细微事物，敏感性高，思维深刻；在意志方面常表现出胆小怕事、优柔寡断，受到挫折后常心神不安，但对力所能及的工作表现出坚忍的精神；不善交往，较为孤僻，具有明显的内倾性。

每种典型的气质类型都有其独特的一面。在现实生活中，每个人都有自己相对独特的气质类型，但有时候却并没有那么明显，大多数人都是以某种气质为主的多种气质类型的混合体。

【活动时刻】

试想，如果这四种具有典型气质类型的人遇到同样的事情，又会有怎样的表现？苏联心理学家设计了"看戏迟到"的特定问题情境，对四种典型气质类型进行了考察。结果发现，他们各自的举止、言行的表现有很大的差异。

胆汁质的人会与检票员争吵起来，甚至企图推开检票员，冲开检票口，径直跑到自己的座位上去；他还会埋怨说，戏院的时钟走得太快了。李逵、张飞就是典型代表。

多血质的人明白检票员不会放他进去，他不是去与检票员争吵，而是悄悄跑到楼上另寻一个适当的地方来观看戏剧表演。王熙凤是典型的多血质式人物。

黏液质的人会看到检票员不让他从检票口进去，他想反正第一场戏不太精彩，还是暂且到小卖部待一会儿，等中间休息再进去吧。袭人就是黏液质型人物。

抑郁质的人会说自己老是"不走运"，偶尔来一次戏院，就这样倒霉，接着垂头丧气的回家去了。林黛玉就是典型的抑郁质型人物。

### 2. 性格

（1）性格的含义　性格是指个人的品行道德和风格。它是人格结构的重要组成部分之一，是个人有关社会规范、伦理道德方面的各种习性的总称，是不易改变的、稳定的心理品质，如诚实、坚贞、奸险、乖戾等可作为善恶、好坏、是非等价值评价的心理品质。

心理学家认为，气质受先天遗传的影响，性格则更多受到后天条件的影响。气质无优劣之分，而一个人的性格往往有好或坏的评价。

（2）性格类型

1）内外倾向说：根据个体的心理活动与个体内部、外部的关系，人的性格类型可分为外倾性和内倾型。

①外倾型：这类人心理活动倾向于外部，表现为热情、活泼、开朗、善于交际、适应能力强、反应迅速、不介意别人的看法和评价、感情易于外露、处事不拘小节、独立性较强，但有时会表现出粗心、骄傲、轻率、感情用事的态度。

②内倾型：这类人心理活动倾向于内部，一般表现为感情含蓄、处事谨慎、力求稳妥、自制力强、交往面窄、思考多而行动少、适应环境比较困难，有时表现出适应能力较差、反应迟缓、过于在意别人对自己的评价，有的人过于拘谨、冷漠、孤僻。

典型的外向型和内向型的人并不多见，大多属于中间型或者混合型，兼有内外向的特点，只是偏重程度不同。

2）ABC 型性格：20 世纪 50 年代，美国学者弗雷德曼和罗斯曼根据人们在时间上的匆忙感、紧迫感、好胜心等特点，把人的性格分为 A 型、B 型和 C 型三种性格。

①A 型性格的定义：A 是"aggressive"的首字母，是积极的、好争强的意思。二人在 1950 年发现，心脏病人的性格有很多相似之处，于是就把这种性格定义为 A 型性格。A 型性格的人往往具有强烈的进取心和成功意识，时间紧迫感强，生活节奏较快，不愿浪费生活中的一分一秒，容易出现急躁的心态；行为快，说话速度快、音量大，好活动，好争辩，姿势及表情呈紧张状态，敌意强，具有攻击性。他们好争斗，易被激怒，不相信他人，事事亲力亲为。这类人往往智商较高，能力较强。因此，在所处的环境中奋斗不懈，竞争性强，喜欢应对有挑战性的工作，以追求高成就。

②B 型性格的定义：B 型性格是相对于 A 型性格提出来的与 A 型性格相反的性格。如

果说 A 型性格是追求压力型，那么 B 型性格就是避开压力型。B 型性格的人往往喜欢较为轻松的节奏，即便是必须完成的事也不会勉强自己，会进行适度的休息；安于现状，绝不委屈自己；天生乐观，待人亲切，重感情，可以跟任何人谈得很投机，喜欢按自己的步调前进；大胆而不够谨慎，遇到困难时容易动摇，意志薄弱；爱说话，爱管闲事，爱热闹，善于交际；喜欢追求有变化的生活；个性中有敏感的一面，对刺激反应迅速。

③C 型性格的定义：C 型性格的人属于沉默无语、一直忍耐的人，不会用言语表达自己的不满，常将不快压抑在内心深处，是内向、自我牺牲、不善于人交往型。C 型性格又称为癌症倾向型性格。C 型性格的人往往在遭遇生活挫折时，常常陷于失望、悲观情绪的抑郁中不能自拔。面对挫折，表现出回避、否认、逆来顺受等消极行为。这种类型的人在生活中也没有什么志向和目标，得过且过；尽量避免和别人发生冲突，服从于权威。

## 二、人格理论

### （一）人格特质理论

人格特质理论的创始人阿尔波特（Allport）认为，人的行为表现与稳定、本质的心理结构关系密切。该结构决定着人的行为反应方向和方式，由基本单元，即特质组成。阿尔波特将人格特质分为两类，即共同特质和个人特质。前者来自于人类共同的经验，可以在一个文化群体的多数人身上找到；后者来源于遗传和特殊经验，只在个体身上存在。

由于人格特质将人分为不同类型，因此特质理论又被称为人格类型理论。该理论以某些典型的人格类型（如内倾/外倾）为依据解释人的行为，一些人格测验就是以此为依据编制的。

由于目的与研究方法不同，心理学家所提出的特质或类型并不统一。英国心理学家艾森克（Eysenck）提出了内－外倾性、稳定性和精神质（又称倔强）三种基本人格类型，将内－外倾性和稳定性这两个维度结合，归纳为四种人格特质，即多血质、黏液质、胆汁质和抑郁质。多血质和黏液质属于情绪稳定特质，多血质性格外倾，黏液质性格内倾；胆汁质和抑郁质的特点是情绪不稳定，胆汁质外倾，抑郁质内倾。

心理学家卡特尔（Cattell）用因素分析的方法对众多人群的行为取样，得到了 16 种相对独立的人格特质：A. 乐群型、B. 智慧型、C. 稳定型、E. 持强型、F. 兴奋型、G. 有恒型、H. 敢为型、I. 敏感型、L. 怀疑型、M. 幻想型、N. 世故型、O. 忧虑型、Q1. 实验型、Q2. 独立型、Q3. 自律型、Q4. 紧张型。卡特尔还据此编制了 16 种特质的人格测验（16PF），具有一定的应用价值。

艾森克和卡特尔以正常人群为研究对象，明尼苏达的多项人格调查表（MMPI）是从精神病理方面对人格进行研究。

特质和类型理论有很大的实用性。实际上，人格本身远比理论表述更为复杂。特质论没有论及人格形成的起因和影响因素，因此具有一定的局限性。

### （二）心理动力学派

心理动力学派的创始人弗洛伊德（Freud）通过精神分析的方法研究人的潜意识动机。

他认为，人格是一种动力结构，其能量来自于"力比多"（libido），即欲力或性本能。

弗洛伊德指出，人格结构由本我（id）、自我（ego）和超我（superego）三部分组成。

（1）本我是人格的原始基础，是与生俱有的本能欲望。本我要求满足生物学的需要和机能，并提供能量（libido）。本我奉行"快乐原则"，处于潜意识状态，但在梦、口误及某些精神病状态下可以显其真相。

自我和超我是从本我中分化和发展起来的，自我奉行"现实性原则"，要考虑本我的要求是否可能实现、如何实现。

（2）自我要寻找时机，有计划地延缓和控制本我的能量释放。自我是人格的执行者，主要活动在意识状态，并成为本我与外界及超我之间的中介和调停者。

（3）超我是社会伦理道德和规范的内化表现，即通常所说的良知。超我在人格中扮演的角色是监督者和纠察者。超我主要经父母和师长的教导而形成，在社会化的进程中发展。超我奉行"真、善、美"原则，如果行为背离社会规范，就会受到良心谴责。

弗洛伊德还提出了人格发展的阶段说。他认为，人的早期，"力比多"寻求满足的方式集中于人体的一些特殊区域（如口唇、肛门等）并随人格的发展有所改变。如果某一阶段的发展受阻，会对个体的人格产生持续的后效，表现为成年时期的心理问题。

弗洛伊德过分强调人格的本能和生物学方面的内容，受到了一些心理学家的质疑与反对。他的学生及后期的动力学派代表人物，如阿德勒、霍尼、艾利克森等人开始强调社会及文化因素对人格的重要影响，被称之为"新弗洛伊德主义"。

心理动力学派从一个全新的角度提出了对人格的认识和解释，引起了巨大反响。然而，由于弗洛伊德的理论大多为推论而难以证实，主要靠描述而无法定量分析，因而遭到诸多非议。目前，不少学者将其用于心理咨询与心理治疗，特别是艺术治疗，取得了较好的疗效。

## （三）社会学习理论

社会学习理论强调，人格主要由后天、环境和学习所决定。环境或情境因素对一个人的行为有着重要影响。该理论与特质论所强调的人格稳定不变的特质和动力学派强调的人格先天的本能驱力均有所不同。

所谓学习是指个体对行为所受到的强化反应。当一种行为受到外界肯定和鼓励时，该行为就倾向于保持下去；当一种行为受到否定或惩罚时，该行为就倾向于消退。这种鼓励或者惩罚被称为"强化"。学习理论家将"强化"分为三种：一种是对行为直接的强化。一种是间接、替代性的，即人们可以从某种与自己情况相似的行为所受到的待遇中得到启发和教益。"杀鸡给猴看"就是一种替代性强化。还有一种是自我管理式的强化。个人以某种观念为标准对自身的行为做出评价，从而起到强化作用。

社会学习理论对人格的形成、环境的控制与改变，以及行为矫正等都具有积极意义。但对人体的差异，特别是生物学及其他方面的意义重视不够。与早期简单的刺激－反应模式不同，一些人开始对人体内部变量（认知及机体状态等）加以重视。

### (四)现象学派

现象学派关注的是自身对正在发生的事件的主观经验。现象学派的哲学观是"人本主义"。

现象学派的主要代表人物之一罗杰斯（Rogers）提出了人格的自我理论、自我发展和自我实现理论。与弗洛伊德的"自我"概念不同，罗杰斯强调在人格中具有知觉、独立和积极的自我。自我观念的强弱对行为方式具有很大影响。"自我意识"作为人格的重要内容有一个从不成熟到成熟、从自发到自为的过程。这就是自我的发展。而最终激发人类向上的基本力量是自我实现——趋向完满、现实和提高的倾向。关于"自我实现"的发展道路，马斯洛（Maslow）用需要层次的金字塔模式进行了解释和说明。

现象学派强调个人经验，注重人的发展和塑造健康、完美的人，具有积极的意义。但现象学派的立足点是唯心的，它的理论缺乏方法学论证，因而更像一个哲学派别在心理学的代言。

## 三、人格与心理健康

人类的心理行为是人格与环境相互作用的结果。人格的状态会影响一个人的心理健康、潜能开发、活动效率和对社会的适应。人格对心理疾病、心身疾病的患病概率、病程长短、愈后效果等均有明显影响。比如，抑郁质和胆汁质的人在不良环境作用下容易出现神经症一类的心理障碍，有些人格类型的人容易引发焦虑、抑郁、暴躁等情绪障碍，严重的人格缺陷本身就是一种心理疾病，即人格障碍。

### (一)人格特征在疾病发生发展中的作用

心身医学的研究发现，许多心身疾病都与相应的人格特征有关。这些人格在疾病发生、发病种类、发展中起着生成、促进和催化作用。例如，哮喘患者多与过分依赖、幼稚、暗示性高的人格特征有关；偏头痛患者多表现为刻板、好竞争、好嫉妒、追求完美的人格特征；具有矛盾性、强迫性、吝啬、抑郁特征的人容易患结肠炎、胃溃疡等疾病。

大量实证研究表明，A 型性格是引发冠心病、高血压的重要因素。A 型性格中对外界的敌意态度和高度生气、发怒的特征联合作用，成为冠心病与高血压的诱因。因为人体在激动、紧张、气愤的状态下肾上腺素分泌增加，一方面可引起呼吸加深、加快，心搏加快、加强，外周血管阻力增加，舒张压升高；另一方面可引起血黏度和血小板聚集性增加，促发冠脉痉挛或血栓形成，成为高血压与冠心病的病理基础。国内外研究还发现，C 型性格的人易患癌症。北京医科大学王效道认为，"抑郁是癌症的激化剂。癌症病人中 78% 的人爱生闷气"。由此可见，不良的人格因素危及人类健康。

### (二)人格健康可减少和避免疾病

心理健康不仅可以减少或减缓疾病的发生和发展，发挥积极人格的作用，还可以增进人的社会适应能力，促进人的健康和完善，进而促进社会的文明和发展。例如，性情开朗、善于沟通、为人真诚的人往往容易受到群体和他人的接纳和欢迎，建立起和谐的人际关系，使自己的才华得以更多的施展。这对大学生来说，无论是适应学校生活，还是稳健步入职场都是有益的。

在人格因素中，天资聪明、才华横溢固然重要，但成功还要具有独立、自信、勤奋、踏实、坚韧、抗挫折等方面的人格品质。重视人格培养是大学生自身成才的需要，也是社会发展的需要。

# 第二节　人格特征与塑造

## 一、大学生的人格特征

大学时期是人格形成与成熟的重要时期。虽然大学生的人格会因内外因素的影响而发生变化，但已相对稳定。其一表现为自我意识趋于成熟。一方面能对自身进行自我评价、自我批评和自我教育，做到自尊、自爱、自强、自立；另一方面懂得尊重他人，评价他人的能力趋于成熟。其二，世界观、人生观、价值观初步形成，表现为对自然、社会、人生和恋爱等都有比较客观的看法。其三，能力提高，兴趣、性格趋于稳定。每个大学生的能力发展不一，但观察力、记忆力、注意力等均逐渐达到高峰。兴趣基本稳定，持久性提高，性格初步定型。

## 二、人格的影响因素

培养和塑造良好的人格是大学生成长与发展的关键。早期心理学家，有的认为人格形成主要由遗传决定，有的则认为人格主要受后天环境影响。现代心理学家认为，人格的塑造是先天与后天共同作用的结果，即人格是遗传与环境因素交互作用的产物。

### （一）生物遗传因素

遗传是指父母的形态特征、生理特征、心理特征和行为特征通过遗传基因传给子代的生物学过程。个体的身体特征，如身高、骨骼结构、皮肤颜色主要遗传于父母。

为了研究遗传与环境因素在人格发展中的作用，心理学家开展了双生子对比研究。将同卵双生子的特征与不同血缘关系的人进行比较，推论遗传对人格特征的影响。结果表明，同卵双生子即使不在同一社会环境中成长，其智力、情绪、气质、性格等方面也存在许多相近之处；异卵双生子次之，同胞再次之，堂兄弟姐妹相关性更小。一些心理学家还发现，与养父母比较，寄养儿童在许多方面更像自己的亲生父母。

### （二）家庭环境因素

有研究表明，从出生到五六岁是人格特征形成的主要阶段。该阶段中，父母的爱抚、教养方式和家庭氛围等对其人格形成和发展具有重要而深远的影响。

#### 1. 父母的爱抚

研究表明，父母的爱抚，尤其是母爱是儿童人格正常发展的必要条件。例如，婴儿3～4个月后会有"天真快乐"反应，若父母与婴儿接触很少且缺乏爱抚，或对婴儿采取冷漠态度，这种快乐的情绪反应就会延缓出现。缺乏母爱的儿童就会形成孤僻、情绪反应迟钝、不易合群等不良人格特征。

**2. 教养方式**

父母的教养方式对儿童人格特征的形成也有重要影响。成长在权威型方式下的孩子容易形成消极、被动、依赖、服从、懦弱、做事缺乏主动性，甚至不诚实的人格特征；成长在放纵型方式下的孩子多表现为任性、自私、无礼、依赖、蛮横等人格特征；成长在民主型方式下的孩子容易形成一些积极的人格特征，如活泼、乐观、自立、有礼、善于交往、富于合作等。

**3. 家庭氛围**

家庭氛围是指一个家庭中占主导地位的一般态度和感受，可分为融洽和对抗两种。虽然家庭氛围是所有家庭成员所营造的，但关键还要看夫妻之间的关系。哈特威克（Hartwick）的研究表明，宁静、愉快家庭的孩子有安全感，能放松心情，并能顺利完成学习任务。气氛紧张及冲突家庭的孩子缺乏安全感，经常担心受到惩罚，容易紧张、焦虑，并出现情绪性行为。

### （三）学校教育因素

教师对学生人格的发展具有指导和定向作用。教师的人格特征、思维方式与行为模式等都会对学生产生重要影响。每个教师都有自己独特的风格，这种风格为学生设定了一个"气氛区"。在教师的不同"气氛区"内，学生表现出不同的行为特征。洛奇（Lodge）的研究发现，在性情冷酷、刻板、专横的老师所管辖的班集体中，学生的欺骗行为增多；在友好、民主的教师"气氛区"中，学生的欺骗行为明显减少。另外，学校中的班集体氛围有利于培养学生的组织性、纪律性、自制力等积极的人格特征。

### （四）社会文化因素

人一出生便置身于社会文化之中，并受到社会文化的熏陶与影响。文化对人格的影响伴随人的一生。社会文化塑造了社会成员的人格特征，使其人格结构朝着相似性方向发展，这种相似性又具有维系社会稳定的功能。如果偏离社会文化所要求的人格特征，就不能融入其中，就会出现行为偏差或心理疾病。此外，职业要求对人格发展也有重要影响。长期从事某种特定职业，就会逐渐形成与职业特点相适应的人格特征。例如，长跑运动员的顽强、医护人员的细致、军人的忍耐等人格特征，都与长期的职业训练有关。

## 三、健全人格的塑造

人格的形成是一个动态发展过程。人格的发展一般经历幼儿期、少年期、大学生期、中年期和老年期几个阶段，总的发展趋向是不断走向成熟。因此，人格健康的历程也是一个变化发展、由量变到质变的过程。大学生期是人格的再造期，对大学生来说，发挥自己的主观能动性、自觉地优化自己的人格品质不仅必要而且可能。

### (一) 树立正确的人生观和价值观

人生观是人们在实践中形成的对于人生目的和意义的根本看法，它决定着人们实践活动的目标、人生道路的方向，也决定着人们行为选择的价值取向和对待生活的态度。用积极的态度看待人生和世界，会使大学生对未来充满希望，为远大的目标而努力。

价值观是一个人对周围客观事物的重要性与意义的总评价和总看法。经过价值观的衡量，人们可以对周围客观事物得出是否有意义、有价值的判断，从而决定一个人对具体事物的态度。也就是说，价值观决定了一个人对具体事物的态度，态度是一个人价值观的具体体现。例如，一个人认为生命是重要的、有意义的，那么对待义务献血这件事就会持肯定态度。大学阶段是人生观、价值观定型的时期，大学生应该自觉学习，努力提高，确立正确的人生观和价值观。

### (二) 正确认识自我，悦纳自己

自我意识是指个体对自己身心活动的觉察，即自己对自己的认识。自我悦纳是心理学家马斯洛提出的心理健康标准之一，指个体能客观地评价自己、接受自己，并在此基础上使自我得到良好的发展。

人格的核心是自我意识。心理学研究表明，凡是对自己的认识和评价与本人实际情况越接近，表明自我防御行为就越少，社会适应能力就越强。相反，自卑感过重的人或自我过于夸大的人，常会感到紧张焦虑而导致心理问题产生。大学生要深入了解自己，正确评价自己，要充满自信，不苛求自己，不追求十全十美的形象，不为自己存在的缺点和不足而沮丧，不以自己之长来比他人之短，也不以自己之短来比他人之长。制定目标要尽可能符合自己的实际情况，通过努力可以达成。如果目标过高，难以实现，就会倍感压力；目标过低，轻易取胜，则易滋长自负心理。因此，客观地自我评价、接纳自我对于促进心理健康至关重要。

### (三) 提高抗挫折能力

抗挫折能力是指受到外部或内部困难冲击时的一种自我意识的防卫心理及行为。大学生活中学习上的困难、同学间的摩擦、爱情上的失意等都有可能带来挫折感。有了应对挫折的心理准备，能够客观地看待挫折，就可在挫折面前应对自如，保持心理平衡。挫折承受能力的高低与对挫折的主观判断、曾经的挫折体验、有无支持系统等因素有关。客观地看待和评价引起挫折的事物、采取正确的应对策略可以有效降低挫折的影响，是大学生要学习的技能。例如，认识到挫折是不可避免的，对抗挫折是锻炼自己意志力的一次机会；认识到努力可以战胜困难，而并不是所有困难都能靠努力得到解决，例如亲人亡故，如何努力也无法挽回其生命，这时应采取调节情绪的方式应对；建立和谐的人际关系、保持良好的社会支持系统也可以有效应对挫折。

### (四) 自觉调控情绪

情绪是对一系列主观认知经验的通称，是多种感觉、思想和行为综合产生的心理和生理状态。情绪不仅影响个体的心理健康，还会影响学习和工作效率。情绪可分为积极情绪和不良情绪。要保持积极的、健康的情绪，必须学会疏导不良情绪。调节情绪的方法有很多种，包括合理宣泄、转移、升华等。大学生要做情绪的主人，根据不同的情境，采取不同的方法疏导和宣泄，克服不良情绪，使消极情绪对身心的伤害降到最低。

### （五）培养健康的生活方式

生活方式有狭义和广义之分。狭义的生活方式是指个人及其家庭日常生活的活动方式，包括衣、食、住、行及闲暇时间的利用等。广义的生活方式是指一切生活活动的典型方式和特征的总和。生活方式对心理健康的影响已越来越受到关注。行为医学的相关研究表明，行为方式与个体的心理健康密切相关。例如，熬夜、长时间疲劳会使患高血压、头疼等的概率增加；不良的饮食习惯，包括暴饮暴食或过度减肥易导致肥胖或者厌食。吸烟与癌症具有相关性。一头扎在学习里，置其他于不顾；或者生活没有规律，随心所欲都不是健康的生活方式。大学生要自觉养成良好的生活习惯，劳逸结合，科学用脑，坚持体育锻炼，少饮酒，不吸烟。

## 第三节　人格异常的表现与评估

### 一、常见的人格障碍

#### （一）人格障碍的一般特征

人格障碍也称病态人格、变态人格，是指偏离常态的人格。人格障碍和人格缺陷在大学生中均有存在。一般认为，紊乱不定的心理特征和难以相处的人际关系是各类人格障碍的突出特征。

1. 人格不稳定，表现为不稳定的心理特点和难以与人相处的人际关系，如偏执、怀疑、自恋、被动、侵犯等。

2. 外归因。将自己遇到的一切困难都归咎于命运和他人的错误，把社会和外界对自己不利的条件都看作是不应该的，对自己的缺点无所觉察，也不改正。

3. 自我中心，认为自己对他人不负任何责任，对不道德的行为没有罪恶感，对伤害他人的行为不后悔，对自己的一切行为都执意偏袒与辩护。以自己的利益为中心，不能设身处地体谅他人。

4. 偏执。在任何环境中都表现出猜疑、仇视和偏颇的看法，难以改变病态观念。

5. 缺乏自知力，当行为后果伤害到他人时，自己却泰然自若，毫无感觉。

6. 一般意识清醒，无智力障碍。

7. 从幼年开始，一旦形成则难以改变。

#### （二）大学生常见人格障碍的类型

根据人格障碍的表现，人格障碍可分为不同类型。世界卫生组织的 ICD – 10 将人格障碍分为8种不同类型，每一种类型的临床表均列出7个特征。凡是具备7个特征中的3个，且表现突出或严重，即可诊断为该类型的人格障碍。

**1. 偏执型人格障碍**

主要表现：

（1）对挫折和拒绝过分敏感。

（2）对侮辱（无礼）和伤害不依不饶或持久的怨恨。

（3）多疑，且带有弥散性，甚至把中性和友好的态度歪曲为敌意或蔑视。

（4）好争斗，为个人权利进行不屈的斗争，明显地过分且与环境不和谐。

（5）病态性的嫉妒。

（6）自视过高，过分重视自身的作用，持久的自我援引态度。

（7）认为周围有人搞阴谋的先入为主的观念。

**2. 分裂样人格障碍**

主要表现：

（1）不能享乐。

（2）情感冷淡，对人无温情、无体贴，也不发怒。

（3）对赞扬或批评均无反应。

（4）对异性不感兴趣。

（5）沉溺于幻想，孤独地活动。

（6）无知心朋友，没有亲密或信任的人际交往。

（7）不遵守社会传统习俗，行为怪异。

**3. 反社会型人格障碍**

主要表现：

（1）对人冷酷无情，缺乏同情心。

（2）没有责任心，不顾及道德准则、社会义务和社会规章。

（3）不能与人维持长久的关系。

（4）对挫折的耐受性低，受挫后易产生攻击甚至暴力行为。

（5）无内疚感，不能汲取教训，处罚无效。

（6）与社会或他人发生冲突时，总是为自己辩解而责怪他人。

（7）持续存在的易激怒。

**4. 冲动型人格障碍**

主要表现：

（1）常有突如其来、不考虑后果的行为倾向。

（2）事先无计划，也看不到可能的未来事件或境遇。

（3）心情不可预测，变化不定。

（4）容易暴怒或产生与此相反的激情。

（5）不能控制行为的暴发。

（6）易与人争吵打架，尤其是在冲动行为受阻时。

（7）不能坚持没有报酬或奖励的行动。

### 5. 戏剧型人格障碍

主要表现：

（1）自我戏剧化，情绪表达过分。

（2）易受暗示，易受他人的影响。

（3）情感肤浅。

（4）自我中心，自我放纵，不考虑他人。

（5）总是渴望得到赞赏，否则就会感到委屈或受到伤害。

（6）追求刺激与兴奋，把自己置于活动的中心，引起人注意。

（7）为了个人需要经常玩弄手腕，操纵他人。

### 6. 强迫型人格障碍

主要表现：

（1）优柔寡断，过分谨慎，表现出深层的不安全感。

（2）完美主义，反复核对检查，过分注意细节。

（3）过分认真，顾虑多端，只考虑工作或学习的成效而不惜牺牲愉快和人际关系。

（4）拘泥迂腐，因循守旧，不善于对人表达温情。

（5）刻板、固执，总要求他人适应其办事方式。

（6）经常有厌恶的思想或冲动闯入意识，但还不到强迫症的程度。

（7）必须老早就对其一切活动做好计划，并不厌其烦。

### 7. 焦虑回避型人格障碍

主要表现：

（1）持续且弥散性的紧张不安感。

（2）习惯性地注意自我体验，或不安全感，或自卑感。

（3）不断地渴望被他人所接受、所欢迎。

（4）对批评和反对意见过分敏感。

（5）避免甚至拒绝与人交往密切，除非他人表示十分欢迎并无条件地不批评他，人际关系受限。

（6）日常生活中对可能的危险估计过于严重，倾向于恐惧和回避，但还不到恐惧症的程度。

（7）由于追求确定性与安全性，生活方式拘谨。

### 8. 信赖型人格障碍

主要表现：

（1）怂恿和允许他人在人生重大事件上代负责任。

（2）个人需要服从于所依赖的人的需要。

（3）对所依赖的人不提任何即使是合理的需求。

（4）自认无能，并缺乏精力。

（5）总是害怕被抛弃，需要他人反复保证，孤独时感到很不自在或不舒服。

（6）在亲密关系终结时有感到被毁灭和无助的体验。

（7）遇逆境时有把责任完全推给他人的倾向。

### （三）人格障碍的病因

一般认为，人格障碍是在生物、心理和社会文化等因素共同作用下形成的。在人格的发展过程中，儿童早期的环境和家庭教育是非常重要的因素。儿童人格的发展与父母的态度和教育方法有很大关系。父母过于严厉，儿童往往形成焦虑、胆怯的性格；反之，则往往形成被动、依赖、脆弱的性格。对儿童的不合理教养和不良生活环境的影响，以及童年的某些创伤都可以对儿童人格的发展产生严重影响。此外，某种特殊社会、文化环境的潜移默化的影响也是形成人格障碍的因素。

### （四）人格障碍的矫治

在人格的形成、发展过程中，由于内外、主客观不良因素的作用，会不同程度地影响人格的健康发展，从而导致人格发展缺陷，严重的还会引起人格障碍。

患有人格障碍者，一般都会在童年或少年时期有过品行问题。具有人格障碍的人其内心体验背离生活常情，所以矫治比较困难。目前，我国主要采取个体、家庭、社会、学校共同干预的方式，提高患者对人格障碍的认识，使其积极配合治疗，同时配合心理治疗。心理干预的方法包括认知疗法、行为疗法、集体疗法等，都有一定的疗效。

## 二、人格评估

测量人格的技术和方法很多，包括观察、晤谈、行为评定量表、问卷法、投射测试等，最常用的方法为问卷法（即自陈量表）和投射法。前者包括明尼苏达多项人格调查表、艾森克人格问卷、卡特尔人格测试等；后者包括洛夏墨迹测试、主题统觉测试等。人格心理学家认为，投射法和问卷法反映了两个完全不同的动机系统：前者是潜意识的，后者是意识的、自我归因的。人格体现的内容主要属于意识层面，其中语言涵盖了人格中很重要的内容，心理学家确信，人格可以通过语言这种媒介进行测试。

### （一）明尼苏达多项人格调查表

明尼苏达多项人格调查表（minnesota multiphasic personality inventory，MMPI）由Hathaway SR 和 Mckingley JC 等于 1940 年初编制，最初只是作为一套对精神病有鉴别作用的辅助量表，后来发展为人格量表。MMPI 主要用于病理心理研究，协助临床诊断，在精神医学、心身医学、行为医学、司法鉴定等方面应用十分广泛。MMPI 适用于 16 岁以上、至少有 6 年教育年限者。1980 年初我国宋维真等完成了 MMPI 中文版的修订，并制定了全国常模。1989 年 Butcher 等完成了 MMPI 的修订，称 MMPI－2。MMPI－2 提供了成人和青少年常模，可用于 13 岁以上青少年和成人，目前已引入我国。该量表既可个别施测，也可团体测查。

MMPI 共有 566 个自我陈述形式的题目，其中 1～399 题与临床有关，其他属于研究量表，题目内容范围很广，包括身体各方面的情况、精神状态，以及对家庭、婚姻、宗教、政治、法律、社会等方面的态度和看法。被测者根据自己的实际情况对每个题目做"是"与"否"的回答，若不能判定则不作答。研究者根据被测者的回答情况进行量化分析，或做人格剖面图。现在除手工分析方法外，还有多种计算机辅助分析和解释系统。

MMPI 常用 4 个效度量表和 10 个临床量表。

**1. 效度量表**

（1）Q（question）  被测者不能回答的题目数，如超过 30 个，则测试结果不可靠。

（2）掩饰 L（lie）  测试被测者对该调查的态度。高分反映防御、天真、思想单纯等。

（3）效度 F（validity）  测试任意回答倾向。高分表示任意回答、诈病或存在偏执。

（4）校正分 K（correction）  测试过分防御或不现实倾向。高分表示被测者对测试持防卫效度。

**2. 临床量表**

（1）疑病量表（hypochondriasis，Hs）  测试被测者疑病倾向及对身体健康的不正常关心。高分表示被测者有许多身体上的不适、不愉快、自我中心、敌意、需求、寻求注意等。

（2）抑郁量表（depression，D）  测试情绪低落、焦虑问题。高分表示情绪低落，缺乏自信，自杀观念，有轻度焦虑和激动。条目举例："我常有很多心事。"

（3）癔症量表（hysteria，Hy）  测试被测者对心身症状的关注和敏感、自我中心等特点。高分反映自我中心、自大、自私、期待更多的注意和爱抚，与人的关系肤浅、幼稚。

（4）精神病态性偏倚量表（psychopathic deviation，Pd）  测试被测者的社会行为偏离特点。高分反映被测者脱离一般社会道德规范，无视社会习俗，社会适应差，冲动敌意，攻击性倾向。条目举例："我童年时期中，有一段时间偷过人家的东西。"

（5）男子气或女子气量表（masculinity-femininity，Mf）  测试男子女性化、女子男性化倾向。男性高分反映敏感、爱美、被动等女性倾向，女性高分反映粗鲁、好攻击、自信、缺乏情感、不敏感等男性化倾向。条目举例："和我性别相同的人最容易喜欢我。"

（6）妄想量表（paranoia，Pa）  测试被测者是否具有病理性思维。高分提示多疑、过分敏感，甚至有妄想存在，平时思维方式为容易指责他人而很少内疚，有时可表现强词夺理、敌意、愤怒，甚至侵犯他人。条目举例："有人想害我。"

（7）精神衰弱量表（psychasthenia，Pt）  测试精神衰弱、强迫、恐怖或焦虑等神经症特点。高分提示强迫观念、严重焦虑、高度紧张、恐怖等反应。条目举例："我似乎比他人更难以集中注意力。"

（8）精神分裂症量表（schizophrenia，Sc）  测试思维异常和行为古怪等精神分裂症的一些临床特点。高分提示思维古怪，行为退缩，可能存在幻觉妄想，情感不稳。条目举例："有时我会哭一阵笑一阵，连自己也不能控制。"

（9）躁狂症量表（mania，Ma）  测试情绪紧张、过度兴奋、夸大、易激惹等躁狂症的特点。高分反映联想过多过快、情绪激昂、夸大、易激惹、活动过多、精力过分充沛、乐观、无拘束等特点。条目举例："我是个重要人物。"

（10）社会内向量表（social introversion，Si）  测试社会化倾向。高分提示性格内向，胆小退缩，不善社交活动，过分自我控制等；低分反映外向。条目举例："但愿我不要太害羞。"

各量表结果采用 T 分形式，可在 MMPI 剖析图上标出。一般某量表 T 分高于 70 认为存在该量表所反映的精神病理症状，如抑郁量表≥70 则认为存在抑郁症状。但具体分析时应综合各量表 T 分高低情况解释。

### (二) 艾森克人格问卷

艾森克人格问卷（Eysenck personality questionnaire，EPQ）是由英国心理学家 Eysenck HJ 根据其人格三个维度理论，于 1975 年在其 1952 年和 1964 年两个版本的基础上增加而成，在国际上被广为应用。EPQ 成人问卷适用于测试 16 岁以上的成人，儿童问卷适用于 7～15 岁的儿童。国外 EPQ 儿童本有 97 项，成人本有 101 项。我国龚耀先的修订本成人和儿童均为 88 项；陈仲庚修订本成人有 85 项。EPQ 由三个人格维度量表和一个效度量表组成。

**1. 神经质（neuroticism，N）维度**

测试情绪稳定性。高分反映易焦虑、抑郁和较强烈的情绪反应倾向等特征。条目举例："你容易激动吗？"

**2. 内－外向（introversion－extroversion，E）维度**

测试内向和外向人格特征。高分提示个性外向，具有好交际、热情、冲动等特征；低分提示个性内向，具有好静、稳重、不善言谈等特征。条目举例："你是否健谈？"

**3. 精神质（psychoticism，P）维度**

测试与精神病有关的人格特征。高分提示可能具有孤独、缺乏同情心、不关心他人、难以适应外部环境、好攻击、与他人不友好等特征；也可能具有极其与众不同的人格特征。条目举例："你是否在晚上小心翼翼地关好门窗？"

**4. 掩饰（lie，L）量表**

测试朴实、遵从社会习俗及道德规范等特征。在国外，高分表明掩饰、隐瞒，在我国 L 分高的意义未十分明了。条目举例："你曾经拿过他人的东西（哪怕一针一线）吗？"

EPQ 结果采用标准分 T 分表示，根据各维度 T 分高低判断人格倾向和特征。其将 N 维度与 E 维度组合，进一步分出外向稳定（多血质）、外向不稳定（胆汁质）、内向稳定（黏液质）、内向不稳定（抑郁质）四种人格特征，各型之间还有移行型。

EPQ 为自陈量表，实施方便，有时也可作为团体测试，是我国临床应用最为广泛的人格测试。但团体测试条目较少，反映的信息量相对较少，故反映的人格特征类型有限。

### (三) 卡特尔 16 项人格因素问卷

卡特尔 16 项人格因素问卷（16 personality factor questionnaire，16PF）是卡特尔（Cattell RB）采用主成分分析方法编制而成。他认为，16 个根源特质是构成人格的内在基础因素，测量这些特质即可知道个体的人格特征。16 PF 用以测量以下特质：A. 乐群型、B. 聪慧型、C. 稳定型、E. 恃强型、F. 兴奋型、G. 有恒型、H. 敢为型、I. 敏感型、L. 怀疑型、M. 幻想型、N. 世故型、O. 忧虑型、Q1. 激进型、Q2. 独立型、Q3. 自律型、Q4. 紧张。

16PF 有 A、B、C、D、E 式五种复本。A、B 为全本，各有 187 项；C、D 为缩减本，各有 105 项。前 4 种复本适用于 16 岁以上并有小学以上文化程度者；E 式为 128 项，专为阅读水平低的人设计。16PF 主要用于确定和测量正常人的基本人格特征，并进一步评估某些次级人格因素。我国已有相关修订本及全国常模。

A、B、C、D 式均有 3 种答案可供选择：A. 是的；B. 介于 A. 与 C. 之间；C. 不是的。凡答案与计分标准相符计 2 分，相反计 0 分，中间计 1 分；E 式有两种答案可供选择。条目举例："我感到在处理多数事情上我是一个熟练的人。"

16PF 结果采用标准分（Z 分）。通常认为 <4 分为低分（1~3 分），>7 分为高分（8~10分）。高、低分结果均有相应的人格特征说明。

### （四）投射测试

洛夏测试（Rorschach test）是现代心理测试中最主要的投射测试，也是研究人格的一种重要方法。所谓投射测试，通常是观察个体对一些模糊的或者无结构材料所做的反应，通过被测者的想象，将其心理活动从内心深处暴露或投射出来的一种测试，用于了解被测者的人格特征和心理冲突。洛夏测试为 1921 年 Rorschach H 设计和出版，目的是为了 I 临床诊断，用于精神分裂症与其他精神病的鉴别，也用于研究感知觉和想象能力。直到 1940 年，洛夏测试才被作为人格测试在临床上得以应用。1990 年龚耀先完成了该测试的修订，我国现已有正常人的常模。

洛夏测试材料由 10 张结构模糊的墨迹图组成，其中 5 张黑色墨迹图，两张黑、灰外加红色墨迹图，3 张彩色墨迹图。测试时将 10 张图片按顺序一张一张交给被测者，要求说出在图中看到了什么，不限时间、回答数目，尽可能多地说，直到被测者停止回答换另一张，每张如此，该阶段称联想阶段。看完 10 张图后，再从头对每一个回答进行询问，问被试者看到的是整张图还是图中的哪一部分，为什么这些部位像他所说的内容，并将所指部位和回答的原因一一记录，该阶段称询问阶段。这两个阶段后进行分析和评分。美国 John E. Exner, Jr. 于 1974 年建立了洛夏测试结果综合分析系统，目前常用于正常和异常人格的理论和临床研究。

虽然洛夏测试结果主要反映个人的人格特征，但也可反映对临床诊断和治疗有意义的精神病指标，如抑郁指数、精神分裂症指数、自杀指数、应付缺陷指数和强迫方式指数等，但这些病理指数都是经验性的。洛夏测试是一个颇有价值的测试，但计分和解释方法复杂，经验性成分多，实施起来有相当的难度。

【延伸阅读】
#### 房树人测试（HTP）的基本理论及其应用

房树人测试（tree – house – person）源于 John Buck 1948 年创立的"画树测试"，要求被测者在三张白纸上分别画房子、树和人。动态房、树、人分析学由 Robert C. Burn 在 1970 年提出，要求被测者在同一张纸上画房、树和人。这三者有互动作用，例如，从房和人的位置与距离可看出被测者与家庭的关系，所以这两种分析多会结合使用。

房树人测试要求被测者在同一张纸上画房、树、人来进行测试。它不仅是一种人格测试，而且是一种智力测试。它可以动态掌握被测者的病情变化，促发其创造力，甚至通过绘画起到治疗作用。这种通过绘画达到治疗目的的方法以后逐步发展为心理治疗中的绘画疗法。

在临床心理学中，测试者给被测者铅笔、橡皮和几张白纸，要求其在白纸上画一些图画，然后根据一定的标准，对这些图画进行分析、评定、解释，以此了解被测者的心理状况和功能，判定心理活动的正常或异常等，为心理疾病的诊断和治疗服务。这种心理测试统称绘画测绘。

房树人测试属心理投射法测试，与其他投射测试有所不同。洛夏和 TAT 测试主要测试被测者的统觉功能，在形式上具有一定的结构性，测试主要涉及言与行的表达，采取的是言与行的联想；房树人测试则是非语言性的，主要是通过绘画进行测试，涉及被测者人格特征中的感受性、成熟性、灵活性、效率性和综合性，并有一定的创造性，甚至涉及人的智力性。

房树人测试可投射出个人的心理状态，将人的潜意识释放出来，透过潜意识去认识自己的动机、观感、见解及过往经历等，帮助自己了解事件的本质，自己对外界的接触取向、生活模式及做出适当的反应。

测试方法

1. 测试前准备

准备测试纸、A4 纸，不带橡皮的铅笔 1 支 (2B)。

2. 要求

（1）画好的线条不可用橡皮擦掉，但可以重画。

（2）画完一部分图画后，不得重画。

（3）想怎么画就怎么画，但必须有房子、树、人。

（4）画人的时候，不可以画火柴人。

（5）画图时不可用尺子。

（6）构思的时间最好不要超过 5 分钟。

3. 测试指导语

首先让被测者填写姓名、年龄等一般资料，然后把测试纸放在被测者面前，告诉被测者："请拿铅笔，认真地画一座房子，画任何结构的房子都可以，只要你努力地画就可以了。自己觉得画得不满意，可以用橡皮修改，时间上没有特别限制，只要你认认真真地画就可以了。"

4. 对测试的记录

测试者对测试过程进行全程记录：①画画时间：如指导语结束到被测者开始绘画的时间、一幅画画完所需的时间等。②正确记录被测者画房、树木和人的顺序，如先画房顶，然后画墙壁，再画门、窗等。③记录被测者画画过程中的提问或自言自语的解释，如"这是房顶""这是墙壁""这有一个窗"等。总之，密切观察被测者画画是连续性的还是停顿性的。画画中的情绪状态，是平稳的还是烦躁的；是心安理得的还是烦恼的；对画画是合作还是抵制。

# 第九章 将"心"比"心"——走近心理咨询

心理困扰是在校大学生或多或少会遇到的问题，当心理困扰不能通过自我调节方法有效得以改善，且所经历的心理困扰已显著影响到学习效果和生活质量，为此深感矛盾、痛苦而不能自拔时，就可能需要心理援助，而心理咨询则是非常有效的援助方法之一。

## 第一节 认知心理咨询

心理咨询是 20 世纪 80 年代在我国逐渐兴起的一种心理健康服务形式，近些年来发展非常迅速，应用十分广泛。2018 年 7 月，教育部党组印发《高等学校学生心理健康教育指导纲要》，明确要求各个高校要强化咨询服务，从平台建设、体制机制、分类引导和数据保密等方面予以充分保障。《纲要》的提出，反映了从国家到高校对大学生心理咨询领域的关注和重视，这将有利于大学生心理咨询工作的提升，更好地培育大学生自尊自信、理性平和、积极向上的健康心态，从而提高心理育人质量。

### 【案例导入】

#### 同寝的烦恼

大一寒假过后，迎来了新学期，相比较刚来大学的第一学期而言，这个学期课程相对较少，各种安排也没有那么密集了，男生寝室里同学们的生活规律逐渐发生变化。小李同学所在的男生寝室共有四人，慢慢地他发现，同寝室的其他三名同学不再像之前一样每天坚持上课和晚自习，而回到寝室，一起联机打起了某著名网络游戏。在打游戏的过程中，三个人还会用网络语言互相交流，有时候玩得很兴奋，甚至大喊大叫，直到凌晨才睡。这让不喜欢网络游戏、生活比较规律的小李十分苦恼。他的睡眠质量不断下降，与同学多次沟通也无果。渐渐地他感觉与室友的关系越来越疏远，回寝室的时间也越来越少。在感觉苦恼和无助的情况下，他走进了学校心理咨询中心，寻求心理老师的帮助。

（案例来源：某高校心理咨询中心）

思考

1. 你是否也遇到来自同寝室或同班级的人际沟通烦恼呢。
2. 面对类似心理困扰你会寻求谁的帮助。
3. 你知道如何寻求所在学校心理咨询中心的帮助吗。

### 一、心理咨询的概念

心理咨询究竟是什么样的过程？通过心理咨询要达到什么样的目的？不同的专家对心

理咨询的定义及规范有着不同的观点。

美国著名心理学家罗杰斯认为，心理咨询是一个过程，心理咨询师与来访者之间的关系是能给予后者一种安全感，使其能够开放自己，甚至正视自己曾否定的经验，然后将那些经验融合于已经转变的自己，作出统合。他还认为，心理咨询是一种人际关系，强调心理咨询必须建立良好的人际关系，让来访者感到咨询师对他的同情、理解和尊重，从而愿意敞开心灵的大门，相互理解、相互信任、真诚交流。

美国版的《心理学百科全书》明确了心理咨询的两种定义模式，即教育模式和发展模式。该书认为，咨询心理学始终遵循着教育的模式，而不是临床的、治疗的或医学的模式。咨询对象不是患者，而是在应付日常生活中的压力和任务方面需要帮助的正常人。心理咨询师的任务就是教会他们模仿某些策略和新的行为，从而最大限度地发挥其已存在的能力，或者形成更为适当的应变能力。该书还指出，咨询心理学所强调的发展模式，是试图帮助来访者得到充分发展，扫除其成长过程中的障碍。

国内学者江光荣认为，心理咨询是现代社会中一项独特的专业化的人际帮助活动，旨在使受助者克服心理困难，达到更好的适应和发展。他更强调心理咨询是在心理治疗理论、人格心理学、变态心理学等基础理论的指导下开展活动。

朱智贤主编的《心理学大辞典》认为，心理咨询是对心理失常的人，通过心理商谈的程序和方法，使其对自己与环境有一个正确的认识，以改变其态度和行为，并使其对社会生活有良好的适应。心理失常分轻度和重度两种，心理咨询以轻度、属于机能性的心理问题为主。

《中国大百科全书·心理学》将心理咨询定义为："一种以语言、文字或其他信息为沟通形式，对来访者予以启发、支持和再教育的心理治疗方式。其对象不是典型的精神病患者，而是有教育、婚姻、职业等心理或行为问题的人。"

《心理咨询师（基础知识）》一书指出，心理咨询是心理咨询师协助求助者解决心理问题的过程。

不同学者虽然对心理咨询表述不一，但是综合国内外比较有代表性的观点可以看出，心理咨询有如下特点。

**1. 心理咨询是一种心理活动的过程**

心理咨询过程是心理咨询师对来访者进行帮助的过程，该过程以良好的咨访关系为前提。咨询师运用专业技能和所创造的良好咨询气氛，帮助来访者学会以更为有效的方式对待自己和周围环境。来访者在咨询过程中需接受新的信息，学习新的行为，学会调整情绪和解决问题的技能，使其在心理和行为方面能够积极改变，促进个人的成长与发展。这个过程提示我们，心理问题并非一两次会谈就能解决。

**2. 心理咨询建立在建设性的人际关系基础上**

心理咨询建立的人际关系是以来访者需要得到帮助、主动来访为前提，是在特定地点和时间建立的具有隐蔽性和保密性的特殊的人际关系。咨询师与来访者是平等的，咨询师帮助来访者解决问题，而不是代替他解决问题。这也正是心理咨询讲的"不求助，不施助"的原则。

**3. 心理咨询是专业人员从事的一项特殊服务**

咨询师必须受过严格的专业训练,拥有所必需的知识和技能,其中包含对来访者问题的评估,熟练应用倾听、提问、表达和观察技术,从而在心理学有关原理的指导下,能够运用各种心理咨询技术如精神分析、行为主义、人本主义、认知和后现代心理咨询等理论帮助来访者。

**4. 心理咨询服务对象的特殊性**

心理咨询的服务对象(即来访者)不是有精神病、明显人格障碍、智力低下或脑器质性病变的患者,而是有一些心理问题或在发展过程中需要得到帮助的正常人。

**5. 心理咨询有独特的目标**

心理咨询要实现助人自助的目标,帮助来访者认识自己,确定目标,作出决定,解决难题,最终引导改变错误的认识,学习新的行为,充分发挥自身的潜能,更好地适应社会的发展。

## 二、心理咨询的功能

一般来说,心理咨询的功能是为来访者提供全新的人生经验和体验,帮助来访者认识自己与社会,逐渐改变不恰当的反应方式,学会与外界相适应的反应方式,更好地发挥内在潜力,更好地面对现实生活。具体来说,心理咨询的功能分为几个方面。

**1. 建立和体验全新的人际关系**

咨询关系是一种真诚、相互理解和彼此信任的人际关系。在心理咨询过程中,咨询师总是以善意而真诚的态度,与来访者进行沟通。这种人际互动的过程为来访者提供了一种体验良性人际关系的机会。来访者可以把这种人际交往经验逐步地应用于自己的人际关系中,利用在咨询中体验到的东西,更有效地处理现实中的人际互动问题。

**2. 认识内部冲突**

许多来访者在寻求心理咨询师的帮助时,往往将导致自己产生心理问题的原因归咎于外部,习惯从别人身上找原因,例如来访者的同学、老师或家人等。心理咨询的任务之一就是帮助他们意识到心理问题主要源于来访者自身尚未解决的内部冲突,而与周围环境之间、人与人之间的问题,正是内部冲突的外部表现。最终,咨询师要让来访者知道解决问题的关键在于自己,并且让他们逐渐认识到内部冲突产生的原因,找到解决问题的办法。

**3. 纠正不合理观念**

很多来访者都会有不同性质的不合理观念,而正是这些不合理观念导致了各种心理问题。来访者常常确信自己对事物的观察和理解是正确的,而实际上并非如此。通过心理咨询,咨询师会启发和引导来访者进行自我反思,逐步使其意识到因自己的不合理观念而导致的许多困境,进而形成正确的观念。

**4. 付诸有效行动**

来访者心理问题解决的关键往往在于其是否能付诸有效行动。咨询师在咨询过程中通过启发、鼓励、引导、支持来访者采取未曾尝试过的有效行动去改变与外界格格不入的思维、情感和反应方式,并学会与外界相适应的方式。一旦来访者感受到这种新的行动所带给他的新的、积极的体验,他就真正开始了自助,为自己创造新的生活。特别需要强调的是，心理咨询是咨询师和来访者之间的合作过程。也就是说，心理咨询的效果完全取决于咨访双方互动的质量。在此过程中，心理咨询师起着至关重要的作用，应本着一切从来访者的实际情况出发的原则进行工作，而不能从自身角度出发。

【延伸阅读】

### 著名心理治疗师维吉尼亚·萨提亚诗歌赏析

在我心底里，我相信

任何人能给我的最佳礼物是

他能看着我

听着我

了解我

同时

感动着我

我也相信

我所拥有的最佳献礼是

去看、去听、去了解

去感动

当这些都完成了

我可以感觉到

有形的你我已无形地连在一起

# 第二节　理解心理咨询

心理咨询在我国的发展尚未普及，导致心理咨询常常被蒙上一层神秘的面纱。人们常常对什么情况下去寻找心理咨询师帮助感到困惑。心理咨询师能够在咨询中做什么、有哪些心理咨询流派可以提供帮助、心理咨询的过程大致是什么，这些问题我们将会带领大家一一认识。

## 一、心理咨询的原则

心理咨询作为一项助人自助的活动，要遵循心理咨询原则进行。许多心理咨询专家经过多年实践，形成了一些原则，心理咨询能否坚持这些原则决定着心理咨询的成败。综合国内外学者的观点，主要有保密性原则、理解与支持原则、非指导性原则、自愿原则、咨询与预防相结合原则。

### 1. 保密性原则

保密性原则是心理咨询工作中最重要的原则，是鼓励来访者畅所欲言的心理基础，也是对来访者人格和隐私权的极大尊重。只有严格遵守保密原则，才会取得来访者的信任，使来访者敞开心扉，让心理咨询师走进其内心世界，真正地了解他们，成功完成咨询。

保密性原则要求保守来访者的秘密，妥善保管其个人信息、咨询信息、心理测试资料等。如因工作等特殊需要不得不引用咨询事例时，应征得当事人同意，同时需对材料进行适当的保密处理，不得随意公开来访者的真实姓名或住址。有三种情况咨询师可以不遵循保密原则：①来访者希望引入较多的其他力量协助时。②有明显自杀倾向者，应与有关人员取得联系，最大限度地挽救来访者。③来访者有明显的伤害性人格障碍或为精神病患者，为避免他人受到伤害，咨询师需及早做好预防工作。

**2. 理解与支持原则**

理解与支持原则是指咨询师尽可能体验来访者的精神世界，就像自己也处在同来访者一样的境地，设身处地地为来访者着想，以来访者的方式去看问题，通过热情、诚恳的接待与解释，帮助来访者消除顾虑，畅所欲言，建立和谐的交谈氛围和相互信任的关系。咨询师要热情接待来访者，并以自然而诚恳的态度、亲切的语言表示理解其苦衷，不强迫他们说出心中的秘密，并给予精神上的支持。咨询师通过对来访者的语言、行动和情绪等的理解，无条件地帮助来访者，从而实现坦诚的心理沟通。

**3. 非指导性原则**

咨询师在咨询过程中的言行要以来访者为出发点，这是心理咨询的一大特点。要鼓励来访者认识自我、评价自我，自己判断自己的思想、行为表现。咨询过程中，咨询师不能以"家长式"的口吻与来访者进行交谈，不得对来访者暴露的思想、行为表现给予任何批评和是非评价，不得将自己的主观意志强加给来访者，尽量不干预来访者的价值观，而是加强情感沟通，启发来访者独立思考，培养其积极的心态，树立自信心，自觉选择解决问题的方案，提高其自助能力。

**4. 自愿原则**

到心理咨询室寻求帮助的来访者必须出于完全自愿，这是确立咨访关系的先决条件。没有咨询愿望和要求的人，咨询师不应主动为其进行心理咨询。只有来访者自己感到心理不适，为此而烦恼并愿意找咨询人员诉说烦恼以寻求心理援助的人，才能够真正在内心接纳咨询师的帮助，从而获得问题的解决。该原则不适用于处于心理危机状态下的个体。

**5. 咨询与预防相结合原则**

受学业压力、经济困难、就业艰难、情感困惑等问题的影响，我国大学生因患有心理疾病、精神障碍而被迫休学、退学甚至伤害自己和他人的事件呈上升趋势。这对学生、家庭及学校都造成了不可挽回的损失。近些年，各高校心理学工作者不仅重视开展心理咨询，还重视心理卫生知识的宣传和普及，如利用每年的"5.25"心理健康宣传日，对大学生进行心理健康教育，宣传心理健康知识，做好预防工作。

## 二、心理咨询的相关理论

心理咨询流派众多，从 20 世纪初至今，各种理论此起彼伏。其中，对心理咨询过程的性质、目标、方法等方面影响较大的有精神分析理论、行为主义理论、人本主义理论和认知理论。

**1. 精神分析理论**

精神分析理论是奥地利著名精神科医生弗洛伊德于 19 世纪末 20 世纪初创立的。精神分析理论是现代心理学的奠基石，它强调心理因素对躯体的影响，是通过挖掘来访者潜意识中的心理矛盾和冲突找到致病的症结，并将其带到意识领域，使来访者有所领悟，从而建立良好、健康的心理结构。精神分析理论的影响远不局限于临床心理学领域，对整个心理科学乃至西方人文科学的各个领域均有深远影响，其影响可与达尔文的进化论相提并论。

**2. 行为主义理论**

行为主义理论由美国心理学家华生在巴甫洛夫条件反射学说的基础上创立。他主张心理学应摒弃意识、意象等太多主观的东西，只研究所观察到的并能客观地加以测量的刺激和反应。行为主义理论以行为疗法为基础，强调以行为为中心，所有行为（包括正常行为和异常行为）都是通过学习获得的，并因强化而巩固，这些学习得来的行为也可以通过学习进行矫正。

行为主义理论是通过提供特定的学习环境促使行为异常者改变自我，摒弃不良行为。其注重心理治疗目标的明确化和具体化，主张采取就事论事的方法，不必追究个人潜意识和本能欲望对偏差行为的作用。

**3. 人本主义理论**

人本主义理论由美国心理学家 A. H 马斯洛创立，代表人物有 C. R 罗杰斯。人本主义反对将人的心理低俗化、动物化的倾向，被称为心理学中的第三思潮。

人本主义疗法是基于人本主义理论而创立的。人本主义疗法强调创造一种良好的环境，形成真诚相待、互相理解、彼此尊重的气氛，给予来访者无条件的积极关注，充分地同情和理解来访者的困扰和体验，帮助来访者进行自我探索，认识自身的价值和潜能，发现真正的自我，以改变自我的不良行为，矫正自身的心理问题。人本主义治疗的实质就是重塑真实的自我，达到自我概念与经验的协调统一，治疗的目的是帮助患者去除那些为了适应社会、他人的需要而偏离自我经验的思想及行为，使人找回真实的自我，能够为自我的价值而活，而不再刻意迎合他人；在操作技巧上，这一疗法反对操纵或支配来访者，主张在交谈中采取不指责、不评论、不干涉的方式，鼓励来访者言尽其意，直抒己见，以创造一个充满真诚、温暖和信任的氛围，从而使来访者无忧无虑地开放自我。人本主义疗法主要有准确共情、真诚一致和无条件积极关注。

（1）准确共情　这是治疗成功与否的基础。咨询师设身处地从来访者角度去思考问题，并时刻保持敏感，真实地理解他们的想法。罗杰斯认为，准确的共情有利于促进来访者已形成的自我结构实现其潜能，把问题带给咨询师，从而对自己有一个完整的认识。

（2）真诚一致　咨询师应坦诚地面对来访者，开诚布公、直截了当地与来访者交流自己的态度和意见，不掩饰和伪装自己。咨询师真诚一致的态度实际是在鼓励来访者以同样的真诚态度参与治疗，尽可能暴露自己，只有这样，才能进行深入交流和沟通。真诚一致的核心是表里如一。

（3）无条件积极关注　是一种共情的态度，指咨询师以积极的态度看待来访者，注意强调他们的长处，即对来访者言语和行为的积极面、光明面或长处给予有选择的关注，认识和利用其自身的积极因素促进来访者发生积极变化，咨询师对来访者的关注应是无条件的。只有这样，来访者才能在咨询师的帮助下真正地开始探索自我，认识自己的内心，从而获得内心更多的成长。

**4. 认知理论**

认知疗法是通过改变人的认知过程和这一过程中所产生的观念来纠正人的不良情绪和行为。认知疗法是用认知重建、心理应付、问题解决等技术进行心理咨询，其中认知重建的关键在于如何重建人的认知结构，从而达到治疗的目的。咨询的关键就在于指导来访者改变原来的认知结构，解除歪曲的想法，纠正不合理的信念，从而改变行为。认知疗法适合治疗各类神经症，如焦虑性神经症、考前紧张焦虑、情绪障碍等。

认知疗法建立在一种结构性的心理教育模式之上，强调家庭作业的作用，赋予求助者更多的责任，让他们在治疗之中和治疗之外都承担一种主动的角色，同时注意吸收各种认知和行为策略来达到改变的目的。但是认知疗法中，情绪因素未受重视，它不鼓励情绪的表达或在情绪上再度去体验创伤事件，且并不重视探索潜意识里的冲突。

**【延伸阅读】**

**常见的认知错误**

1. 绝对化要求

以个人的意志或意愿，认为某事必定发生或不发生。

2. 左思右想

面对事情不够果断，犹豫不决。

3. 过分概括化

以偏概全的思维方式，常把"有时""某些"概括为"总是""所有"等，体现在人们对自己和他人不合理的评价上，典型特征是以某一件或几件事来评价自己或他人的整体价值。

4. 个性化

每当问题出现时，往往把责任归咎于自己，并认为是自己的错。

5. 怨天尤人

推卸责任，凡事归咎于他人或埋怨上天。

6. 贬低成功经验

把成功的经验归因于他人，认为这只是侥幸，或没什么了不起，并没有体验到是自己的努力所致。

7. 打沉自己

不断向自己说负面话语，以至于意志消沉。

8. 灾难化

放大错误，认为如果一件不好的事情发生，那将是非常可怕和糟糕的。

9. 妄下判断

在没有什么根据的情况下，把事情的结果推断为负面。

10. 感情用事

以感觉做判断或推论，忽略事情的客观事实。

# 三、心理咨询的过程

心理咨询有不同的阶段，虽然不同的咨询师有不同的划分，但大致过程是类似的，可分为初期阶段、中期阶段和后期阶段。初期阶段的任务主要是建立相互信任的良好咨询关系；中期阶段的任务是帮助来访者解决问题；后期阶段的任务主要是巩固、保持和强化来访者已取得的成果，使来访者收益最大化，并对咨询效果进行评估，中止咨询。

## （一）心理咨询初期阶段的问题

初期阶段是咨询的开始，来访者充满了焦虑、恐惧、期待和希望。咨询师的任务是与来访者建立关系，初步分析来访者的内心世界，在相互信任的基础上成功地与来访者建立良好的咨询关系和相互理解、信任的气氛，达成咨询协议，以确定一个良好的开端。咨询师需积极收集来访者及其问题症状的必要信息，观察来访者在咨询中的行为，对其问题进行评估，提出咨询假设。

### 1. 建立信任

此阶段咨询师面对的重要问题是信任问题。咨询师必须取得来访者的信任，否则咨询将会中断。咨询师要简要介绍心理咨询是什么，说明保密的程度和限度，可通过三个基本步骤介绍心理咨询：①澄清现实，减少混乱。②面对现实，而不逃避。③学习接纳不易改变的现实环境。

### 2. 协商期望

不同的来访者对不同方法的可信度和有效性存在明显差异。有证据表明，来访者所接受的咨询形式与其期望匹配，则咨询效果明显。确定来访者的期望，能够为咨询提供结构框架。必要时，需跟来访者一同探讨期望，知晓咨询需要一个过程，问题的改善需要双方的共同努力。

### 3. 初步评估

有效评估有助于识别来访者的问题，从而确定咨询方案。会谈是比较有效和普遍使用的评估手段，能够了解来访者的问题及严重程度、是否属于心理咨询对象，以及所面临问题的背景信息等，从而确定采用何种咨询方案。通常评估和咨询难以截然分开，咨询师在评估的时候，往往能获得诸多咨询信息。

## （二）心理咨询中期阶段的问题

心理咨询中期阶段，是心理咨询过程中最重要的阶段，也是帮助来访者解决问题的主要环节。这个阶段，来访者可以获得更为深刻的自我认识和成长，从而更好地应对当下面临的心理冲突。

### 1. 对资料的分析与理解

引起来访者心理问题的原因是生理、心理、家庭和社会诸因素交互作用的结果，有些表面看起来不相关的事和人，却有可能是问题的关键。有些因素像是问题的原因，经过解读却发现也是心理问题的一种表现形式。在收集资料、初期评估后，咨询师要对来访者存在的问题进行分析，找出隐藏在心灵深处的症结所在。咨询过程中，要采用擅长的咨询方法和所获得的资料，对来访者形成完整的说明。比如心理问题是如何发生的、怎样处理的，进而将这些资料作为进一步进行心理干预的依据。

### 2. 启发来访者领悟

心理咨询的目的是助人自助，消除来访者的症状，而症状的消除与否取决于对咨询师所解释的内容是否领悟。咨询师要向来访者进行说明和解释，使其体会并领悟自己的心理困难或情结性质，帮助来访者将未意识到的病情和情结意识化。在情结意识化的过程中，考虑来访者自我力量的强度、心理上接受解释的动机，以及所表现的阻抗作用的轻重程度，使来访者在阻抗较少的情况下认识、了解和领悟。

### 3. 激发正面思考，提高自信心

无论多么麻烦的问题，任何人都不可能无时无刻地处在问题情境中，总有问题不发生的时候。每一个问题对来访者来说都有例外，而这个例外可以帮助来访者找出问题的解决之道，找回力量，重获生机。咨询师要在这个阶段用自己的眼睛和耳朵发现来访者没有问题的地方，或寻找没有问题的情境和行为，即找到例外。然后用正向的、朝向未来和目标解决问题的积极观点，激发来访者正面思考，并对其进行支持、接纳和鼓励，使其意识到自己所做的已经朝正向的方向前进，接纳、肯定自己，提高改变的自信心。

## (三) 心理咨询后期阶段的问题

这一阶段的重点是通过咨询师的努力，使来访者收益最大化。这一阶段的目的包括巩固和保持已取得的效果，处理因结束咨询带来的分离焦虑与依赖的矛盾，将有效的应对方式用于日常生活，使之普遍化。

### 1. 效果评估

效果评估是结束咨询的依据。咨询效果的评价主要依赖三个方面：①来访者的满意度：来访者对咨询师和咨询结果的满意度。②咨询结果的显著性：来访者是否有足够改进，整体功能是否从缺失恢复到正常水平。③成本效益：咨询的时效是否超过了其投入，如果有几种可以采用的咨询方法，哪种效果最佳。心理咨询的效果取决于咨询师、来访者与咨询方法三者的共同作用，彼此之间相互影响，共同影响咨询效果。效果评估应从多角度出发，形成综合的评估意见。

### 2. 效果巩固

心理咨询的根本途径是基于来访者的自我成长，促进来访者的精神状态和不良行为方式的改变，从而达到身心健康的目的。在咨询的过程中，来访者在特定场所已经有很大改变，问题症状已经减轻或消除，一旦回到现实生活，效果很难持续，也有的会因咨询即将结束，问题症状重新出现。对此咨询师要特别注意，针对性地引导来访者逐渐回到现实生活中，帮助其掌握咨询中习得的新经验，不断扩展到外部世界。如果结束咨询再次出现问题，咨询师需处理好与来访者的分离焦虑问题，合适地结束咨询。

### 3. 结束与分离

这个阶段是心理咨询中一个自然而然的过程，是咨询过程的一个重要阶段。何时结束、如何处理结束取决于咨询师对来访者的评估。从精神分析的观点看，对这个问题处理得如何将影响咨询的整体效果。咨询师通常在来访者的问题得到解决后，选择恰当的时机结束咨询，使来访者已改变的态度、行为、认知方式等能够得以有效保持，并在真实的环境中加以运用和实践，能够面对社会、面对他人处理问题，而不是停留在咨询室。从一定意义上讲，结束为来访者创造了将领悟付诸行动的机会，是来访者开始独立实践的标志。结束本身会使来访者获得一种在咨询中无法得到的经验。

【延伸阅读】

### 心理咨询的魅力所在

心理咨询不求教训他人，而求启发他人。

心理咨询不是要替人决策，而是要帮人自行决策。

心理咨询的首要任务是心灵沟通，而非心理分析。

心理咨询是现代人高尚的精神享受，而非见不得人的事情。

心理咨询确信人皆可自我完善，而非人是不能自我逾越的。

心理咨询是增强人的自立能力，而非增强对他人的依赖。

心理咨询不仅可以帮助他人成长，也可以帮助自己成长。

心理咨询使人更加相信自我，而非更加迷信他人。

心理咨询使人学会多听少言，而非少听多言。

# 第三节　大学生心理咨询

对大学生来说，大学阶段是摆脱高中学校和家长束缚，第一次独立生活和学习的时期。大学充满挑战与机遇，面对许多成长的问题，如认识自我、管理情绪、应对压力、提高创造力、有效学习、管理时间、人际交往、沟通技巧和生涯规划等，必然会遇到挫折、困难和压力。在适应大学生活、化解心理困惑、调节自己情绪、更好地发展自己方面，心理咨询可以提供有效帮助。

## 一、大学生心理咨询与健康

心理咨询对于大学生的心理健康而言，一般具有四个方面的功能：教育功能、发展功能、保健功能和治疗功能。心理咨询是解决大学生心理问题的重要途径，是高校心理咨询机构的基础性工作。心理咨询不同于一般的开导、劝慰和帮助，是一项专业性很强的工作，是一种职业性的帮助行为，涉及很多专业理论与技术。心理咨询对大学生心理健康会产生积极作用，为大学生提供与日常生活中的其他关系不同的一种特殊关系。在这种关系中，咨询手段及其所创造的氛围能够使大学生逐步认清所面临的问题，学会以积极的方法和态度对待自己、对待他人和环境。对于心理行为正常的同学，心理咨询所提供的新经验可以帮助他们排除成长过程中所遇到的障碍，从而更好地发挥个人潜能；对于有心理问题的大学生，心理咨询可以帮助其改变不适应的思维与行为方式，学会新的适应方式。使用心理咨询服务是现代大学生善用资源、克服困难、提高适应能力的表现。

## 二、大学生心理咨询的内容

大学生心理咨询的内容一般包括心理发展咨询、心理适应咨询和心理危机干预。

### 1. 心理发展咨询

这类咨询的对象心理比较健康，无明显心理冲突，基本适应环境，心理咨询的目的是帮助大学生更好地认识自我，扬长避短，开发潜能，提高学习与生活的质量，追求更完善的发展。例如，怎样处理好大学期间工作与学习的关系；怎样获得更多的朋友；选择什么职业有利于自己的发展及人生价值的实现。大学生心理咨询中常见的发展性咨询主要是学业发展咨询和职业发展咨询。

（1）学业发展咨询 学业发展咨询主要是帮助大学生加深对大学教育的认识，开发对专业学习的兴趣，提高管理时间的能力，改进学习方法，提高学习技巧，解决学习过程中遇到的具体困难，以及规划未来学业的发展。

（2）职业发展咨询 职业发展咨询主要是帮助大学生客观地评价自我，发现自身特点和优势，开发职业兴趣，学习求职技巧，提高择业能力，规划未来职业发展道路等。

**2. 心理适应咨询**

这类咨询的对象心理基本健康，但生活中有各种烦恼、心理上的矛盾，例如，因学习成绩不如意而忧虑、陷入失恋的痛苦后难以自拔、因人际关系不协调而苦恼、因环境改变而自我认识失调等。心理咨询的目的是帮助大学生排解心理困扰，减轻心理压力，提高适应能力。

**3. 心理危机干预**

高校心理危机干预主要包括危机预防、早期发现和及时处置。引发危机的原因可能是灾难性事件，如遭遇自然灾害、疾病爆发和校园暴力等；也可以是个人剧烈的内心冲突，如失恋、失学等。此外，处于抑郁症、精神分裂症发病期的个体极其容易采取自杀行为。预防自杀是高校心理咨询中心的重要内容。

**【延伸阅读】**

### 心理咨询与治疗周期多长

一个人的心理咨询与治疗周期需要多次时间，这不仅因人而异，而且根据不同的心理咨询和治疗的要求而有所不同。精神分析治疗要求来访者必须持续接受咨询一年以上，每周会面五次，每次一小时。这么长时间的治疗，很少有人在时间和精力上承受得了。所以后人一直想方设法在尽可能短的时间内取得最佳的疗效。

大学生心理咨询一般会根据大学生的个体情况，尽可能在较短的时间内有效帮助大学生解决心理困惑。

## 三、大学生心理咨询的类型

大学生心理咨询常因时间、地点和对象的不同而采用不同的形式。根据咨询途径不同，可分为面谈咨询、电话咨询、信函咨询、专栏咨询、现场咨询和网络咨询；根据咨询人数的多少，可分为个体咨询和团体咨询。近年来，大学生心理咨询中发展了一种新的咨询方法——朋辈心理咨询。

### （一）根据咨询途径划分

根据咨询途径不同，可分为面谈咨询、电话咨询、信函咨询、专栏咨询、现场咨询和网络咨询。

**1. 面谈咨询**

面谈咨询通常在专门的心理咨询室进行，心理咨询师与来访者采取面对面方式交谈。心理咨询师需详细了解、分析来访者的心理问题，帮助其摆脱有碍心身健康的不利因素，提高其解决问题和适应环境的能力。对已形成心理障碍的来访者，分析病因和症状，制订完整的治疗计划。面谈咨询中，咨询师掌握的情况较全面，有助于为来访者提供有效的帮助。面谈咨询通常为首选的心理咨询方法。

**2. 电话咨询**

电话咨询是指咨询师利用电话通话的方式与来访者进行交谈，帮助来访者排解心理困扰。电话咨询方便、快捷，深受大学生喜爱。电话咨询在国内外主要用于心理危机干预，常被称为"生命线"。在国内，大众对心理咨询的理解还不深，接纳程度尚低，而电话咨询因其隐蔽性、保密性强的特点而成为心理咨询的一种重要形式。近些年，我国不少地方政府陆续开设了心理热线，很多高校也开设了针对学生服务的热线电话。

**3. 信函咨询**

信函咨询是以通信的方式进行咨询。来访者通过写信提出自己的问题，心理咨询师给予回信答复。信函咨询的优点是不受居住地区限制，对于不善于口头表达或较拘谨的人是一种较易接受的方法。信函咨询的效果受来访者的书面表达能力、理解力和人格特点的影响。目前的信函咨询以电子邮件较常见。

**4. 专栏咨询**

专栏咨询是指在报纸、杂志、电台、电视台和网络上开辟心理咨询专栏，对读者、听众、观众、网友提出的典型心理问题进行公开解答。专栏咨询的优点是受众面广，具有治疗与预防并重的功能；缺点是存在模糊、浅陋、泛泛而论的情况。目前，很多传统媒体将互联网技术广泛用于专栏咨询，使许多来访者能够随时随地将心理困惑以留言形式在互联网与专家互动。

**5. 现场咨询**

现场咨询是指心理咨询机构的专职人员深入来访者生活的社会情境，为其提供多方面服务的一种咨询形式。例如，重大考试前咨询师深入学校为学生进行考前心理咨询，每年"5.25"活动期间，不少高校会安排心理咨询师为大学生提供现场咨询服务等。

**6. 网络咨询**

网络咨询是指咨询师与来访者在网络上或通过网络通信工具进行对话，从而开展心理咨询。网络的匿名性，使来访者能够毫无顾忌地倾诉自己的隐私、暴露自己的问题，从而使心理咨询师能够在尽可能短的时间内掌握来访者的基本情况，进而做出适时的分析判断，并通过实时交谈不断矫正其分析判断，最后做出切合实际的引导和处理。随着网络技术的不断提高和互联网的普及，网络以其极强的保密性、隐蔽性、快捷性和实时性，为心理咨询提供了无限空间，具有十分广阔的应用前景。目前，国外部分高校已开始面向大学生推广自行研发的心理服务 APP，旨在为在校学生提供更便捷的咨询平台。

### (二) 根据咨询人数划分

根据咨询人数的多少，可分为个体咨询和团体咨询。

**1. 个体咨询**

个体咨询是心理咨询的主要形式，一般意义上的心理咨询就是指咨询师与来访者的一对一咨询。面谈是个体咨询最常见、最主要的方式。

**2. 团体咨询**

团体咨询的产生基于这样一种背景，即实际生活中，人们的许多适应或不适应、心理健康或障碍往往起源于人际关系中，发展于人际关系中，转变于人际关系中。团体咨询认为，人的心理发展乃至一切发展都与社会环境有关，人的许多心理问题也是根源于各种人际关系中。团体咨询是采用人际交互的方式，模拟社会生活情境，促进个体的自我认知、自我调整和自我发展，是一种有效的咨询方法。

### （三）朋辈心理咨询　(peer counseling)

朋辈心理咨询产生的历史并不久远，最初由国外引入。经过二十多年的发展，朋辈心理咨询在欧美国家和我国港台地区逐渐成熟和完善，近几年开始走进大陆高校。当前，国内不少高校陆续搬往远离市区的大学城，"候鸟式"的教师每日往返两地，导致下班后能够提供心理咨询的老师有限，而朋辈心理咨询可以较好地弥补这一不足。

**1. 朋辈心理咨询的概念**

所谓"朋辈"，顾名思义就是"朋友"和"同辈"。"朋友"是指有过交往并且建立了一定的友谊、值得信任的人。"同辈"是指同龄人或者年龄相当者。朋辈之间通常会有较为接近的价值观念、思维模式、生活方式和处事经验，朋辈心理咨询是朋辈之间借助心理学和心理咨询专业知识，进行的一种心灵交流和沟通，从而给当事人鼓励和慰藉，达到心理咨询的效果。高校中的朋辈心理咨询主要是从班级或学生心理组织中挑选适合做心理辅导工作的同学，经过一定的专业训练后，针对大学生学习、生活中遇到的心理问题，通过同学间的沟通交流，或开展特别的团体心理活动，帮助同学从困境中走出来，从而达到助人自助的目的。

作为心理咨询的形式之一，朋辈心理咨询虽然实践的时间不长，但为大学生的心理健康教育和发展创造了新的契机。有研究表明，多数需要心理援助，甚至处于危机状态的人，并不主动寻求心理援助。即使寻求援助，大多首选朋友，其次是恋人、家人，较少选择专业的心理咨询师。与专业心理咨询相比，朋辈心理咨询受时间、地点和语言等因素的影响较小。可见，朋辈心理咨询是根据大学生的心理特点而设计和开展的，符合大学生的实际心理需要。

**2. 朋辈心理咨询的主要特点**

朋辈心理咨询属半专业心理辅导，具有半专业性、自发性和义务性、友谊性、简便有效、自我成长与自我教育的特点。

（1）半专业性　朋辈心理咨询不同于专业心理辅导，是同龄人之间开展的心理互助活动，"朋辈心理咨询师"并未接受过系统的专业学习和长期的实践训练，往往只是经过专业老师的短期培训，凭借其天赋、兴趣及强烈的助人意愿为他人提供心理帮助、支持和关爱。

（2）自发性和义务性　大学生中的朋辈心理咨询是一种利他行为，通常情况下是自发的、主动的。大学生十分乐意通过帮助他人增强自我价值感，提高自我认同度。

（3）友谊性　一般而言，朋辈心理咨询只发生在亲人、熟人或朋友之间，而不发生在陌生人之间。高校大学生之间的朋辈心理咨询既是高尚的助人精神的体现，更是一种友谊的表现。

（4）简便有效　朋辈互动有着空间距离接近、交往较为频繁、思维模式接近等特征，"朋辈心理咨询师"能够对来访者的言行进行直接的观察和及时的干预。

（5）自我成长与自我教育　学生"朋辈心理咨询师"往往在助人的同时，也能找到自我价值，收获成功的体验，提升动力，从而实现自我成长和自我教育。

【教学互动】

邀请学校心理咨询中心专职心理咨询师带领学生参观大学生心理咨询中心，邀请一部分同学扮演咨询师和来访者，现场进行一段 10 分钟以内的心理咨询。

**思考**

1. 谈谈你扮演咨询师或来访者后的感受。

2. 你觉得心理咨询对解决心理困扰有效吗？

3. 你愿意通过心理咨询解决自身的心理困扰吗？

# 第十章 "平"心而论——常见心理障碍与应对

大学阶段是人生成长的关键时期，也是个体心理迅速走向成熟而又未完全成熟的过渡期。在这个阶段会经历很多人生美好，也会经历多重磨砺和考验。加之知识经济和市场经济的冲击，对大学生们提出了更高的标准和要求。今日的"天之骄子"们面临着学习、生活、人际、就业等多重压力和挑战，会常常感到难以适应，难免会体验到内心痛苦或情绪起落。当经历人生低谷时，需时刻提醒自己，积极应对，必要时采取"自助"或"专业求助"的方式，以预防自己发展出异常心理，罹患心理疾病。

## 第一节 心理异常概述

传统观点认为，健康是指人体生理机能正常，没有缺陷和疾病。1989 年世界卫生组织（WHO）对健康给出了新的定义，即"健康不仅是没有疾病，而且包括躯体健康、心理健康、社会适应良好和道德健康"。一个人同时在这四个方面健全才算得上真正的健康。然而，与身体健康相比，许多人对心理健康与心理异常则知之甚少，甚至存在很多误解。

### 一、心理异常的含义

有些人难以理解，明明身体健康的人却做不了日常生活、学习和工作当中的某些小事，比如吃饭、睡觉、购物、乘车、打电话、上课、自习、人际交往等，甚至生活无法自理。在心理学上，这些人被认为出现了心理异常、心理疾病或心理障碍。

心理障碍是一种心理机能障碍（psychological dysfunction），即认知、情绪或行为机能紊乱，表现为内心痛苦、社会功能受损、行为异常或违反社会规范（巴洛，杜兰德，2017）。为了更好地了解心理异常，我们来看一看下面这位同学的苦恼。

【案例导入】

**焦虑障碍**

小陈，女，大学物理专业一年级学生，因焦虑失眠就诊。小陈从小到大，学习成绩一直名列前茅，从不用家长和老师操心。一直以自己物理高考成绩而自豪的她，进入大学后连普通物理考试都没及格，从此她一蹶不振，对集体活动不闻不问，特别害怕物理，同学关系紧张，失眠，做噩梦，怕别人看出她有很多题不懂，不敢问老师，上课竭力集中精力但效果不佳，回宿舍就想睡觉。她担心赶不上同学，仍坚持学习，但效果差，渐渐地其他课程也不理想，只要一遇到自己不懂的问题就开始身体发抖，然后全身僵硬，难以松弛。

思考：

1. 你是否出现过类似的状态。

2. 你认为小陈同学的主要心理问题是什么，应如何处理。

令陈同学苦恼的正是我们今天称为焦虑障碍（anxiety disorder）的一种心理障碍。患有焦虑症的人，常感到无明显原因、无明确对象、范围广泛的紧张不安，经常会提心吊胆，却又说不出具体原因。此外，还表现为过分关心周围事物，注意力难以集中，工作、学习效率明显下降。陈同学的状态属于心理障碍，其表现心理学上称症状。然而，要想准确判断一个人是否心理异常并非易事，因为目前学界还没有一个统一的标准。为此，我们可从以下三个方面进行分析。

**1. 主观痛苦感**

陈同学的内心是非常痛苦的，而且躯体还出现了各不良反应。尽管主观痛苦感是判断是否出现心理异常的重要依据，但也不能仅凭一个人内心感到痛苦就判断其心理异常。正常生活中人们也经常会有内心痛苦感，如至亲亡故、重病来袭等，而且对另一些类型的心理障碍患者而言，并不一定有内心痛苦感体验。比如，躁狂障碍患者发作时会持续地体验到兴奋和快感。因此，内心痛苦既不是判断心理异常的充分条件，也不是必要条件。

**2. 社会功能受损**

社会功能（social function）是指一个人适应社会生活的能力，表现为人际、学习、工作、生活等方面适应良好。用社会功能受损判断一个人是否心理异常有一定的现实意义。比如，你认为学习有压力、有困难，并不代表出现了学习障碍。但是如果像陈同学那样，因为学习焦虑影响到所有课程的学习，甚至出现躯体反应，那么社会功能就出现了受损，属于心理异常。

需要强调的是，大多数心理异常症状只是人的认知、情绪和行为等心理功能的极端表现形式。对一些程度较轻的心理异常者而言，其社会功能往往并未出现受损。比如，相对于重性精神病的发作期而言，多数神经症患者的社会功能是完好的。即使在疾病发作期，他们通常也能生活自理，甚至勉强坚持工作或学习，其言行大都保持在社会规范所允许的范围。但如果人的社会功能出现了一定程度的受损，也不一定就是心理异常，有可能是一定程度的"心理困扰"或"心理问题"，没有达到心理异常的程度。因此，社会功能受损多可作为判断心理异常的必要条件，但不是充分条件。

**3. 行为异常或不符合社会规范**

异常行为（abnormal behavior）是指人的行为偏离了其所属文化的社会常态，或违反了社会规范。当个体的行为趋向遵守流行的社会规范，或这种特殊行为在其他人中比较普通常见时，这个人寻求专业人员帮助的可能性不大。如果一个人的行为明显偏离社会常态、令人不可容忍或不符合常规，那么他/她很可能被归为"异常"。

并非所有表现出偏离社会常态或违反社会规范行为的人都可被判定为心理异常。个体的行为深受文化背景的熏陶，还要从历史发展的角度看待文化的影响。比如，同性恋在过去很长一段时间内被大多数主流文化看作是一种病态行为，但是在今天，这一看法有了很大改观，包括中国在内的一些国家和地区不再将同性恋判定为病态行为。因此，不能仅凭直觉武断地判定某人的行为存在异常。

判断一个人是否心理异常需要综合考虑文化背景、症状严重程度以及当事人所处的情境等。所有关于行为异常的定义都存在利弊，这些定义可以帮助我们轻而易举地找到相应异常行为的案例，但不适合这个定义的地方也随处可见。即使一个人出现了某些心理障碍，也不一定就能达到心理障碍的诊断标准。

总之，对于"正常"与"异常"很难做出简单、清晰的判定。美国《精神疾病诊断与统计手册》（第5版）（Diagnostic and Statistical Manual of Mental Disorders, 5th edition, DSM–5）对人的行为、心理或生物意义上的机能障碍进行了定义，指出机能障碍表现为：①行为与所属文化不符。②存在内心痛苦和社会功能受损，或痛苦、死亡、社会功能受损的风险增加（American Psychiatric Association，2013）。

## 二、心理异常的传统认识

随着历史的发展和科技的进步，人们对于心理异常的原因和形成有了更多认识，认为其主要受三种传统的影响。

### （一）超自然传统

远古时代的人一般持"泛灵论"信仰，即相信世间万物皆有灵魂。对一切不能以经验理解或解释的现象，都会以某个超自然存在的原因进行解释，精神异常也是一样。人如果出现了精神异常，就是有魔鬼侵入或附体，控制了这个人的行为（江光荣，2012）。超自然传统认为，心理异常患者是受到了神的惩罚，或是鬼怪精灵附体，或是被月亮的阴晴圆缺、星星的位置、地球磁场等自然变化所影响。尽管超自然传统并没有科学证据支持，但在今天仍具有一定的影响力。

### （二）生物学传统

生物学传统源于古代医学，较超自然传统更具科学性。古代中医认为，人体内阴阳二气失调是心理异常的基本原因，自然界的寒、热、风、燥等（外因）和人的异常情志活动（内因）是造成阴阳二气失调的两类主要因素（江光荣，2012）。古代西医则认为，心理异常就是躯体疾病，其根本原因在于人体的生理变化。比如，大脑病变、颅脑外伤、体液失衡、酗酒、月经变化等都是心理异常的生物学致病因素。同时，外部环境和社会压力也能造成人体的生理变化。文艺复兴之后，西方社会迎来了科技文化的大发展，微生物（病毒、细菌等）加入了生物学致病因素的行列。当代科学家和医师们更是采用最先进的科技手段，探究神经递质水平异常、脑部器质性病变及基因异常，将科学方法用于生物学传统，推动了精神医学（mental medicine）的发展，极大地促进了生物学疗法的创新和疗效提升（尤其是药物治疗），使人类获益良多。但是目前对于各种心理障碍，人类仍然未能知晓明确的生物学病因（江光荣，2019）。

### （三）心理学传统

从心理学角度认识和治疗心理障碍实际上在18世纪就已经开始。近、现代以来，对心理异常的认识主要有三大心理学传统：即心理动力学模型（psychodynamic model）、认知行为模型（cognitive - behavioral model）和人本主义模型（humanistic model）。

**1. 心理动力学模型**

动力学模型的创始人是奥地利医师弗洛伊德（Sigmund Freud）。从精神分析角度看，心理异常的根本原因在于人的生物性与社会性之间的冲突，主要体现在人无意识（unconscious）的性冲动、攻击欲等与社会教化（道德、良知等）之间的矛盾。如果一个人在现实层面无法协调上述矛盾，满足或安抚原始冲动并且遵循社会教化，就会出现心理异常。其所表现的症状被认为是对原始冲动的一种"变相满足"（查尔斯·布伦纳，2000）。其中，弗洛伊德提出的人格结构中的自我（ego）作为上述矛盾的协调者具有关键作用。心理异常也被看作是自我协调的失败。

传统的精神分析理论受到诸多诟病，继弗洛伊德之后，新精神分析学派对动力学模型进行了极大丰富。比如，阿德勒（Alfred Adler）认为，人的本性是追求卓越，心理异常是因个人的自卑情结（inferiority complex）导致的；客体关系理论（object - relations theory）认为，寻求与重要他人（即客体）的关系是人类行为的根本动力，心理异常是因早期糟糕的客体关系影响了人的心理发展，造成了自我身份或角色的冲突；埃里克森（Erik Erikson）则细分了八个人生阶段的心理危机或冲突，认为心理异常源于心理危机未能正常解决。

**2. 认知行为模型**

该模型始于20世纪行为主义心理学。与动力学模型截然不同的是，行为主义心理学并不关注人的主观世界，认为人所有的行为都是由学习而来的，无论是正常行为还是异常行为。

巴甫洛夫（Ivan P. Pavlov）经典的条件反射（classical conditioning）原理对心理异常进行了解释，强调人与生俱来的身心反应（如恐惧或放松）与某种环境刺激（如狗、蛇或酒精）之间的信号关系，即学会了对某种环境刺激产生反应（恐惧或放松）。比如，一个女人对狗的恐惧反应可能是因她曾经被狗咬伤，所遭受的身体疼痛和痛苦情绪与"狗"之间形成了条件反射（conditioning）。其本质上是一种信号关系，使她一看到狗（尽管不再是最初咬伤他的那条狗）甚至一想到狗就会在身体和心理上出现恐惧反应。正所谓"一朝被蛇咬，十年怕井绳。"

斯金纳（Burrhus F. Skinner）的操作性条件反射（operant conditioning）原理对心理异常的解释强调人的某种后天行为（如打人或回避课堂发言），因为该行为之后的正性结果（即外在奖励，如占上风或安全感）得以塑造，或是某种行为（如课堂主动发言）因为该行为之后的负性结果（即外在惩罚，如被取笑）而减少。比如，一个暴脾气的男生每次与人争执时都会动手打人，这是因为他从第一次打人开始就不断尝到"甜头"——占据上风、掌控局面，使得他的打人行为被这些"甜头"所强化，长期固化下来。在解释心理异常时，一般倾向同时应用上述两种条件反射原理。

随着认知心理学的兴起，人的内部因素对行为的作用受到重视，认知（cognition）和行为完美地进行了结合。心理学家班杜拉（Albert Bandura）提出了社会学习理论（social learning theory），强调观察学习的重要性，其也可用来解释心理异常。比如，一个女人本来不怕狗，但当她看到他人被恶狗咬伤后的惨状，就开始变得怕狗了。此外，艾利斯（Albert Ellis）和贝克（Aaron T. Beck）所奠定的认知治疗（cognitive therapy）更强调认知的作用，认为心理异常是对己、对人、对事抱有错误的想法（非理性信念）或"不合理的认知"。

**3. 人本主义模型**

该模型强调性本善，人是有价值的、是可信任的，具有建设性和合作性，能与人和谐相处。人生来就有一种自我实现的趋向，不仅知道自我的人生价值是什么，还知道如何实现，也有能力发现并解决自身的心理问题。然而，现实生活环境不可避免地阻碍着人的自我实现，使人远离真实的自我（self），心理异常被看作是不同程度的潜能受阻。

人本主义心理学家马斯洛（Abraham H. Maslow）提出了需要层次（hierarchy of needs）理论，认为人有从低到高五个层次的需要，即生理需要、安全需要、归属与爱的需要、尊重的需要、自我实现的需要。马斯洛认为，人们只有满足了较低层次的需要，才能进一步满足更高层次的需要。

另一位人本主义心理学家罗杰斯（Carl R. Rogers）则认为，成人和社会的外在价值条件（conditions of worth）扭曲了人的本性，使人不再按自己的本性成长，偏离了自我实现的方向，导致不同程度的自我异化或自我疏离（self estrangement）。

# 第二节 常见心理疾病的识别

在精神卫生知识相对缺乏的时期，大众对心理疾病或心理异常存在很多误解。随着精神病理学的发展，现在倾向从生理－心理－社会整合的角度理解心理疾病，认为个体生物、心理和社会等多方面因素的相互作用，共同促使和影响心理疾病的发生、发展、维持、治疗、预后等。

## 一、焦虑症

当个体面对某些重大或有挑战的事件时，一般会体验到焦虑害怕甚至恐惧情绪。如案例中的小陈同学，因为学习压力而倍感焦虑。适度的焦虑可以提高个体内在动机，促使个体提前准备，提高任务完成水平，但是过度焦虑就会让情况变得很糟糕。小陈同学的焦虑已超过了一般适宜的焦虑水平，甚至产生了躯体不适的反应。

### （一）概念

焦虑症（anxiety neurosis）是一种以焦虑情绪为主的神经症，以广泛和持续性焦虑或反复发作的惊恐不安为主要特征，常伴有自主神经紊乱、肌肉紧张与运动性不安，临床分为广泛性焦虑障碍（generalized anxiety disorder，GAD）和惊恐障碍（panic disorder）两种。

### （二）临床表现

广泛性焦虑障碍是一种慢性焦虑障碍，是焦虑症最常见的表现形式，大多缓慢起病，临床以广泛、持久、过分担心和紧张为主要特征，持续时间通常为6个月或更长时间。

广泛性焦虑障碍患者对未来可能发生的、难以预料的某种危险或不幸事件常常担心。有的患者不能明确意识他所担心的对象或内容，只是一种提心吊胆、惶恐不安的强烈的内心体验，此称自由浮动性焦虑（free - floating anxiety）。有的患者担心的是现实生活中可能发生的事情，但其担心、焦虑和烦恼的程度与现实很不相称，此称预期焦虑（apprehensive expectation）。广泛性焦虑障碍患者常有恐慌预感，终日心烦意乱，忧心忡忡，坐卧不宁，似有大祸临头之感。这种担心使患者对日常生活中的事物失去兴趣，上课或做作业注意力无法集中，学习效率受到严重影响。其焦虑症状常常波及自主神经系统、泌尿系统、循环系统、呼吸系统、消化系统等，且常因躯体症状反复而在医院的多个科室就诊，很多时候他们不能意识到自己患的是心理疾病。

惊恐障碍（panic disorder）又称急性焦虑障碍，特点是发作的不可预测性和突然性，反应程度强烈，常有濒临灾难性结局的害怕和恐惧。患者常在无特殊恐惧性处境时，突然有一种突如其来的惊恐体验，并伴有濒死感或失控感，以及严重的自主神经功能紊乱症状。患者似乎觉得死亡将至、灾难将至，或奔走、惊叫、四处呼救，常常伴有胸闷、心动过速、心跳不规则、呼吸困难或过度换气、头痛、头昏、眩晕、四肢麻木、感觉异常、出汗、肉跳、全身发抖或全身无力等自主神经症状。惊恐发作通常起病急骤，终止也迅速，一般历时 5~20 分钟，很少超过 1 小时，但不久又可突然再发。发作期间始终意识清晰，高度警觉，发作后仍心有余悸，担心再发，不过此时焦虑的体验不再突出，而是表现出虚弱无力，通常需数小时到数天才能恢复。60% 的患者因担心发病得不到帮助而采取回避行为，如不敢单独出门、不敢到人多热闹的场所，最后发展为场所恐惧症。

### （三）治疗

主流的治疗包括心理治疗和药物治疗，但心理治疗和药物治疗哪个为先尚无定论，也可同时进行。药物治疗旨在调整失调的生理系统，改善先天易感性，消除严重缺损和痛苦，使病情减轻到可以接受其他治疗（如行为矫正治疗）的程度。

焦虑症患者一般容易接受新信息，尤其是有助于缓解或减轻焦虑程度的信息。对这类患者进行健康教育是十分必要的。健康教育的内容需包括对疾病性质的讲解，如焦虑的本质、为何会产生焦虑等，让患者明白疾病性质，消除某些顾虑。同时了解患者对疾病的理解程度，洞悉患者的某些不良认知，指导患者进行一些简单实用的应付焦虑的方法，改变某些不良的生活方式。焦虑症患者对一些事物的歪曲认知，是造成疾病迁延不愈的原因之一。对患者进行全面评估后，治疗者需帮助患者转变不良认知或进行认知重建，采用呼吸训练、放松训练、分散注意力等行为治疗方法常常有效。对因焦虑或惊恐发作而回避社交的患者，可采用系统脱敏（暴露）治疗。

## 二、恐惧症

### （一）概念

恐惧症（phobia）原称恐怖性神经症，是一种以过分和不合理地惧怕外界某种客观事物或情境为主要表现的神经症。患者明知这种恐惧反应是过分或不合理的，但在相同场合下仍反复出现，难以控制。恐惧发作时常常伴有明显的焦虑和自主神经症状。患者会极力回避恐惧的客观事物或情境，或是带着畏惧去忍受，对其正常活动造成不利影响。

### （二）临床表现

恐惧症患者所恐惧的对象可达数百种之多，通常可归为三大类。

**1. 场所恐惧症（agora phobia）**

场所恐惧症又称广场恐惧症、旷野恐惧症，是恐惧症中最常见的一种。多在25岁左右发病，35岁左右是另一发病高峰年龄，女性多于男性，主要表现为对某些特定环境恐惧，如高处、广场、密闭的环境和拥挤的公共场所等。患者害怕离家或独处，害怕进入商店、剧场、车站或乘坐公共交通。由于患者担心在这些场所出现恐惧感得不到帮助，又无法逃避，故回避这些环境，甚至不出门。恐惧发作时常伴有抑郁、强迫、人格解体等症状。

**2. 社交恐惧症（social phobia）**

多在17~30岁发病，女性明显多于男性，常无明显诱因而突然发病。主要特点是害怕被人注视，一旦发现有人注意自己就不自然，脸红，不敢抬头，不敢与人对视，甚至觉得无地自容，因此回避社交，不敢在公共场合演讲，集会不敢坐在前面。常见的恐惧对象是异性、严厉的上司和未婚夫（妻）的父母亲等，或者是熟人，甚至是亲属、配偶。

**3. 单一恐惧症（simple phobia）**

单一恐惧症是指患者对某一具体的物件、动物等有一种不合理的恐惧。最常见的是对某种动物或昆虫的恐惧，如蛇、狗、猫、鼠、鸟、蜘蛛、青蛙、毛毛虫等，有的患者害怕鲜血或尖锐锋利的物品，有的对自然现象产生恐惧，如黑暗、风、雷电等。单一恐惧症的症状较恒定，多只限于某一特殊对象。但部分患者在消除了对某一物体的恐惧后又会出现新的恐惧对象。单一恐惧症常发生于童年，以女性多见。

### （三）治疗

行为疗法是治疗恐惧症的首选方法，系统脱敏法、暴露冲击法对恐惧症效果良好。治疗的基本原则：一是消除恐惧对象与焦虑恐惧反应的条件性联系；二是对抗回避反应。行为疗法只强调可观察到的行为动作，治标不治本，疗效是否持久，结论不一。药物治疗中三环类抗抑郁剂，米帕明和氯米帕明对恐惧症有一定的疗效，并能减轻焦虑和抑郁症状。

## 三、强迫症

### （一）概念

强迫症（obsessive-compulsive disorder）是以强迫症状为主要临床表现的一类神经症。其特点是有意识的自我强迫和反强迫并存，两者强烈冲突，使患者感到焦虑和痛苦；患者能体验到观念和冲动来自于自我，但违反自己的意愿，极力抵抗，但无法控制；患者能意识强迫症的异常性，但无法摆脱。病程迁延者可表现为仪式动作为主，精神痛苦减轻，社会功能严重受损。

【案例导入】

### 强迫症

王刚每天出寝室门都会有一个纠结的过程：走到楼梯口时突然停下脚步，心里有一个念头会冒出来：我刚刚锁门了吗？他不确定也不放心地跑回宿舍拉一下门把手，确定门锁了才再次离开。可是楼梯走到一半又有念头冒出来：门检查到位了吗？会不会刚才没有使劲拉把手？想了想，他决定再回去看看。于是三步并作两步地跑回去，使劲拽了好几下门把手，确定门锁了。一看手表，时间不多了，赶紧跑去上课。可是到楼下，他不放心门锁好的念头又冒出来了，他努力说服自己应该没问题，可悬着的心就是放不下来，不一会儿，只见他又飞奔上了楼……

**思考：**

1. 你是否出现过类似的状态。

2. 你认为这位同学的主要心理问题是什么？应如何处理。

## （二）临床表现

强迫症多在无明显诱因下缓慢起病，基本症状为强迫观念、强迫意向、强迫行为。其可以一种为主，也可几种症状兼而有之。强迫思维包括强迫性联想（如一个笃信宗教的人，脑中会反复想着一些淫秽或渎神的词句）、强迫回忆（如脑海不由自主地反复呈现经历过的事情，无法摆脱，感到苦恼）、强迫怀疑（如对所做过的事情的可靠性表示怀疑，需反复检查、核对）、强迫性穷思竭虑（如刨根问底地问周围人为什么 1 加 1 等于 2）、强迫对立思维（如想起"和平"，马上就联想到战争等）。强迫行为包括重复的行为，如反复清洗、检查、计数、整洁、强迫性仪式动作等。

有研究表明，强迫思维和强迫行为的特定内容在不同个体身上表现不同，一般分为四种类型，根据常见频率，依次是对称性/准确性/刚刚好、被禁止的想法或行为、清洁/污染、囤积，每一类型都有各自的强迫行为模式（表 10 - 1）。

表 10 - 1　强迫观念和强迫行为的类型

| 症状类型 | 强迫观念 | 强迫行为举例 |
|---|---|---|
| 对称性/准确性/刚刚好 | 要求事物对称或有条理；不断重复做事的冲动，直到觉得它们是"刚刚好"的 | 将物品以特定的顺序摆放；重复仪式 |
| 被禁止的想法或行为（攻击/性/宗教） | 害怕或有冲动伤害自己或他人 | 检查；回避；反复要求保证 |
| 清洁/污染 | 细菌；害怕病菌或污染 | 反复或过度洗手；做日常家务时戴手套或戴口罩 |
| 囤积 | 害怕扔掉任何东西 | 收集/保存少有或没有真实价值或情感价值的物品，比如食品包装袋 |

（资料来源：David H. BAarlow，V. Mark Durand. 黄峥，高隽，张婧华，等译）

## （三）治疗

强迫症治疗的目的是使患者对自己的个性特点和所患疾病有正确、客观的认识，对现实状况有正确、客观的判断，丢掉精神包袱，以减轻不安全感；学习合理的应激处理方法，增强自信，以减轻其不确定感；不好高骛远，不过分精益求精，以减轻其不完美感。同时教育亲属、同事，对患者既不姑息迁就，也不矫枉过正，鼓励患者积极从事有益的文体活动，逐渐从强迫境地中解脱出来。行为治疗、认知治疗、精神分析治疗均可用于强迫症。系统脱敏疗法可逐渐减少患者重复行为的次数和时间，对药物治疗无效者可试用厌恶疗法。

强迫症的药物治疗已经得到临床验证，然而症状在停药后往往会复发。高度结构化的心理治疗在某些方面效果好于药物，最有效的一种方法叫暴露和反应阻止法（exposure and ritual prevention，ERP）。这是临床应用最早的用于治疗强迫障碍行为的方法，其本质是根据强迫障碍的症状表现，对患者进行针对性的行为训练，积极阻止患者的仪式化行为，将其逐渐暴露在所恐惧的想法或情境中，使其产生一种强烈的行动欲望，然后练习不对其做出反应（刘春英，张晓菲，任丽娜，2015）。

## 四、抑郁症

### （一）概念

抑郁症（depressive disorder）是以持久性情绪低落为特征的神经症状，表现为忧郁、厌世心理明显，有凄凉感，常唉声叹气，对人、对事物失去兴趣，经常头痛、心烦、多梦、恐慌、乏力、腹泻等，病情严重者会有强烈的厌世感，甚至有自杀念头。

#### 【案例导入】

**抑郁症**

现在某大学任教的小林（化名）患过严重的抑郁症，患病的原因是学习压力过重。研二时，老师布置了一篇语言学论文，要求有新意。为此，她翻阅了大量书籍，结果资料看得越多就越感到疑惑，越疑惑就越不敢动笔，于是心情变得紧张、焦躁，后来甚至茶饭不思，整日在寝室卧床不起。这样的情况持续了一个多月，她在老师的建议下去了医院，结果诊断为抑郁症，为此差点休学。

**思考：**

1. 你是否出现过类似的状态。

2. 你认为该同学的主要心理问题是什么，应如何处理。

### （二）临床表现

抑郁发作临床上以情绪低落、思维迟缓、意志活动减退和躯体症状为主，主要表现为显著而持久的情绪低落，抑郁悲观。患者终日忧心忡忡，郁郁寡欢，愁眉苦脸，长吁短叹。程度较轻者闷闷不乐，无愉快感，凡事缺乏兴趣。由于情绪低落，患者自我评价低，总感觉一切不如人，将所有过错归咎于自己，常产生无用感、无希望感、无助感和无价值感。

患者思维联想速度缓慢，反应迟钝，思路闭塞，自觉"脑子好像是生了锈的机器""脑子像涂了一层糨糊开不动了"。平常主动言语减少，语速明显减慢，声音低沉，思考问题困难，工作和学习能力下降。意志活动呈显著的持久性抑制，表现行为缓慢，生活被动、疏懒，不想做事，不愿与人交往，经常独坐一处，或整日卧床，不想上班，不愿外出，不愿参加平常喜欢的活动和业余爱好，疏远亲友，回避社交。

重度抑郁障碍是抑郁障碍中最常见、最严重的一种。患者消极悲观情绪明显，常常自责，感到绝望，认为"结束生命是一种解脱""活在世上多余"，并会计划自杀，严重者会实施自杀行为。这是抑郁症最危险的症状。长期追踪发现，约15%的抑郁症患者最终死于自杀。

需要特别说明的是，临床上抑郁障碍的表现多种多样，并非只有严重到有自杀念头才是抑郁障碍，有些患者没有自杀意念也需高度关注。另外，抑郁症患者并不是每时每刻都处于抑郁状态之中，一天中的某些时候或一段时间的某些天或某些特殊场合症状会有所缓解，不少患者有症状昼重夜轻的特点。这对认识抑郁障碍十分重要。

### （三）治疗

抑郁障碍的发病机制很复杂，涉及多系统、多环节的功能失调。抗抑郁药是当前治疗各种抑郁障碍的主要药物，能有效解除抑郁心境及伴随的焦虑、紧张和躯体症状，有效率达60%~80%。抑郁障碍的药物治疗通常分为三个阶段，包括急性治疗、继续治疗和维持治疗。药物治疗可使60%~70%的急性抑郁发作症状得到好转，并且疗效大致相似，只是副作用大小有所不同。抑郁障碍患者的服药依从性与患者的康复及社会适应明显相关，提高服药依从性可以显著改善抑郁障碍，减少复发率，降低疾病负担。

对有明显心理社会因素的抑郁症患者，药物治疗的同时需配合心理治疗。支持性心理治疗采用倾听、解释、指导、鼓励和安慰等帮助患者正确认识和对待自身疾病，主动配合治疗。认知治疗、行为治疗、人际心理治疗、婚姻及家庭治疗等一系列手段，能帮助患者识别和改变认知歪曲，矫正患者适应不良性行为，改善患者人际交往能力和心理适应功能，缓解患者的抑郁症状，纠正其不良人格，促进康复，预防复发。

抗抑郁药的维持用药虽能在一定程度上预防抑郁症复发，但不能防止转向躁狂发作，甚至有可能促发躁狂发作，故使用抗抑郁药物发生转躁时，需采取双相障碍治疗。

## 五、双相障碍

### （一）概念

双相障碍（bipolar disorder）是重性精神疾病中的一种，是以明显而持久的心境高涨（躁狂）或心境低落（抑郁）为主的一组精神障碍，并伴有相应的认知和行为改变，严重者有幻觉、妄想等精神症状。大多数呈反复发作倾向，治疗缓解后发作期间精神状态正常，但部分患者有残留症状或转为慢性。

【案例导入】

**双相障碍**

杨光刚进大学时性格比较沉默，在班上属于默默无闻的角色。这学期以来，所有接触过他的老师和同学都觉得他像完全变了一个人似的，变得非常积极、主动、大方，不仅主动报名参加班干部选举，承担班里许多集体活动的组织工作，还在班级群里和上课时常主动发言，特别活跃。但有时会让人觉得不知道他究竟在表达什么，上课时甚至会不管不顾地大声插话；在宿舍里就更活跃了，经常拉着室友天南海北地聊天，一聊就聊到深夜，多数情况是他一个人滔滔不绝地说，特别兴奋，说到室友们困乏得不得了，他却一点睡意都没有。

**思考：**

1. 你周围是否有类似的同学。
2. 你认为该同学的主要心理问题是什么，该如何处理。

## （二）临床表现

双相障碍的临床特点是反复（至少两次）出现心境和活动水平明显紊乱的发作，有时表现为心境高涨、精力充沛和活动增加（躁狂或轻躁狂），有时表现为心境低落、精力减退和活动减少（抑郁）。发作间期通常以完全缓解为特征。与其他心境障碍相比，本病男女发病率较为接近。

混合性发作是双相障碍的亚型，指躁狂症状和抑郁症状在一次发作中同时出现，临床上较为少见，通常在躁狂与抑郁快速转相时发生。例如，一个躁狂发作的患者突然转为抑郁，几小时后又再复躁狂，给人一种"混合"的印象。患者既有躁狂又有抑郁的表现，如一个活动明显增多、讲话滔滔不绝的患者，同时有严重的消极想法；又如有抑郁心境的患者可有言语和动作的增多，但这种"混合"状态一般持续时间较短，多数较快转入躁狂相或抑郁相。

临床上识别双相障碍并不容易。正常人一般的情绪起伏与双相障碍患者交替处在亢奋、低落的状态不同，达不到躁狂或抑郁的诊断标准。如果情绪波动至少出现一次典型的躁狂发作则为双相障碍I型，如果出现了一次或一次以上重性抑郁发作和至少一次轻躁狂发作就可诊断为双相障碍II型。因为躁狂和抑郁不是对立的两极，患者在有轻躁狂发作症状的同时可能会体验到某种程度的抑郁或焦虑，也可在抑郁之中体验到一些躁狂的症状，这是双相障碍的混合型。

## （三）治疗

双相障碍的早期诊断和治疗能够减少复发风险，增强药物反应度，从而改善预后。双相障碍需遵循长期治疗原则，由于其几乎终生以循环方式反复发作，发作频率远较抑郁障碍要高，治疗主要采用心境稳定剂。

心理治疗是药物治疗的重要辅助方法，常用的方法有行为干预（如认知行为治疗）、照顾者支持、心境复发早期警示征的心理教育等，目的是改善患者的社会功能，减少用药和住院治疗次数，降低复发率。心境复发早期警示征包括睡眠障碍、易激惹、目标取向增强、日常生活紊乱。

## 六、精神分裂症

### (一) 概念

精神分裂症（schizophrenic）是一组病因未明的精神疾病，具有思维、情感、行为等多方面的障碍，以精神活动和环境不协调为特征。通常意识清晰，智能尚好，部分患者可出现认知功能损害。多在青壮年期发病，常缓慢起病，病程迁延，有慢性化倾向和衰退的可能，部分患者可痊愈或保持基本痊愈状态。

【案例导入】

#### 精神分裂症

刘某，女，19岁，大一学生，入校不久常常感到有人监视自己，总觉得有人在背后跟踪。看到其他同学拿着随身听从身边走过，就认为是窃听器，在窃听自己的隐私。别人在身旁讲话，就认为是在议论自己。晚上睡觉时，总感觉有人用望远镜透过窗户监视自己的一举一动，故必须严严实实地拉好窗帘，慢慢地发展到自己的心脏要被人偷走。

思考：

你认为刘同学心理异常的主要症状表现是什么。

### (二) 临床表现

精神分裂症主要表现为三类症状：①阳性症状：以幻觉或错觉及妄想等为主，无智力障碍。②阴性症状：以情感淡漠、主动性缺乏和回避社交等为主，有时存在智力障碍。③认知症状：以注意力、执行力、解决问题能力和短期记忆能力缺失或减弱等为主，存在智力障碍。

幻觉是一种很严重的精神病性症状，是指在没有实际外部客观事物刺激的情况下，患者坚定地认为真真切切体验到了某种"真实"感知。根据感觉器官不同，幻觉可分为幻听、幻嗅、幻味、幻触和内脏性幻觉。临床以幻听最为常见，幻视次之。精神分裂症的幻觉体验可以是非常具体、生动的，也可以是模糊的，但大多会给患者的思维、行动带来明显的影响，患者会在幻觉的支配下做出违背本性和不合常理的举动。

妄想在疾病初期，患者对自己的某些明显不合常理的想法还持将信将疑态度，但随着疾病的进展，逐渐与病态信念融为一体。涉及的对象由最初与患者有过矛盾的某个人渐渐扩展到同事、朋友、亲人，直至陌生人，他人的一颦一笑、一举一动都暗有所指，寒暄问候、家常聊天都别有用意。严重者甚至连报纸、杂志、广播、电视的内容都认为与己有关。临床常见的有关系妄想（认为外界的人或事都与自己有关或是有意针对自己，如他人咳嗽是表示对自己讨厌）、被害妄想（认为有人或组织要伤害自己，总觉得有人在饭菜里下毒想害死自己）、夸大妄想（认为自己有超乎寻常的能力、财富与权力，认为自己富甲一方、位高权重）、钟情妄想（认为某人一定钟情于自己，确信某明星的一言一行都是在对自己示爱）。除此以外，还有物理影响性妄想、自罪妄想、疑病妄想等。

## （三）治疗

精神分裂症患者在过去很长一段时期都受到监禁、束缚，20世纪30年代开始的电休克、胰岛素昏迷治疗，才使精神分裂症患者接触到科学、人道的治疗。50年代初，氯丙嗪引入精神科临床，此后数十年又有多种抗精神病药被用于精神分裂症治疗，使精神分裂症的预后大为改观。精神分裂症的药物治疗强调早期、足量、足疗程"全病程治疗"。一旦明确诊断需及早用药。

目前认为，精神分裂症的发病机制与遗传、环境、神经递质功能异常、神经系统退行性改变、社会环境、心理、自身免疫和内分泌功能紊乱有关。抗精神病药物在精神分裂症的治疗中始终发挥着主要作用，60%～70%的患者相关症状能够得以改善，但也有高达40%的患者会出现不良反应。为了克服抗精神药的局限性，研究人员正在寻找和开发更安全、有效的药物。

精神分裂症初次发病缓解后可有不同的变化，大约1/3的患者可临床痊愈，即不再有精神病症状，但由于本病严重影响了患者的正常生活和体验，故愈后其自我感受也会有所改变。

心理治疗是精神分裂症治疗的一部分，不但能够改善患者的精神症状，提高其自知力，增强治疗依从性，还可改善家庭成员间的关系，促进患者与社会接触。对临床痊愈者，应鼓励其参加社会活动，从事力所能及的工作。慢性精神分裂症有退缩表现的患者，可进行日常生活能力、人际交往技能和职业劳动训练，使患者尽可能保留一部分社会生活功能。需同时对患者亲属进行健康教育，使其了解精神分裂症的相关知识，给患者更多的理解和支持，减少可能为患者带来的压力，如过多的指责、过高的期望。向社会公众普及精神卫生知识，使社会对精神病患者多一些宽容和关怀，少一些歧视和孤立。

### 【延伸阅读】

#### 精神分裂症的几种主要亚型

1. 偏执型（paranoid type）

偏执型是精神分裂症最常见的一个类型。其临床表现以相对稳定的妄想为主，往往伴有幻觉（特别是幻听），情感、意志、言语、行为障碍则不突出，发病多在30岁以后。这类患者较少出现明显的人格改变和衰退，但幻觉妄想症状长期保留。

2. 紧张型（catatonic type）

以明显的精神运动紊乱为主要表现，可交替出现紧张性木僵与紧张性兴奋，或自动性顺从与违拗。典型表现为紧张综合征，紧张型目前在临床上有减少趋势。

3. 青春型（hebephrenic type）

多于青春期发病，起病较急，病情进展快，多在两周内达到高峰。以情感改变为主要表现，表现为情感肤浅、不协调，有时面带微笑却给人傻气的感觉；有时又态度高傲，显得不可一世；或喜怒无常，扮鬼脸，恶作剧，不分场合与对象开一些幼稚的玩笑。思维破裂，言语内容松散、不连贯，令人费解，有时会伴有片断的幻觉、妄想。行为不可预测，缺乏目的。病情进展迅速，预后欠佳。

4. 单纯型（simplex type）

起病缓慢，持续发展。早期多表现类似神经衰弱症状，如主观的疲劳感、失眠、工作效率下降等，逐渐出现日益加重的孤僻退缩、情感淡漠、懒散、丧失兴趣、社交活动贫乏、生活毫无目的。疾病初期常不引起重视，甚至会误认为患者"不求上进""性格不够开朗"或"受到打击后意志消沉"等，患病多年才就诊。治疗效果较差。

# 第三节　心理疾病的预防与治疗

一个年轻人曾问美国当代最有影响的一位心理治疗师："人，什么时候才需要接受心理咨询？"治疗师答道："当你被困住的时候。"

## 一、心理疾病的预防

心理不适可以通过自我调节、亲友开导等办法解决，较严重的心理障碍和心理疾病则需进行心理干预。一旦发生心理障碍和心理疾病，应如何正确对待呢？目前，对心理疾病存在一些错误的认识：一是对心理疾病过分害怕和恐惧，谈"虎"色变；二是认为心理疾病是"可耻"的，不光彩的，会让人鄙视。在大学校园里，避讳心理疾病、害怕他人歧视、认为心理疾病治疗无效的大有人在，即使是学校有这样便利的精神卫生服务资源条件的地方也很少有人积极求助。

大学阶段是人生发展的重要阶段，会经历人际关系、学习、恋爱、择业、性心理、自我发展、焦虑、抑郁、压力应对等各种问题，随之而来的种种困惑和冲突，是大学生需要进行心理咨询的主要问题。心理咨询旨在帮助大学生顺利渡过这一阶段，在充分了解自我、探索自我的基础上，做出理性、明智的选择，最大限度地发挥个体的潜能。

【课堂互动】

### 什么时候需要心理咨询

当你想更好地开发自己的潜能、合理地规划自己的人生时

当你失去奋斗目标想重新给自己定位时

当你为不适应新的环境而苦恼时

当你为人际关系困扰时

当你想寻求更好的学习方法时

当你为考试焦虑不安时

当你面临性或爱的困惑时

当你为人生选择而烦恼时

当你面临经济压力或其他来自家庭的困扰时

当你面临神经症的侵扰时

当你想完善自己的人格时

当你觉得确有疾病而在医院查不出病来时

当你情绪难以自控或长时间抑郁自闭时

当你心灵创伤无法"自愈"或为躯体疾病的侵扰而深感痛苦时

当你突遭退学、休学、违纪处分或其他重大打击难以承受时

当你面临其他强烈的心理冲突或心理障碍时

……

## 二、心理疾病的治疗

心理疾病与生理疾病一样，最忌讳疾忌医。一旦觉察到自己出现困扰或问题后，应及时求助于专业机构，本着"早发现、早干预"的原则，积极治疗能保证治疗效果，减少复发率。心理疾病的治疗通常采用药物治疗与心理治疗相结合。

### （一）心理治疗

心理治疗是治疗心理疾病的重要方法，与药物治疗具有相辅相成的作用，甚至许多非急性发作期的心理疾病，较药物治疗作用更明显。须强调的是，患者应尽量选择专业、合法、正规的专业机构寻求专业人员进行规范、系统的心理治疗，否则不仅得不到有效的治疗，还会给身心带来伤害。

**1. 心理治疗的界定**

对于什么是心理治疗，不同的学者观点不一。2018 年钟杰提出心理治疗应包括以下几方面。

（1）心理治疗的治疗者需接受过专业训练，并得到社会认可，其工作有相应的心理学理论为指导；被治疗者愿意接受治疗，有心理症状和（或）不健康行为。

（2）心理治疗是一个交互作用的帮助过程，以这个过程中治疗者和被治疗者建立起治疗关系为前提。

（3）心理治疗有一定的目标或目的，即解除被治疗者的症状与痛苦，并帮助其建立适应的行为方式，促进其人格健康。

需要特别指出的是，心理咨询和治疗属于心理学大学科背景下的临床心理学范畴，并非只要有心理学或精神医学或其他相关知识背景的人员都能从事心理治疗。心理咨询和治疗有其独有的理论知识体系和临床技能训练要求，即使是心理学其他专业方向的专家、教授或精神科主任医生，如果没有接受过专门的临床心理咨询与治疗的系统学习和实务训练，并获得专业资质，则不能也提供不了真正的心理治疗服务。

**2. 心理治疗的对象**

心理咨询和治疗能对相当大范围的心理困扰有所帮助，但并非所有的心理障碍都适合心理咨询。一切以生物学因素为主要病因的患者要么完全不适用心理治疗，要么只能以心理治疗作为辅助手段。另外，有些心理障碍虽然心理因素是致病原因或起重要作用，但由于障碍的特殊性及现有心理治疗手段的局限性，心理治疗的效果极为有限，比如某些人格障碍患者。

比较适宜的治疗对象应该具有一般自知力（又称领悟力或内省力，是指患者对自己精神疾病认识和判断能力）、有主动求助意愿，且有较为正常的认知功能和基本的的语言表达能力，还需有良好的自我功能，包括能感知和幻想但又不沉溺其中，不为抑郁焦虑情绪压倒，能够理性交流沟通，能与治疗师建立并维持咨询关系。此外，有强烈的求助动机、主观痛苦感强烈、信任治疗师、对治疗效果有信心、有良好的自我反思和领悟能力的患者更适合心理治疗。

一般认为，心理治疗对轻到中度的抑郁症、焦虑症、强迫症、恐惧症等通常是有效果的，急性精神病性障碍、精神分裂症、严重抑郁障碍及存在紧急自杀风险的患者则不适宜心理治疗，其应首选医学治疗，先将症状、自杀风险控制在适度范围，待病情缓解和稳定后再考虑配合心理治疗。

### （二）药物治疗

药物对于心理疾病的治疗具有重要作用，一些重症心理障碍患者必须以药物治疗为主。事实上，人们对心理疾病的药物治疗接受度、依从性和配合度远远低于生理疾病。其原因主要有几个方面：一是认为抗精神类药物有副作用，对身体有严重损害，一旦服药就会产生依赖且很难再戒掉。二是对药物治疗的效果有一定的相信度，但价格相对较贵，故服药一段时间后感觉状态好转便私自停药，不能足量、足疗程地进行治疗。三是对药物的疗效期待值过高，服后未见症状明显改善，往往在初期便失去耐心，放弃药物治疗。因此，正确对待药物治疗是达到良好治疗效果的关键。

**1. 与医生构建治疗联盟，提高治疗依从性**

就诊时与医生主动沟通，让医生知晓你的感受、需求、期待和目标，与医生共同商量制定适合自己的治疗方案。在治疗目标上，建议设置阶段性治疗目标，以便评估效果。治疗过程中若出现疑问、顾忌、担忧和不适，及时反馈给医生，共同商讨处理办法。

**2. 与医生充分沟通，以利于评估、诊断和治疗**

要将实情告知医生，如目前的精神状况与表现、既病史、家族史、治疗史、治疗情况（如既往药物治疗的效果和用药情况）等，不要隐瞒。对药物治疗的期待和副作用的担忧也要与医生进行沟通，以降低或消除治疗顾虑。

**3. 足量、足疗程治疗，安全用药**

每一种心理疾病药物都有起始剂量、常用有效剂量和最大推荐剂量，是根据病证的严重程度、疾病阶段、个体素质的不同而不同。不同药物的起效时间差异也很大，如抗抑郁药，大多数患者用药两周才能见到明显效果，强迫障碍药物用药 4 ~ 6 周才会有显著效果，有的甚至 10 ~ 12 周才有所改善。因此，接受药物治疗需对其效果有合理期待，定期复诊，及时处理不良反应。若治疗效果不佳，需与医生商讨治疗对策。停药需逐渐实施，密切观察症状复燃或恶化等情况。

### （三）其他方法

其他方法对心理疾病的治疗也有一定效果。

**1. 物理疗法**

在药物治疗和心理治疗效果都不佳的情况下，医生会使用改良了的电休克治疗、重复经颅磁刺激、深部脑刺激等方法，但其确切效果证据有限，其操作需严格遵照相关法律和规定。

**2. 心理卫生教育与普及**

向患者、家属及关系密切的人（如家人、老师、朋友、同学、同事等）进行心理健康教育，对治疗效果大有裨益。比如，认识常见的心理疾病，了解其症状表现、病因病理、发展变化、治疗方法、影响因素，对患者多加理解、支持，减少可能带来的压力，如过多的指责、过高的期望；向社会公众普及精神卫生知识，使其对心理疾病患者多一些宽容和关怀，少一些歧视和孤立。

**3. 构建良好的康复环境**

治疗与康复期仅仅消除精神症状是不够的。症状消失仅仅达到了临床痊愈标准，患者需要进行适当的社交活动，构建良好的社会环境，感受到尊重、接纳、温暖、支持、帮助，而非歧视、排挤、嘲讽。患者健康状态良好、能够正常工作和学习、重建稳定的人际关系才算达到全面的社会康复。

**4. 心理自助**

患者进行心理自助在心理疾病治疗中十分重要，如作息规律、健康饮食、积极锻炼身体、多与他人交流、参加有意义的活动（如阅读有相似问题的人的传记、练瑜伽、冥想、正念、放松训练、戒烟戒酒、休假、参加支持性团体等）。对大学生而言，心理自助包括丰富课余生活，参加文娱和体育活动，拓宽兴趣范围，时刻感受积极的刺激和生活的美好，陶冶性情，在健康向上的氛围中消除心理压力。

【延伸阅读】

### 心理疾病的诊断与评估

心理疾病的诊断和评估一直是临床心理学工作者研究的主题，鉴于专业诊断的科学性和严肃性，推荐三本较权威的有关心理疾病的工具书。

1. 美国精神病学会（american psychological association，APA）出版的第五版《精神疾病诊断和统计手册》（diagnostic and statistical manual of mental disorders，DSM - 5）。

2. 美国精神病学会出版的第十版《国际疾病和相关健康问题分类系统》（international classification of diseases and related health problems，ICD - 10）。

3. 我国正式公布的第三版《中国精神疾病分类与诊断标准》（classification and diagnostic criteria of mental disorders in china，CCMD - 3）。

# 第十一章　生命之"心"——大学生生命教育与危机应对

　　我们每个人对于"生命"都不陌生，浩渺的宇宙因为有了生命而更加美丽，人的生命更是美丽中的点睛之笔。日夜交错，四季更替，人类从出生到死亡，无不意味着生命的自然规律，它包含着所有生命体的诞生、存在、体验、经历、实践和消失。人的生命也一样，是肉体和精神相契合的从无到有再到消亡的一种现象。换句话讲，人的生命是生物性与精神性的统一。随着人类科学技术的进步，生命之谜在一步步地被我们揭开，但是这远远不是生命故事的全部。

　　随着社会的不断变迁和现代信息技术的迅猛发展，社会经济文化的发展使当代大学生的价值观念发生了变化，呈现多元化的趋势。一方面当代校园流行语表现出青年对社会政治生活的关注再次进入高潮，"厉害了，我的国""中国梦"等表达出对祖国的热爱和对改革成就的赞叹；"打虎拍蝇""不忘初心"等表现出对党的领导和执政的高度认同；"获得感""共享""点赞""正能量""打 Call"等表明对全面建成小康社会美好生活的向往。但另一方面，社会转型期的"泛功利化"、家庭教育的误区、当代教育价值取向的偏差、大众文化的冲击，以及大学生主体的矛盾等多种因素影响着大学生的健康发展。尤其近些年来来自浩瀚网络的"快餐文化"使得我们来不及咀嚼和体验，更无法静下心来阅读和思考，微博抖音、淘宝唯品、网络小说、手机游戏更是肆意地将我们的时间碎片化，理想在现实中日渐消磨。大学校园中，甚至许多同学把空虚当作孤独，把忙碌诠释为充实，把三秒钟的热度理解为努力，把跑神儿解读为身体的放松甚或创作的基础，把诱惑误解为潮流和时尚，生命逃避和压抑中呈现出很多生命发展问题：陷入空虚、迷茫，认为生命无意义，充满虚无，严重者甚至会出现焦虑抑郁或"空心化"等精神心理问题，更严重者选择漠视、结束生命。

　　那么，我们不禁要问"我们到底怎么了""活着是为了什么""生命又是什么""生命的价值何在""如何实现有意义的人生""出现心理危机我该如何应对？"本章尝试从不同的学科视角和不同的思维角度来寻找问题的答案。

## 【案例导入】

### 站在生命路口的女生

　　张某，女，20 岁，某院校的大三学生，班级的学生干部。家住城市，父母均为公职人员，家庭经济条件较好。张某工作认真负责，学习刻苦努力，多次被评为班级优秀学生干部，并连续两年获得国家奖学金。

六月份了，班上同学们都在讨论报考研究生的事情，比方说报考什么学校、怎么复习、暑期如何租房，等等。张某心中有些焦急，虽然同学们都说她一定可以考上"985"院校，但近期复习就是提不起劲儿，而且总觉得自己反应有些迟钝。比方说，同宿舍的同学跟她说个什么事情，她有时候会恍惚，而且记忆力也开始下降，复习效率也大打折扣。比如在图书馆看书的时候，会突然出现大脑一片空白、人发呆的情况，情绪也逐渐变得低落下来，不愿意多说话。为了调适自己，她尝试跟同学结伴学习，不想吃饭的时候强迫自己跟同寝室的同学一块儿去食堂，但是效果均不明显。张某对自己很是失望，有些想要放弃考研。

暑假，她拒绝了同学一块租房的邀请，也没有留校学习，而是选择了回家。在家里，妈妈发现她情绪低落就尽量跟她交流，并给她做好吃的。为了不让父母担心，她竭尽全力强颜欢笑，逼着自己每个菜都能尝一下，但无论自己以往多喜欢吃的菜，此刻也食之无味。起初，每天都期待远在他省重点院校复习考研的男朋友能够给自己来电话，但男友学习非常紧张，加上打工，本就不多的电话打过来，听到的却是她的抱怨甚至哭诉。来电变得越来越少了，她也变得越来越敏感，越来越消沉，脑子里总是想着如果分手了怎么办。假期后半段，晚上她开始失眠，虽然要到很晚才能入睡，但总是早上四五点就醒，之后就再难以入睡，令她很是苦恼。随之而来的是食欲越来越差，连给父母做做样子都很难了，浑身乏力。她躺在床上，有时候就觉得自己被一个无形的塑料球包裹着，身边漂浮着无数的微粒，没有知觉，不知道自己为什么活着。

开学后，男朋友打工暂告一个段落，因为担心她，便辗转了几个小时的车程过来看她。张某默默地看着男友，泪水无声地流着。男友不知道怎么安慰，也不知道到底发生了什么事情，只好不停地道歉，并解释自己压力也很大，肩负着家庭的重担，考研复习的同时还要打工挣钱，每次也希望能够被女友安慰，但每次得到的都是抱怨，自己的情绪也很糟糕。张某本想要的安慰变成了对方的"埋怨"，她委屈极了，轻轻地对男友说："我们分手吧。"男友虽然难受，但想到女友曾经跟自己说过："我不会轻易说分手，如果哪天说了就是我决定好了，就绝不会改变。"男友欲言又止，想着近一段时间自己已经尝试过各种安慰均无效，最后只好无奈地说了句"你照顾好自己"，便踏上了返程的列车。

当天晚上，张某不愿意跟任何人说话，她把自己关在宿舍，躺在床上，生活无意义感强烈到无法自控，觉得自己还不如死了。脑海中出现了跳楼、上吊、被车撞的不同死法，即刻陷入了不同死法的比较中，随后认为找学校最高的楼跳下去是最好的方法，也是最好的解脱。

**思考：**

1. 张某出现了什么问题，为什么会出现？

2. 我们能从哪些方面评估问题的严重程度。

3. 面对心理危机，我们该如何应对。

4. 生命是什么，我们如何建构生命意义感。

# 第一节　生命的叩问

人生天地之间，若白驹过隙，忽然而已。

——庄子

## 一、生命的本质

关于什么是生命，各个学科、各个学派都有不同的认识和理解。

从生物学的角度而言，生命就是："由高分子的核酸、蛋白体和其他物质组成的生物体所具有的特有现象，能利用外界的物质形成自己的身体和繁殖后代，按照遗传的特点生长、发育、运动，在环境变化时常表现出适应环境的能力。"据此有人说，生命就是一堆碳水化合物和 DNA 分子的组合，是许多原子和分子的堆积体。从这个角度讲，人的生命就是自然生成的生命体，是自然界长期演化的产物，也是男女两性结合、自然繁衍的产物。

医学上对生命的界定有三种状态：①活着的状态：由新陈代谢、生长、繁衍以及对环境的适应所表现出来的特征，即动植物器官能完成其所有或部分功能的状态。②有机体的出生或发端到死亡之间的时期，从生理学上看，完整的生命起始于胎儿，终结于死亡……③将生命物体（动物、植物）与非生命、非有机的化学物或已死的有机物区别开来的特征的总和。对于以一种生命形式存在的人类来说，在生命科学和科技发展的双重影响下，我们又该如何看待克隆、胚胎，怎样思考冷冻人、安乐死，如何避免基因歧视，如何处置生育和婚姻分离呢，一系列的问题提醒我们不要忘记要对"人"、对"生命"进行伦理的考量。

哲学对"生命是什么"给出的答案是："生命"是这个世界绝对的、无限的本源，与物质和意识不同，生命是积极的、多样的、永恒的和运动着的。生命不能借助于感觉或逻辑思维来认识，只能靠直觉或体验来把握。如亚里士多德是这样看待生命的："'生命'这个词可以在多种意义上被述说，只要以下任何条件存在，我们就可以说这一事物有生命，如理智、感觉、位置上的运动和静止，或者摄取营养的运动以及生成与灭亡等。"中国传统文化中蕴涵的生命教育思想和关于生死的智慧，以人的生命长久与安宁为取向，强调通过内在精神的超越以求得人生命的长久、安宁和升华。中国先贤们把人的生命看作是贯穿天地间万物之根源，强调在"天人合一"的基础上去运转、调解和安顿生命。

综合以上观点，生命大体分为两类：一类是被看作世间生物的基本的形态存在的；一类是被抽象化为一个神秘的概念。对于其他生物来说，人是有意识的，人的生命具有自我超越、自我改造和自我实现的特质。

第一，人的生命首先表现在生物性上，即主体是"人"。这个人是具体的、现实的、活生生的、有血有肉的"人"。生命是人内在的一种系统。

第二，人的生命与生存环境之间进行物质的和价值意义的交换。这样人就区别于其他对生存环境完全依赖的生物。人作为生命体可以改变环境，支配环境。

第三，人的生命存在于实践活动中。离开实践，人既无法维系自己的自然生命，也不能获得人的社会生命。实践是人获得完整生命的唯一方式。

综合而言，人的生命是指人的存在状态，人的身体、身边的社会关系和精神状态的总和。

## 二、生命的特征

### (一) 生命具有自然性

生命具有自然性是对宇宙间所有生命而言的，当然也包括人。直接是自然的存在物……而且是作为有生命的自然存在物。人是一个自然存在物，是整个自然界的一部分，也是自然界的物种之一。人的自然属性是指人在生物学和生理学方面的特点，即人的生理构造和自然本能。人有与某些高等动物相类似的身体结构，人有吃、喝、拉、撒、睡等自然需要，人有生、老、病、疼、死等自然过程。"人类生存的第一个前提也就是一切历史的第一个前提，即人们为了能够创造历史，必须能够生活，但是为了生活，首先就需要衣、食、住以及其他东西。总之，人的一切首先得服从生物规律，这些都体现了人的自然属性。"人无疑是"具有自然力和生命力，是能动的自然存在物；这些力量作为天赋和才能、作为欲望存在于人身上"。恩格斯指出，"我们每走一步都要记住：我们统治自然界，绝不像征服者统治异族人那样，绝不是像站在自然界之外的人似的，相反地，我们连同我们的肉、血和头脑都是属于自然界和存在于自然之中的；我们对自然界的全部统治力量，就在于我们比其他一切生物强，能够认识和正确运用自然规律。"

人的生命是一个过程，是其自然性所决定的，从出生到死亡，不断发展、完善，但其肉体存在终归有限。这种有限还体现在生命的无常性、偶然性和不可预测性。"天有不测风云，人有旦夕祸福"，人的生命有时就像一根脆弱的芦苇，一口气、一滴水就足以致他死命。然而，人区别于动物的一个非常重要的特质就是人不拘泥自然性带来的有限，不甘于自然生命的限制，不拘泥生命时间的限制，不恪守现实生活的束缚，而是在不断地超越自我中提升自我价值和人生目标，在不断的追求和超越自我的过程中形成积极、乐观、健康向上的生活态度，达到崇高的精神境界，活出人生的精彩。所以在有限的生命里，不能等闲白了少年头，老大徒伤悲，然后发出"逝者如斯夫"的慨叹，而应该拥有"多少事，从来急，天地转，光阴迫，一万年太久，只争朝夕"的态度和执行力！

### (二) 生命具有社会性

人首先是一个自然存在物，但这远远不是人生命的全部。社会性是人类生命的本质，是人之所以为人的必要条件。"人是最名副其实的社会性动物，不仅仅是一种合群的动物，而是只有在社会中才能独立的动物。"这就决定了最像人类的黑猩猩也只能是动物。尽管它与人类基因之间的相似度达到了98.8%，但那0.2%的差异决定了人类和黑猩猩站在两个不同的世界。如恩格斯所言："一切动物的一切有计划的行动都不能在自然界上打下它们的意志的印记。这一点只有人才能做到。一句话，动物仅仅利用外部自然界，单纯地以自己的存在来使自然界改变，而人则通过他所做出的改变来使自然界为自己的目的服务，来支配自然界。这便是人同其他动物的最本质的区别。"人类在改造自然界为自己服务的同时，与自然界、与他人之间产生了各种复杂的关系，构成了复杂的社会图景。人在其中改变了自己，也发展了自己。"人们在生产中不仅仅同自然界发生关系。他们如果不以一定的方式结合起来共同活动和互相交换其活动，便不能进行生产。为了进行生产，人们便发生一定的联系和关系。只有在这些社会联系和社会关系的范围内，才会有他们对自然界的关系，才会有生产。"人就是生活在各种社会联系和社会关系之中。正如雅斯贝尔斯指出的那样："毋庸置疑，生命是完整的……只有经过对生命来说合适的内在联系，生命才是完整的。"正如马克思所说："人的本质不是单个人所固有的抽象生物，它是一切社会关系的总和。"

所以一方面，生活在社会中的每一个人都要受到社会制度、伦理道德、价值观念、文化习俗等因素的影响和制约，这样每个人才能成为真正意义上的社会中的自由人，成为现代社会的文明人，远离动物的本能和蛮夷。每一个个体只有在一定的社会制度和价值取向中，并按照一定的社会规范做事、做人，才能够取得社会认可，才能使社会得以相对安定、有序的发展。另一方面，人作为社会关系的总和，更要树立生命共同体的意识并为之努力。我们知道，在一定的时空范围内，组成生命群体的个体之间由于存在生存的关联性，形成了息息相关、相互影响的普遍联系。这样相互联系的生命构成的有机生命系统就是生命共同体。作为宇宙生命共同体中一分子的人类，从时间上看，不仅要维护今天的生存状态，过好今天的生活，活在当下，还要树立明天的生活理想，具有长远的发展规划；在追求当下饱满生活的同时，还要关照子孙后代的共同福祉。从空间上看，就是对区域共同体和区域生命体的强调，对赖以生存的生态系的重视，对区域文化传统和生活习惯的尊重。

### （三）生命具有精神性

自然赋予人类肉体生命，这是生命存在的物质基础和载体。可贵的是，在后天的成长过程中，人还会有精神生命。精神生命是生命的升华，它赋予人灵性、灵魂和人格。古希腊哲学家亚里士多德认为，生物与非生物的区别在于精神、灵魂是否存在，人是理性的动物。孟子说："人之异于禽兽者几稀。""几稀"正是因为人是理性的。正因为如此，在满足人最基本的基于本能的自然需求之外，人还会有更高层次的精神生活，比如，对"人为什么活着""人应该怎样活着"一类问题的思考，人对生命活动的意识和反思构成生命的意义。

人的生命是追求意义的存在，探索有意义的存在是生存的核心。人生的过程，就是生命个体不断追求生命意义、实现生命发展的过程。人不会满足于生命的本能生活，总要利用这种自然的生命去创造生活的价值和意义。法国17世纪伟大的思想家帕斯卡尔有一段名言："人只是芦苇，自然界中最脆弱的生命，但却是会思想的芦苇。要想毁灭他无需动用整个宇宙的力量，一缕烟气、一滴水，便足以杀死他。但是，尽管宇宙毁灭人，人依然比他的毁灭者更崇高。因为人明白他将死去，明白宇宙比他强大；而宇宙对此一无所知。'人之为人'的本质，应该说就是一种意义性存在、价值性实体。人的生存和生活如果失去意义的引导，成为'无意义的存在'，那就与动物的生存没有两样，这是人们不堪忍受的。"

　　对人生"意义"的追寻，对生命个体而言很重要，否则就如同饱食终日、没有灵魂的行尸走肉。恰如臧克家先生所说的："有些人活着，他已经死了！""如果教育只是客观传授知识学问、训练培养专精技术人员，从而失去了生命的关怀、意义的寻求以及人生视野的开拓，那么教育能提供的也许只能是一些没有受过教育的专家，他们充其量只是一堆快乐的、技术纯良的机器人。""正是由于有了精神生命，才使人的自然生命有了人文意义和价值；正是由于有了精神生命，才使人的自然生命有了理性的意蕴和诗意的光辉；正是由于有了精神生命，才使人的自然生命蕴含着道德的升华和价值的情思；正是由于有了精神生命，才使人的自然生命超越了有限，走向了永恒。"生命的精神性标志着人类世界与自然界的天然分野，也成就了人类的"有些人死了，他还活着"。

### （四）生命具有超越性

　　在满足基本的或缺失性的需要的同时，人类绝不会饱食终日，无所事事。生命的超越性使人类创造了一个又一个辉煌。人的生命是一个不断开放和不断生成的过程，超越的意向和姿态决定了人生活在现实世界之中不断寻求超越，不断前进，不断发展。"人的生命是有限的，但人的追求是无限的。生命是现实的，但人要在对未来的追求中否定现实。人正是在这种自我的否定中实现着生命的超越。人渴望超越，也必须超越，超越人的肉身存在，超越生命的有限性，超越现实的存在。生命正是在超越中实现着价值的不断跃迁和提升，不断走向新的解放，生成新的自我。因此，超越性是人生命的独特本质。"

　　人之所以孜孜不倦地追求世界的本原就是源于人的超越本性，表达了人超越现实的深邃和觉醒。人类从不满足于既有存在，总在追求未来理想。这通常被称为人的"形而上学"本性。人类努力探索人类与宇宙的奥秘，比如对世界同一性的不懈追问和探索，并不是超然于人类历史活动之外的玄思和冥想，而是企图通过对终极存在的认识，奠定人类自身在世界中的安身立命之本，寻求人类存在的最高支撑点，从而实现对人类自身价值的终极关怀，寻找人类的精神家园，以此安顿人的心灵。在一次次实现超越的过程中，人类享受着心灵自由飞翔的快乐、欣慰和满足。

　　哲学家弗洛姆曾说，人只有实现自己的个性，才能正视整个人类普遍的经验。人一生的任务恰恰是既要实现自己的个性，同时又要超越自己的个性，达到普遍的经验这样一个充满矛盾的任务。人正是在这种既实现自己的个体生命又超越自己的个体生命的过程中不断走向成长，走向发展，走向完善，实现和发扬自己生命的独特价值。

　　哲学家尼采曾经说过："生命企图树起自己的云梯——它渴求眺望到遥远的地方，渴望着最醉心的美丽——因为它要求向上！"

## 三、认识死亡

　　死亡是指丧失生命、生命终止、停止生存，是生存的反面。医学上常以脑死亡为标志，即呼吸、脉搏、心跳停止，脑功能永久性地丧失。哲学上认为，死亡是生命（或者是物体）系统所有的本来的维持其存在（存活）属性的丧失且不可逆转的永久性的终止。死亡是世界变化中的必然，也是自然流通中的一个环节。所以，我们必须明白死亡不是"无常"而是"正常"。

海德格尔说："何时死亡的不确定性和死亡的确实可知结伴而行。"从这个角度讲，一方面死亡具有必至性，人生中任何事件都可以改变，唯有死亡是不变的，此为"死亡的确定性"；另一方面，对于不同的个体而言，死亡究竟什么时间降临又是不确定的，于是人们常常以死亡的不确定性来遮掩死亡的确定性，在日常生活中表现为对死亡情绪的压抑和缄默。这无疑是鸵鸟式的"自欺"心理，将直接导致两种后果：一是不知死，在人生中迷失方向，无法建构生活中的正确态度和为人处世的基本原则；二是逃避死，对死亡产生极度恐惧，一旦面临真正的死亡时，如是己则死不甘心、死不瞑目，如是亲人则惊慌失措、痛苦中无法自拔，甚至成为创伤性的经历影响深远。

在中国已有的教育体系中，死亡教育滞后，甚至许多地区是空白，所以这两种后果呈现得比较明显。加之中国传统文化的影响，很多情况下"死亡"成为忌讳的词语，与生者讨论死亡更是谈虎色变，以至于许多国人面对死亡的恐惧会更加突出，部分个体会陷入心灵崩溃。即使是"天之骄子"的大学生，也缺乏一种正确的人生态度来面对死亡，更缺乏协调死亡不确定性和确定性的智慧。在日常生活中，表现为同学之间稍有矛盾就会以死相逼，出现很多不顾生命安全的冒险、冲动、伤害行为，看似勇敢，却不过是下意识希望通过主动接近、挑战、嘲笑死亡而试图征服死亡恐惧、压抑死亡焦虑而已。有时候，这种内在的死亡焦虑还会转变为各种各样没有必要的担心，敏感于风吹草动，甚至失去对生活的控制感而茫然无措。例如，医学生出现的"大学二年级疑病现象"。此时因为刚刚接触病理学，一知半解，加之自我暗示，学到什么就感觉到什么，从而引发"似乎可信"的病证。这种情况大部分学生经过体检和对疾病认识的日渐深入会逐渐消失，但少部分人有可能持续加重，影响学习、生活和工作。

死亡是人类最大的丧失，死亡焦虑是人类永恒的负担。伊壁鸠鲁则根本不承认死亡。他说："最可怕的恶是死，但死却与我们毫无关系，因为我们活着的时候，死亡还不存在；当死亡来到的时候，我们又已经不存在了。"虽然我们无法体验真正的死亡，但却能真实地感受到死亡给活着的人所留下的巨大的悲伤和痛苦。死人当然不知道，并且也不在乎了，而活着的人则因此而更加恐惧。生死仅仅一线之隔，我们能欣赏生的华章，却无法窥见死亡之一斑。这种对死后绝对虚无的担心要远远大于对死亡过程中的肉体痛苦。

存在主义哲学家罗洛·梅（Roll May）解释死亡是焦虑的原始来源，焦虑是一种未分化的情绪反应，此时个体处于一种扩散的状态，是面对危险时的不确定感和无助感，即个体受到非存有的威胁，面对自我的消解会产生一种无助感，以及一种"被绑住了的感觉"。他指出，这种生命的终结包含了自己完全的消逝，以及与他人关系的完全分离，此时人对存有的空无及永远分离会产生极度不安。我们每个人，在生命的不同阶段都在不断地发展不同层次的应对死亡焦虑的方式。从寻找这种应对方式的角度，焦虑是一种生命力，它并不会让人们绝望，因为人们创造了"意义感"和"关系联结"，尽管很短暂。所以，死亡和死亡焦虑都不再是负向意义，而是积极的正向动力，成为协助人们积极面对生活的契机。

# 第二节 生命的意义与探寻

做人的成功，不仅意味着事业上取得成就，还包括人生境界的提升。

——钱钟书

## 一、生命的意义

2016 年 11 月 16 日，北京大学副教授、临床心理学博士徐凯文进行了《时代空心病与焦虑经济学》的主题演讲，提出某重点院校 30%～40% 的"天之骄子"出现厌学，甚至认为活着没有意义。这一现象振聋发聩，促人深思。他认为，这种现象的背后是因为大学生可能患了"空心病"。"空心病"的症状与抑郁症有些类似，表现为长时间情绪低落，兴趣减退，认为生活没有意义，严重的会自杀或自残等。对其采用治疗抑郁症的方法治疗时，效果并不理想。这无疑反映出当前年轻群体存在着一个严重的问题——生命意义的缺失！这也是直接或间接导致大学生漠视生命的重要原因。

### （一）人生境界

那么，生命的意义是什么呢？著名心理学、哲学家弗兰克尔指出，生命的意义是人们对自己生命中的目的、目标的认识和追求。一个人的境界就是精神和心灵所能达到的层级，是人生的意义和价值所在。人生境界不同，人生格局也就不同。不同境界的人，其目的、目标的追求，即人生的意义也是有差异的。我国哲学家冯友兰在其《中国哲学简史》中将这种差异概括为人生的四种境界，即自然境界、功利境界、道德境界和天地境界。

#### 1. 自然境界

活在此境界中的人，其行为完全依照本能或约定俗成的习俗，就像小孩或者原始人一样，对其所做的事情并没有思考。打个比方：一个小孩在放羊，大人问他："小孩儿，你放羊干什么啊？"小孩回答："放羊卖钱。""卖钱干什么啊？"大人又问道。小孩大声回答："娶媳妇！"大人接着问："娶媳妇干什么啊？""生娃。""生娃干什么啊？"小孩不假思索地开心回答："放羊！"这就是他的生活。玩笑之余，反观现实社会，有一部分人就待在这一层，每天吃喝玩乐，稀里糊涂，甚至醉生梦死、麻木不仁地活着，最后是稀里糊涂地离开人世间。这种混吃等死的人生与动物何异？

人跟其他动物的根本区别就在于人有思想。正如哲学家帕斯卡尔在《思想录》中说的："人只不过是一根芦苇，是自然界最脆弱的东西，但他是一根有思想的芦苇。"复旦大学王雷泉教授说："人兼具动物性、社会性和超越性，可以下坠为畜生，也可以提升为圣贤。"自然境界中的人所展现的多是一种动物性，其所做之事对其没有意义或意义甚小。

### 2. 功利境界

冯友兰说："他可以做些事，其后果有利于他人，其动机则是利己的。他的人生境界，就是功利境界。"处在这种境界的人，判断事物的标准是以个人为中心的，其行为的一切出发点都是"利己"，为了自己的利益。《红楼梦》中道士所唱的《好了歌》大家并不陌生："世人都晓神仙好，唯有功名忘不了；世人都晓神仙好，唯有金银忘不了。"现实社会中，"无利不起早""道义放两旁，利字摆中间"等等都是对功利境界中的人最好的形容。可以说，现实中多数人都处在功利境界，他们能够清楚地知晓自身的行为。

功利也分层次。如果损人利己甚至损人也不利己，为低级的功利境界。例如，单纯追求利益，在奶粉中添加三氯氰胺；为了自己能够成功，关键时刻偷取同学的学习资料等。"最苦的就是在功利境界的人，每天呼朋唤友，每天高朋满座，每天被很多人需要，每天没有时间，能力让你达不到无为而治，做不到出世入世，所以分不清此岸彼岸。"

如果人能做到利己的同时也利人，则是一种高级的功利境界。正如孔子所言："己所不欲，勿施于人。"当曾国藩发现最初投奔他的人都去了胡林翼那里，于是问幕僚赵烈文："众皆出我下，奈何尽归胡公？"赵答："人皆有私，不能官，不得财，不走何待？"曾又问："当如何？"赵答："集众人之私者，可成一人之公！"曾国藩连连点头，于是论功行赏，其幕府大盛，人才济济，遂明白人性具有功利性。

### 3. 道德境界

冯友兰先生说："了解到这个社会是一个整体，他是这个整体的一部分。有这种境界，他就为社会的利益做各种事，他所做的各种事都有道德的意义。他的人生境界，就是道德境界。"

道德境界把他人的利益和自己的利益看得同等重要。正所谓"正其义，而不谋其利"。

将功利境界的人与道德境界的人进行比较，前者以"自己"为动机，后者以"社会和大众"为中心；前者以"占有"为目的，后者以"贡献"为目的；前者追求"自己的利益"，后者以"社会利益"为己任；前者是"取"，后者是"与"。前者即使"与"，最终仍在"取"；后者即使"取"，最终仍在"与"。

《孔子家语·好生》中记载了这样一个故事：楚王出游，亡弓，左右请求之。王曰："止，楚王失弓，楚人得之，又何求之！"孔子闻之曰："惜乎其不大也，不曰人遗弓人得之而已，何必楚也。"意思是，楚王游玩时丢了一张弓，手下人想去寻找。楚王阻止说："楚国的国王丢了弓，得弓的也是楚国人，何必去找呢？"孔子听说这事后则不以为然，认为楚王的心胸尚不够宽广。他说："可惜楚王的胸襟还不够大，失弓的是人，得弓的也是人，何必计较是不是楚国人呢？"可以看出，儒家所展现的境界更高一筹，在孔子心目中，每个人都是一样的，无须分国别，这就是所谓的道德境界。此境界中的人，出发点不是自己，而是社会，是大众，以社会之福祉为自己奋斗的意义。这类人即是儒家所谓君子，"君子喻于义"，以天下为己任。

### 4. 天地境界

冯友兰先生说："他不仅是社会的一员，同时还是宇宙的一员。有这种境界，他就为宇宙的利益而做各种事。这种境界为他构成了最高的人生境界，这就是天地境界。"

天地境界是一种至高的境界。天地境界的人不仅能尽人伦人职，而且能尽天伦天职，即能事天、乐天。也就是说，只有天地境界的人，才能深悟人之所以为人之理，尽人之性，成就理想的人格。处于此境界的人，其生命力量来源于天地，真阳充沛；其以自然界的最高法则为信仰，不计得失，不惧生死：生是一种能量的聚合，死是一种生命能量的散开。处于此境界的人，消除了"我"和"非我"的界限，是天人合一、万物一体的境界，是一种超越了自我有限性的审美境界。柏拉图在《理想国》中说，哲学家必须从感性世界的"洞穴"上升到理性世界。哲学家到了理性世界，也就到了天地境界。天地境界的人，其最高成就是自己与宇宙同一，而在这同一中，他也就超越了理性。

《庄子·至乐》载："庄子妻死，惠子吊之，庄子则方箕踞鼓盆而歌。"《庄子·杂篇·列御寇》言："庄子将死，弟子欲厚葬之。庄子曰：'吾以天地为棺椁，以日月为联璧，星辰为珠玑，万物为赍送。吾葬具岂不备邪？何以如此！'"弟子曰：'吾恐乌鸢之食夫子也。'庄子曰：'在上为乌鸢食，在下为蝼蚁食，夺彼与此，何其偏也。'"庄子还说："天地与我并生，而万物与我为一。"这就是一种独与天地往来的至高境界。只有达到这种境界的人，才能"乘云气，御飞龙，而游乎四海之外"。

这种境界，我们绝大多数人虽不能之，但总会心向往之。如果说生活于道德境界的人是贤人，那么生活于天地境界的人就是圣人。

所以境界不同，人生格局也就不同。正如本章开头钱钟书先生所言：做人的成功不仅意味着事业上取得成就，还包括人生境界的提升。一个人在有限的生命中，不断地求取高远的人生境界，实际上就是通过有限的生命去求取无限的人生意义和价值。

## （二）生命意义的作用

意义在人类生活中扮演着非常重要的角色，生命意义在美好生活中的地位是毋庸置疑的，人不能忍受没有意义的生活。

著名心理学家维克多·弗兰克尔讲过这样一则故事：一个年迈、患有严重抑郁症的患者找他咨询。这个患者深爱着他的妻子，无法接受妻子的死亡。弗兰克尔向患者提出了这样的问题："如果你先她而去，而你的太太在你死后还活着，那会怎么样？""啊，那她可就受苦了，她怎么受得了啊?!""她免除了这样的痛苦，你代替了她的痛苦，代价是你现在还活着，并且陷入了深深的痛苦中。"患者没再说话，带着自己活着的意义离开了。正如哲学家尼采所说："知道为什么而活的人，便能生存。"

生命意义与社会生活中一系列积极和健康的指标紧密相关，如生活满意度、幸福、快乐、困难应对技巧、希望、复原力、身体健康、感恩、自尊和授权能力等，所以生命意义无论对生活幸福还是身体健康的作用都非常大。

生命意义对应激条件下的心理健康也具有调节作用，可以调节应激条件下的忧郁情绪和一般健康问题，个人遭遇危机和重大挫折时，生命意义发挥的作用是独一无二且无可替代的。正如 Lent 所认为的：生命意义为个体提供了幸福的生长条件。高生命意义的个体能够投入的工作，并享受其中的快乐（fleer, hoekstra, sleijer, tuinman,

&hoekstra weebers，2006）。

Das 在 1998 年总结了生命意义对人类的重要功能，主要表现为四个方面：一是能够为我们提供生活的目标；二是可以提供评断我们行为的价值和标准；三是能为我们提供一种对生活事件的控制感；四是能为我们提供自我价值感。

生命意义对个体的创伤后恢复也有重要作用。Steger 和 Frazie 等人（2008）对美国9·11 恐怖袭击和西班牙马德里火车爆炸后两国群众的心理状态进行了调查，结果发现，在受到恐怖袭击这种集体性创伤后，无论是美国还是西班牙，生命意义越高的人，PTSD 症状越少，感知到的生活积极改变越多。

相反，缺乏生命意义与一系列消极和非健康的指标，如抑郁、焦虑、创伤后应激障碍、酒精和毒品滥用、物质主义和无聊等联系在一起（Schulenberg，Baczwaski，& Buchanan，2014 年）。生命意义缺失的个体往往缺乏生命的目标，以及对自身存在价值和意义感的感知，对于自身的生活方式有种不知所措、无所适从的感觉（贾林祥，2016）。

许多存在主义理论者认为，生命意义缺失在人类苦难中位于前列，无聊和消极情绪的体验是生命意义缺失的主要组成部分（Fahlman et al.，2009）。

缺乏生命意义还是产生心理问题和选择自杀的重要原因，很多心理问题都源自生活的空虚感和价值观的矛盾。有自杀念头的人往往找不到存在的理由和生命的意义，缺乏对生命价值的理解（李虹，2006）。生命意义较低的个体，面对压力时倾向于选择放弃努力，有更多的抑郁、焦虑和物质滥用，对心理治疗的需求更大，而且会产生无助感，甚至有更多的自杀意念（Sterger，2009）。在心理学领域，最著名也是最重要的生命意义理论提出者弗兰克尔也强调，如果人们不能感受到值得为之而活的意义，就会陷入存在空虚。这种存在空虚可能会产生三类问题，一是心灵性神经官能症，包括抑郁、攻击和成瘾；二是对权力、金钱和享乐的追求代替了对生命意义的追求；三是自杀，也是存在空虚最严重的问题。

## 二、生命意义的探寻

或许我们没有能力短平快地一夜成名或暴富，甚或对改变周围现状也无能为力，但是睡眼惺忪和疲惫不堪已经警告我们身体出现了不适应，迷茫郁闷和焦虑彷徨更是警示我们心灵也需要抚慰。这是生命对我们发出的邀请，需要我们认真地与自己进行一场有意义的对话。

又或者我们朝气蓬勃，却等不及脚踏实地地攀上人生高峰；我们胸怀大志，却看不到路在何方；我们踌躇满志，却在现实中遍体鳞伤。我们再次陷入困境：我们如何去探寻生命的意义？关注和感受生命的意义是人全部创造性活动的目的，这是人之存在的必然性。对生命意义的追寻提升了生命个体的当下存在，澄清了生命的航向，不断助力我们保持或提升人生境界。

不同的学者从不同的视角提出了探寻生命意义的方法和途径。弗兰克尔认为，人们可以通过借由创造性价值获得工作的意义、借由体验性价值获得爱的意义、借由态度性价值获得受难的意义等三种不同的途径来发现生命的意义。"借由态度性价值获得受难的意义"这条途径告诉我们，经历痛苦并战胜苦难的人更可能发现生命的意义。

Baumeister 和 Vohs 提出，可以通过感受到目标、有自我价值感的基础、明确价值系统、发展效能感等四个方面探寻生命的意义。Emmons 指出，人们获得意义的特定来源可分为四部分，即工作/成就、亲密/关系、精神，以及自我超越/传承。

综合而言，我们从感悟生命意义的重要性、体会自我生命价值、实现生命意义的途径三个角度，结合大学生的心理特点和常见问题，提出从以下三方面探寻生命的意义。

## （一）内观，向死而生

内观源于佛教，主要指观内、了解自己，凝视内心中的自我，从"生"的喧嚣中超脱出来，静心地去体会、感悟生命的一种方法。我们希望能够运用这种方法来和自己的生命对话，站在生命的终点回溯过往。尼采说过："参透'为何'，才能迎接'任何'。"只有参透了"死"，并能从立于"死"的视角来观察生者，才能更好的"生"。也就是立于生命的"终点"来看待生命的"中点"，所谓向死而生。

有研究者通过访谈和调查发现，不少大学生对死亡存有恐惧感、无知感、神秘感，不能正确看待生死之间的关系。甚至有人认为死后会进入另一个世界，死亡是结束一切烦恼的方法，害怕面对与死有关的事情。正是因为对死亡的本质缺乏理性认识，才难以真正体会生命的价值和意义，无法理解生命的可贵和艰辛，从而在一定程度上存在着对生命的漠视和轻蔑。

**1. 直面死亡，消除死亡所带来的恐惧**

苏格拉底有句名言："未经思考的生活不值得活。"它的意义在于引导我们从医学、哲学、社会学、伦理学的角度进行理性思考，感受生命逝去之伤痛，更新对死亡的看法，创造更丰富而有意义的人生。所谓"生如夏花之绚烂，死若秋叶之静美"的意义在于，死亡不能被挑战，只能走向和解，是终极的关怀。

**2. 爱护生命，保护自己**

生命的基础是人身的安全和存在。但是，近些年来，大学生出现安全事件的报道频频见于报端，固然有些是体制不完善或者突发意外所导致，比如行至路边被楼顶落下的重物砸伤，但还有一部分不得不说与大学生的安全意识、生命意识薄弱关系密切。例如某生过马路不看红灯被撞死、某女生夏夜单独晚归被劫持、某男生和人发生暴力冲突被对方失手杀害、某女生因为失恋或者延期毕业而坠楼身亡等等，让人扼腕叹息！大学生的生命安全意识薄弱、防御能力低、应变能力差、缺少必需的本领和技能等诸多问题暴露无遗。事情发生之后，我们常常会问如果能遵守交通规则，如果不在野外游泳，如果晚上不要穿着暴露和晚归，悲剧就不会发生……可是，现实中，生命面前没有那么多如果。人身安全是我们实现生命的最基本的条件，人若没有了生命，一切都无从谈起。

所以日常生活中，我们要熟悉各种规则并按规行事，比如遵守交通规则、比如夏季不到深水区游泳、比如说酒后不开车等。再者，要学习法律，具备一定的法律意识，避免以身试法、铤而走险，不要一切向钱看。三是学会基本的生存技巧，未雨绸缪、有备无患，例如游泳、发生火灾时的自救措施。四是要养成良好的生活方式，避免不良的生活习惯。例如要坚定地对毒品说"不"，要熟悉艾滋病传播的渠道，避免乱性等。

**3. 珍惜生命，只争朝夕**

你知道自己的生命有多长吗？一个德国人根据人活六十来计算，其中睡觉用去 20 年；看电视、上网用去 13 年；购物、娱乐用去一年半；交通拥堵花去两年又 4 个月；打电话、聊天用去 1 年，因对方无人接听又耗费 6 个月；赌博用去 1 年又 8 个月；参加竞选、投票、游行，年轻时打架斗殴，成家后家庭争吵，有孩子后打骂小孩等用掉 4 年又 3 个月；找东西浪费 1 年；看乱七八糟的广告用掉两年；打官司用去 3 年；上厕所 1 年……最终真正用于工作、学习的时间仅为 9 年 8 个月左右。你可以做本章结尾处的第一个游戏来探索，也可拿起计算机精准地计算一下，你有效的工作、学习时间是多少。

这时我们再从死亡的角度来回溯人生，过去、现在所执着的一切，相对于时间的稀缺性、不可逆性和珍贵性而言，有些是那么荒谬和可爱：被窝里追韩剧，宿舍里游戏打通宵，跟同学为一件小事争得面红耳赤，与恋人花前月下彻夜不归，嚼着口香糖、跷着二郎腿、抱着手机消磨时光，抑或每天盲目地忙得团团转……意识到时光的有限性，我们还会以吃喝玩乐、金钱色欲作为追求吗？时光有限性的背后实则是死亡，死亡观念让我们必须去选定自己的方向和追求的目标，如此才能获得价值，彰显意义。

**4. 敬畏生命，自然超越**

仓央嘉措说过：世间事，除了生死，哪一桩不是闲事。一个人，如果能看破生死，那就真的达到了天地境界。

中国古代儒家思想要求人们在有限的生命中做到"仁、义、礼、智、信"，通过"三不朽"（立德、立功、立言）来注重修身和实现生命的意义和价值，"杀身成仁，舍生取义"，从而超越死亡。那些有着远大理想的人，会把自己的生命与民族、国家的大生命相联系，坚定"修身、齐家、治国、平天下"的理念。这对"人心惟危，道心惟微"的社会来说，无疑具有重要的现实意义。每个国人都应该心存"先天下之忧而忧、后天下之乐而乐"和"位卑未敢忘忧国"的情怀，积极投身到社会事业当中。古之苏武、岳飞、文天祥，忠贞爱国，威武不屈，书写了一幅幅壮美的历史画卷。今人雷锋、焦裕禄、孔繁森等，心里始终装着人民，把有限的生命投入到无限的为人民服务当中，成为人民心中的道德楷模，世世代代为人传颂。建功立业可以让人民长久受益，精辟的言论价值永恒，如此个体也就超越了短暂人生的有限性，在世间成为精神性的永恒存在！

中国道教强调"生死齐一"，对于极高修为者，视人之生与死如气之聚和散。从庄子所言的"方生方死，方死方生"，到"死生无变乎己""游乎尘垢之外，逍遥乎无为之业"，最后归于"入与不死不生"之超然之境，从而获得绝对的生死自由。此外，对常人，道家要求人们不过于注重生死，客体分离，做到尊重自然、顺应自然，以一种安身立命和本真的态度来对待自己的人生，促使产生一种积极的人生态度。认真活好当下，做好本职工作，有一分热发一分光。在面对死亡的时候，不会因虚度年华而悔恨，不会因碌碌无为而羞愧，如此即好。

中国佛教强调"往生"。其中，"生"沟通了生和死。人若坚持积德行善，晨钟暮鼓一生也可以"悟空短苦，涅槃清净"，超脱轮回，可以不生不死于极乐世界。圆寂是佛教对死亡的专用语，寓意为诸德圆满、诸恶寂灭，为佛教修行理想的最终目的。死亡是存在的又是空的，人有三际，死亡是另一种重生。这些佛理对于人们辩证地看待死亡、正视死亡、减少对死亡的恐惧有着深远的现实意义。

人的生命犹如一滴水，只有不断融入大海，才会永不干涸，才能发挥更大的价值。只有超越了生死，解决了生死困惑，才会确定"生"的目标与准则，"死"得坦然与安心。

## 【心灵感悟】

### 与死亡和解

独一无二的自我意识让人类同时能预见消亡和期限，也就始终萦绕挥之不去的阴影——生长、成熟并最终走向凋谢。

随时光流转，任何人都会慢慢变得敏感，对光阴、对年龄、对时钟滴滴答答的响，于是在情感的幽谷里，早已隐伏的恐惧不知不觉地迫近、攫取、啃噬而又无处可逃。痛苦的尖叫、悲哀的祈求、无奈的挣扎，与其说是对生的渴望，不如说是黑夜里吹奏起离别的笙箫。停留在指针重合的那一刻，细微的记忆将带我们回到降生的瞬间，夕阳的迷雾仍在搂抱着眷恋——这个世界将不再有我，将彼此永不相见。这该是怎样震动心弦的孤寂与渺无边界的寒冷啊！或许正如美国心理学家欧文·亚隆（Lrvin D. Yalom）所言，有些可靠的、由来已久的防御措施，你却仍旧无法彻底征服死亡焦虑，因为我们无法对自己的灵魂深处说谎。

面对死亡之痛，一切文字都显得肤浅，也无法在鲜活生动的时光里，用年轻的心去共鸣，夕阳之后悬垂夜空的颤抖。无论你是谁，曾经拥有过什么，都如同沿途捡拾的脉络，渗透着整个世界的清晰和具体，逐渐却必定也只能独自飘向远方的终点。曾经的忌讳、回避仅仅只是暂时的抽离，恐惧的阴影终于还是会在时光的脚步声里，不断化成各种各样莫名的担忧，弥漫于意识精心织就的网。也就慢慢开始了领悟，消亡是发展的一部分，可摧毁肉体，但反思如何对待死亡的观念，却可能拯救心灵。

唱着歌迎向生命的阳光，驻足遍赏人生的风景，也就唱着歌悠然地走好下山的路。尽可能地活在当下是敬畏死亡所引发的觉醒，因为过去已经成为过去，未来还没有发生，都像高天飞逝的流云不可把握，只有现在才是真实且可以尽力拥有的时光。生命只有一次，你也只有一次机会去珍惜眼前的人、事、物；投入地去体验并丰富对生命的感知；成为你想成为的人，而不是被疾病、痛苦、担忧填满。虽然这仍然无法征服死亡，也没有什么可以挑战死亡，但却可能超越死亡对心灵的禁锢，犹如疾行中惕然伫立，即便已是秋风萧瑟，也不忘欣赏麦浪翻滚、瓜果流香。或许对任何人、任何阶段来讲都不算晚。

与其战栗着注视这空虚的深渊，不如投入地去活一回吧！因为充满价值感、意义感的人生是填补空虚唯一的出路。因此，意识到必有一死，恰恰能够让人学会如何活得更真实、更具体、更丰富，也就能更包容、更共情地彼此联结，博爱、助人、善意，为有限的生命建构直面苦难、指引归宿的灯塔。哪怕最终还是要一个人去打开死亡之门，但看见沿途同向而行的点点渔火，也就不至于太孤寂、太寒冷。

停下笔的瞬间，我清晰地触摸到内心最柔软的部分。感觉像是结束了一次痛苦而又意义深远的旅行。对我们每个人而言，生命如流星般璀璨而短暂，与死亡和解，是一次全新的启航，也才能最终泊于安宁。

（根据某高校心理教师日记整理）

## （二）反思，明晰目标

苏格拉底说："没有反思的人生不值得过。"有的人蝇营狗苟终其一生，也没有反思过，其人生境界可能会永远停留在低层次；而有一些人，不断反思自己的人生，并通过行动提升自己的人生境界。生死困顿的消弭，还需要我们在反思中树立清晰的目标。

卡莱尔说："最柔软的生物在把他的精力集中在唯一事情上时，他就可以取得成就。然而，最强大的生物如果把他的精力分散在许多事物上，就可能无法取得任何成就。经过无数次滴落之后，水便可以穿透最坚硬的岩石，与之相反，急流呼啸着奔流而过时，却未留下一丝痕迹。"

伊丽莎白·斯图亚特·菲尔普斯说："超越生活的巨大力量，就是拥有清晰目标的力量。当一个人为某种原因而开始生活时，他或她的穿着、外表和举止都会被规定并发生改变。我认为，走在拥挤的街道上，我会注意能维持自己生活的繁忙而快乐的妇女，她们有一种自我尊重和自我满足的意识，即使是最劣质的羊驼毛也无法隐藏，丝绸织的帽子也不会增加，甚至疾病与衰竭也不会拖延。"

除此以外，目标的实现还需要很多的铺垫和准备。以登山为例，登什么样的山，登山者就需要什么样的装备，包括心理准备都不同。如果是登一座小山，那么，着轻便装，抱着郊游的心态就行。但如果要攀登险峻的高山，就需要相应的装备和精神上的准备。生命的目标也一样，必须学习、掌握实现高目标所需的思维方式，抱着实现这目标的坚强意志，一步一步地努力到达那险峻的高山之巅。

## （三）行动，关注当下

王阳明说："夫学、问、思、辨，皆所以为学，未有学而不行者也。"学习、询问、思考、分辨，这些都是为了学习某一件事，而要掌握这件事，光学不做是不可能的。这个世界上，绝大部分人失败不是因为没有思考而是因为犹豫不决，迟迟没有行动；或者人云亦云地一直在盲目行动，其结果无异于按下了自动导航按钮，只能让你得出以前重复多次的结论，于生命的有限性面前更加困顿。

日常生活中，提起行动，常表现出两个方面的现象：一方面，许多同学披着"谋定而后动，三思而后行"的外衣，将自己的勇气一点点消磨掉，患上拖延症。"三思"成了自己拖延的绝佳借口，于是事情一拖再拖，最终等到拖不下去的时候才仓促行动。然而，行动起来的时候才发现有很多问题是可以在行动中呈现的，而此时已经没有足够的时间和耐心解决这些问题了，只能草草收场。所以，目标明确后，要先让自己行动起来，只有做了以后才能知道问题所在，才能真正解决问题。另一方面，虽激情四射却"三天打鱼，两天晒网"，难以坚持。激情仅仅是感情的瞬间爆发，并非时时刻刻存在的情感，故容易丧失，所以改激情为兴趣可能更为合适。王阳明从小就立志做圣人，虽然父亲认为他狂妄自大，但王阳明自从立定志向之后就一直在行动的路上，处处寻师访友，学习做圣人的法门，虽然屡试屡败，但他却不停地尝试。正所谓吃了梨子才知是酸是甜，穿上鞋子才知哪里夹脚。

# 第三节　心理危机的识别与应对

*莫因渴望你没有的，而错过你已经拥有的；要知道，你现在拥有的，也曾是你渴望的。*

*——伊壁鸠鲁*

人生不可能一帆风顺。大多数人能应对挫折，走出困境，推动生命进程，但也有部分人会出现心理危机。马建青等对全国 300 余所高校的心理健康工作者进行了大学生心理危机干预状况的调查，结果显示，"经常"进行危机干预者占 26.4%，"偶尔"进行危机干预者占 58.8%。可见，当前大学生心理危机问题较为突出，严重影响了学业与生活，甚至导致恶性事件的发生。为此，学会正确的心理危机识别与应对就显得尤为重要。

## 一、心理危机的识别

### （一）心理危机的概念

心理危机是个体面对应激源，既无法回避又无法用通常解决问题的方式应对而出现的心身失衡状态，包括情绪紊乱或认知、躯体和行为等方面的改变，甚至引发精神疾病、过激行为等。也就是说，要构成危机需要满足三个条件，即存在重大心理应激、引起了情绪的扰乱、认知变化或躯体行为变化且常规手段暂时不能应对。

应激源主要包括天灾人祸、亲人死亡、癌症等突发的在几乎所有人看来均难以应对的重大打击，以及长期患病、人际关系不良、生活环境恶劣等慢性折磨。大学生中较常见的是精神障碍、失恋或情感破裂、人际冲突、学习困难、就业受挫、亲人去世、家庭变故等。无法回避的应激源一旦超过个体的承受能力且无法获得有效帮助时，便可转变为危机源，引发心理危机。

心理危机已成为世界性的公共卫生和公共安全话题，它不仅会导致巨大的公共卫生负担，还可导致一些严重的公共安全事故。

### （二）心理危机的特点

**1. 普遍性**

普遍性意味着在特定的历史与文化背景下或灾难性情境中，每个人的成长过程中都不同程度地经受过危机，没有人可以幸免。例如，家庭困境、学业与就业压力、人际冲突等是许多大学生不得不面对的共同难题。再如美国 "9·11" 事件后，所有亲历者与幸存者都遭受了不同程度的心理创伤。

**2. 机遇性**

"危"意味着"危险"，"机"意味着"机遇"，危与机总是相伴而行。前者会导致严重的病态与过激行为；后者说明潜伏着发展与实现自我的机会，因为它所带来的痛苦会迫使人寻求帮助，改变原有的思维定式与习惯，增强适应环境的能力。例如，有的大学生因失恋或人际冲突导致心理崩溃，进而发展为恶性事件；有的大学生则能及时总结经验，积极应对并尽快走出困扰，为即将开始的新生活做好准备。

"危"与"机"之间的消长平衡常存在三种情况：一是理想状况危机过后，个体心理发生积极变化，能从痛苦中总结经验，建构人文主义情怀，自我发展与社会支持系统更加完善，人格变得更成熟、稳定。二是暂时回避压抑、曲解、否认等不成熟的防御方式，让人表面上暂时渡过危机，但问题并没有真正解决，于是不良后果不断重现于日后生活。三是心理崩溃、危机开始时，因惯用的应对机制瞬间失效而陷于身心耗竭、无助、绝望的境地，需要强有力的心理干预措施及时介入，并迅速建立有效的社会支持，预防出现伤己、伤人、自杀等过激行为，方可度过危机。

案例中的张某虽然处于慢性危机状态，但随着考研压力、失恋等应激事件的出现，使她产生了无意义感进而抑郁。加之社会功能变差而产生自杀的想法，接近崩溃的边缘。

### 3. 复杂性

心理危机可以是生理性、环境性和社会性的，也可以是情境性、过渡性和文化结构性的。心理危机产生的应激源多种多样，个体的反应方式也各不相同，因此，心理危机是复杂的。而且个人与环境相互交织成复杂的"网"，曾经的或隐伏的诸多复杂问题会重新呈现。2013年4月，上海复旦大学硕士研究生林森浩因琐事纠纷在饮水机内投毒，致室友黄洋身亡。反思该恶性事件的发生原因，日常琐事只是诱因，林森浩嫉妒、自卑、敏感、脆弱的性格缺陷，愤怒、怨恨、敌视等消极情绪，以及处理人际关系能力低下等诸多因素才是导致心理危机的关键。

### 4. 动力性

伴随危机会产生焦虑和冲突，其导致的紧张为变化提供了动力，所以有的人又将危机看作成长的契机，认为它能为寻求新的解决问题的方法、培养坚韧的毅力提供动力。危机在不经意间闯入人们的生活，不管愿不愿意，每个人都必须做出选择。案例中的张某可能选择自我毁灭，也可能经过反思或在心理工作者的帮助下改变学习、生活方式，重新燃起希望。

### 5. 困难性

发生心理危机的个体可调动的内部与外部资源均已降至最低，这就需要在当事人进行自我调整的同时，周围的人，特别是专业心理工作者及时、有效的介入，多途径、多角度、多手段地提供帮助。由于当事人往往因不同程度的个性缺陷而造成外部干预困难重重，因而没有包治一切心理危机的"处方"。此外，有些危机很顽固，具有一定复发性。

个体所处的环境复杂也决定了危机处理的难度，特别是亲友、恋人、同事、同学等所构成的社会支持系统是问题解决、重获平衡的重要因素。2008年汶川地震，数秒内近9万人丧生，数万个家庭因此而改变，灾难中的所有人都被卷入危机。对此，包括非震区在内的所有生态系统都需获得干预，才能重建社会支持。案例中的张某只是家庭、学校、社会压力下很多大学生心理危机状况的一个缩影，如何重建有效的社会支持，需要心理咨询师、医生、家人、自己、同学和老师的共同努力。

### （三）心理危机的分类

根据分类标准不同，心理危机可分为不同的类型。心理学家布拉默（Brammer）认为可分为发展性危机、境遇性危机和存在性危机三类。

**1. 发展性危机**

发展性危机又称内源性危机或常规性危机，是指个体在成长阶段，可能发生的因身体或周边环境的突然改变而引起的心理上的异常反应。心理学家埃里克森认为，人的发展历经八个阶段，每个阶段有每个阶段的核心任务，当核心任务处理不成功或者失败时，就会出现个人同一性残缺、不连贯状态，表现出认知、行为和情绪的混乱无序状态，如儿童与父母分离的焦虑。大学生的发展性危机主要来自于入学时的适应问题、情感启蒙问题及面临毕业的职业选择问题等。

**2. 境遇性危机**

境遇性危机任何时候都有可能发生，是由罕见的个人无法预测和控制的外部事件而引发的心理危机，又称外源性危机、环境性危机或适应性危机，如地震、火灾、洪水等自然灾害，突如其来的交通意外，突发的重大疾病，失恋，被强奸，至亲突然死亡等。境遇性危机具有随机性、突然性、意外性、震撼性、强烈性和灾难性，往往对个体或群体的心理产生巨大影响。

**3. 存在性危机**

存在性危机主要是指人在成长和发展过程中，面临一些重要的人生问题，如人生目的、责任、独立性、自由和承诺等出现的内部冲突和焦虑。存在性危机可以基于现实，也可以基于后悔，还可以是一种压倒性的持续的空虚感、生活无意义感，例如，关于死亡、人生的价值与责任等问题。

### （四）心理危机的识别

大学生对自己进行危机发现或对他人进行危机识别，可从以下几个方面进行。

**1. 情绪异常**

个体情绪与一贯表现很不一样，近期情绪不稳定，容易流泪、抑郁，觉得生活没意义，注意力不集中，易激惹又过分依赖，有的会出现暴躁冲突或抑郁，强迫倾向明显，或狂躁多话，或孤独少言，有时候过分激情，有时又痛苦紧张，或焦虑烦躁，或绝望低沉，甚至经常发呆木讷，一旦发现有这些失衡现象，就要高度重视。

**2. 行为异常**

个体心理失衡会引发冲突性行为，如酗酒、吸烟甚至吸毒，夜不归宿，不愿与他人交往，经常跟同学出现严重肢体或语言冲突，甚至暴力攻击，离家出走，突然失踪，行为错乱，严重的会出现自闭、自伤、自残、自杀。

此外，饮食不振、难以下咽、食之无味，甚至没有吃的欲望，体重明显增加或降低，易疲劳；睡眠困难、多梦、易醒、早起，即使睡着了也不感觉轻松……这些都可能是心理危机的预警。

**3. 有自杀征兆**

自杀的征兆表现在多个方面。在言语上，谈论自杀相关的事情或以自杀为话题开玩笑，比如突然跟同学讨论手术刀如何一下子置人于死地；讨论包括时间、地点、方式等在内的自杀计划；流露出无奈、无助、绝望的情绪，以不同的方式与周边人告别，如突然写了一封告别信或打了一个告别电话，甚至直接说"我所有的问题马上就要结束了""我再也受不了了""我觉得活着没什么意思"等。在行为上，出现与他人断绝关系、有条不紊地安排后事、频繁出现小的意外、出现明显的抑郁表现等。尤其是出现自杀意念、自杀未遂、自杀姿态时要进行快速干预。

**4. 出现生活应激事件及突发事件**

应激事件包括父母离婚、失恋、亲人去世、大的自然灾害等，此时个体会产生明显的生理、心理和行为紊乱，导致急性心理危机。长期、慢性的生活事件，如儿童期原生家庭带来的创伤会导致慢性心理危机。

## 二、心理危机的评估

心理危机的动态发展性要求评估也是一个动态过程，需根据不同阶段和大学生的心理特点综合、全面、系统地展开，并贯穿危机发展的始终。

**【案例导入】**

### 生命难以承受之重

草长莺飞的春天再次如约而至，南方的大学开始花红叶绿，生机勃勃。可对于大学二年级的女生小闵来说，疲惫的身心仍裹挟着料峭的寒意，耀眼的阳光反而让阴影更长。这个学期似乎来得更悲壮，也更多出几分坦然，似乎那些破碎的记忆强行闯入脑海，逐渐凝结，清晰得让人心痛。拼了命地学习，争第一、考大学、找个好工作；近乎苛刻的生活，不参加聚会，拒绝娱乐，节约父母的每一分血汗；流行大学时髦的爱情也从未掠过脑海；多少次披星戴月中最后走出自习室。是的，小闵是全家人的骄傲，更是全部的寄托，为此父亲在工地搬砖累弯了腰；母亲忍着病痛早出晚归；姐姐早早辍学外出打工……亲人反复叮嘱，只要小闵学习好、有个好前程，他们可以牺牲一切。为此，自杀的意念如影随形，但又觉得这样想对不起父母，更增愧疚。于是，生活的动力仍然延续着曾经的轨迹，开始还能勉强应付，但压力的侵扰、课程越学越难、效率的降低与被迫延长的学习时间形成恶性循环，越来越紧张焦虑、头昏脑涨、食欲减退、噩梦连篇。看着意气风发的同学谈笑风生，多少次与她们谈及与死有关的话题，他人既难以共鸣也不能理解。

（案例来源：某高校心理咨询中心）

**思考：**

如何评估小闵的心理危机状况呢？

## （一）基本步骤

大学生的心理危机评估步骤既与其他群体类似，又有其独特性（图10-1）。

**图 10 - 1　大学生心理危机评估的基本步骤**

## （二）基本内容

### 1. 危机性质的评估

危机性质的评估包括开始的时间与变化的频率、幅度、趋势。特别需要了解，危机是由突发事件引起还是慢性生活事件所致。突发的境遇性生活事件，通过直接干预，往往能较快恢复危机前的平衡状态。突发的灾难性危机或慢性复发性危机，常常需要较长时间的干预或治疗，以建立新的应对策略。如案例中的小闵，抑郁情绪在生活、学习、家庭的压力中逐步塑形，且时间长，强度大，需要心理咨询师进行长期干预。

### 2. 功能水平的评估

从认知、情感、行为、生理四个方面进行评定。特别需要注意被评估者现有的功能水平，并与危机发生前比较，以确定心理受损程度，为干预策略的选择提供依据。案例中的小闵在这四个方面都处于功能低下状态。

（1）认知　包括侵犯、威胁和丧失。需要确定和描述来自生理、环境、心理、社会关系、道德的哪一方面。如果存在多个认知反应，需标定主次顺序。小闵认为，长期受到家庭困难、学习、就业的威胁，加之父母的离去、姐姐的辍学与其道德层面的自我苛责相互交结，引发其强烈而反复的愧疚，以至于意义感丧失，甚至认为自杀可以减轻家庭负担。

（2）情感　确定和描述愤怒、敌意、恐惧、焦虑、沮丧或忧愁。随着学习越来越困难、就业形势越来越严峻，小闵应对慢性应激的措施逐步失效，既无法排解内心担忧，又难以立刻解决现实困难，终致心理崩溃，陷入悲观、失望，甚至出现自杀意念。

（3）行为　确定和描述是否有接近、回避、失去能动性的情况。小闵在多重压力的禁锢中，想到跳楼、卧轨等，出现了回避人际交往、谈论死亡话题，甚至徘徊、趋近死亡的行为，以逃避现实。

（4）生理　心血管、肠胃系统和睡眠情况等。小闵在心理危机中出现了头昏脑涨、食欲减退、做噩梦等生理症状，与心理症状相互作用、相互强化而难以摆脱。

**3. 应对机制的评估**

应对方式反映了大学生的人格特征。一方面，要注意消极心理品质，如心理承受能力、素质、性格、人生观等，例如，小闵虽然有强烈的道德感与自律性，但是多重压力在其童年人格塑形的过程中，强化了自我牺牲意识，而对生命价值的体验相对缺乏，导致承受力强度有余而韧性不足；另一方面，在实施替代性解决方法时，应充分考虑危机前"例外"的内部资源，因为危机干预的效果决定着当事人主观能动地做出的选择，而非干预者强加的建议和意见。

**4. 支持系统的评估**

外界环境因素既是大学生心理危机的外驱动力，也是评估者力图挖掘并拓展的人际资源。因为来自他人的支持、陪伴和鼓励往往能促其尽快恢复平衡。案例中，父母、姐姐是驱动小闵刻苦读书的外部动力源，也是情感上最重要的支持系统，但来自家庭内部的支持也会逐渐衍生出压力。因此，小闵长期通过聚焦、调动自我资源以应对现实困难，较少获得来自学校、老师与同学的帮助，即便尝试倾诉悲苦，也较少获得共鸣，存在习得性无助。另一方面也反映出小闵对同学有强烈的倾诉渴求，是危机干预的重要资源。约谈父母与同学是帮助其渡过心理危机、恢复平衡的重要方式。

**5. 危险性的评估**

虽然并非所有身处危机中的人都有自伤、自杀、伤人的行为，但这种可能性仍然存在。因为过激行为产生之前往往有一些线索。例如，小闵孤独地徘徊于人际圈之外、悲伤地审视可能自杀的地点、苛刻而自伤似的学习与生活方式、试图与同学交流死亡话题等都预示着较高的自杀风险。

## （三）常用方法

**1. 观察法**

观察法主要是看自己或他人的近期行为是否与日常一致，如近期常出现消化、呼吸、泌尿系统疾病就要去评估心理状态。

**2. 面谈法**

通过共情的话语传递爱、关心和陪伴，直接了解个体心理状态，对自己则可以找朋友聊聊天。

**3. 心理测试法**

心理测试法主要是通过专业的工具来评估心理健康的程度。例如，通过 SCL－90、16PF 等检测心理健康状况，筛选危机个案，也可使用自杀意念、生命意义感等工具进行直接或间接评估。

Beck 自杀意念量表（BSI－CV）是常用的中文版量表，由贝克于 1979 年编制，用以量化和评估自杀意念。贝克自杀意念量表最初由北京回龙观医院北京心理危机研究与干预中心翻译、回译和修订，量表答案的选项为 3 个，从左至右对应得分为 1、2、3。总得分越高，自杀意念越强烈。

## Beck 自杀意念量表（BSI‑CV）中文版

指导语：下述项目是一些有关您对生命和死亡想法的问题。请您思考最近 1 周和既往最消沉、最抑郁或自杀倾向最严重时是如何感觉的。每个问题的答案各有不同，请您注意看清提问和备选答案，然后根据您的情况选择最适合的答案。

| 项目 | 评定时间 | 0 分 | 1 分 | 2 分 |
|---|---|---|---|---|
| 1. 您希望活下去的程度如何 | 最近 1 周 | 中等到强烈 | 弱 | 没有活着的欲望 |
| | 既往最严重时 | 中等到强烈 | 弱 | 没有活着的欲望 |
| 2. 您希望死去的程度如何 | 最近 1 周 | 没有死去的欲望 | 弱 | 中等到强烈 |
| | 既往最严重时 | 没有死去的欲望 | 弱 | 中等到强烈 |
| 3. 您要活下去的理由胜过您要死去的理由吗 | 最近 1 周 | 要活下去胜过要死去 | 二者相当 | 要死去胜过要活下来 |
| | 既往最严重时 | 要活下去胜过要死去 | 二者相当 | 要死去胜过要活下来 |
| 4. 您主动尝试自杀的愿望程度如何 | 最近 1 周 | 没有 | 弱 | 中等到强烈 |
| | 既往最严重时 | 没有 | 弱 | 中等到强烈 |
| 5. 您希望外力结束自己生命，即有"被动自杀愿望"的程度如何（如希望一直睡下去不再醒来、意外地死去等） | 最近 1 周 | 没有 | 弱 | 中等到强烈 |
| | 既往最严重时 | 没有 | 弱 | 中等到强烈 |

如果上面第 4 题或第 5 题的答案为"弱"或"中等到强烈"，继续回答接下来的问题；如果答案为"没有"，则此问卷完成。

| 项目 | 评定时间 | 0 分 | | 1 分 | 2 分 |
|---|---|---|---|---|---|
| 6. 您的这种自杀想法持续存在多长时间 | 最近 1 周 | 近 1 周无自杀想法 | 短暂、一闪即逝 | 较长时间 | 持续或几乎是持续的 |
| | 既往最严重时 | 短暂、一闪即逝 | | 较长时间 | 持续或几乎是持续的 |
| 7. 您自杀想法出现的频度如何 | 最近 1 周 | 近 1 周无自杀想法 | 极少、偶尔 | 有时 | 经常或持续 |
| | 既往最严重时 | 极少、偶尔 | | 有时 | 经常或持续 |
| 8. 您对自杀持什么态度 | 最近 1 周 | 排斥 | | 矛盾或无所谓 | 接受 |
| | 既往最严重时 | 排斥 | | 矛盾或无所谓 | 接受 |

| 项目 | 评定时间 | 0分 | | 1分 | 2分 |
|---|---|---|---|---|---|
| 9. 您觉得自己控制自杀想法、不把它变成行动的能力如何 | 最近1周 | 能控制 | | 不知能否控制 | 不能控制 |
| | 既往最严重时 | 能控制 | | 不知能否控制 | 不能控制 |
| 10. 如果出现自杀想法，某些顾虑（如顾及家人、死亡不可逆转等）在多大程度上能阻止您自杀 | 最近1周 | 能阻止自杀 | | 能减少自杀的危险 | 无顾虑或无影响 |
| | 既往最严重时 | 能阻止自杀 | | 能减少自杀的危险 | 无顾虑或无影响 |
| 11. 当您想自杀时，主要是为了什么 | 最近1周 | 近1周无自杀想法 | 控制形势、寻求关注、报复 | 逃避、减轻痛苦、解决问题 | 前两种情况均有 |
| | 既往最严重时 | 控制形势、寻求关注、报复 | | 逃避、减轻痛苦、解决问题 | 前两种情况均有 |
| 12. 您想过结束自己生命的方法了吗 | 最近1周 | 没想过 | | 想过，但没制定出具体细节 | 制订出具体细节或计划得很周详 |
| | 既往最严重时 | 没想过 | | 想过，但没制定出具体细节 | 制订出具体细节或计划得很周详 |
| 13. 您把自杀想法落实的条件或机会如何 | 最近1周 | 近1周无自杀想法 | 没有现成的方法、没有机会 | 需要时间或精力准备自杀工具 | 有现成的方法和机会或预计将来有方法和机会 |
| | 既往最严重时 | 没有现成的方法、没有机会 | | 需要时间或精力准备自杀工具 | 有现成的方法和机会或预计将来有方法和机会 |
| 14. 您相信自己有能力并且有勇气去自杀吗 | 最近1周 | 没有勇气、太软弱、害怕、没有能力 | | 不确信自己有无能力、勇气 | 确信自己有能力、有勇气 |
| | 既往最严重时 | 没有勇气、太软弱、害怕、没有能力 | | 不确信自己有无能力、勇气 | 确信自己有能力、有勇气 |
| 15. 您预计某一时间您确实会尝试自杀吗 | 最近1周 | 不会 | | 不确定 | 会 |
| | 既往最严重时 | 不会 | | 不确定 | 会 |
| 16. 为了自杀，您的准备行动完成得怎样 | 最近1周 | 没有准备 | | 部分完成（如开始收集药片） | 全部完成（如有药片、刀片、有子弹的枪） |
| | 既往最严重时 | 没有准备 | | 部分完成（如开始收集药片） | 全部完成（如有药片、刀片、有子弹的枪） |
| 17. 您已着手写自杀遗言了吗 | 最近1周 | 没有考虑 | | 仅仅考虑、开始但未写完 | 写完 |
| | 既往最严重时 | 没有考虑 | | 仅仅考虑、开始但未写完 | 写完 |

| 项目 | 评定时间 | 0分 | | 1分 | 2分 |
|------|---------|-----|---|-----|-----|
| 18. 您是否因为预计要结束自己的生命而抓紧处理一些事情？如买保险或准备遗嘱 | 最近1周 | 没有 | | 考虑过或做了一些安排 | 有肯定的计划或安排完毕 |
| | 既往最严重时 | 没有 | | 考虑过或做了一些安排 | 有肯定的计划或安排完毕 |
| 19. 您是否让人知道自己的自杀想法 | 最近1周 | 近1周无自杀想法 | 坦率主动说出想法 | 不主动说出 | 试图欺骗、隐瞒 |
| | 既往最严重时 | 坦率主动说出想法 | | 不主动说出 | 试图欺骗、隐瞒 |

计分说明：

本量表采用0~2级计分。测试者首先完成前5个题，如果第4和第5项的答案都是"没有"，则视为没有自杀意念，问卷结束。如果第4或第5项任意1个答案是"弱"或"中等到强烈"，就认定有自杀意念，需要继续完成后面的14项。

总分：所有项目得分相加，如只需完成1~5项则总分等于自杀意念分。

自杀意念分：1~5项得分相加。

自杀倾向分：6~19项得分相加。

请参照解释，在教师指导下进行自我评定：量表总分在0~38分之间；自杀意念在0~10分之间；自杀倾向性在0~28分之间。得分越高，自杀意念越强烈，自杀危险越高。最近1周评估目前的状况，最严重时自杀意念的强度能恰当地反映潜在的自杀风险性。

## 三、心理危机的应对

心理危机的应对主要包括自我应对和他人干预。总体上，个人或他人都要以预防为主，特别要防范自杀倾向。

### （一）心理危机的应对

作为大学生，要增强自我保护意识，学会基本的危机应对方法。

**1. 注重学习心理健康知识**

通过学习理论，熟悉实用的自我调节方法，建立人文环境。加强生命与死亡认知，不断转变和更新观念，提高应对挫折与适应社会的能力，促进人格完善。

**2. 注重日常心理健康扫描**

通过日常对自我认知、情绪情感、意志等方面进行扫描，监视近期有无异常心理状态和行为，将异常情绪及时回复至正常水平，发现问题及时解决。

**3. 稳定社会支持系统**

良好的社会支持系统是遇到困难或危机时最好的疗愈力量来源。当心理危机出现时，可以找好朋友倾诉或寻求父母、家人的支持，情感的交流和爱的流动对心理危机具有很好的疗愈作用。

**4. 积极求助心理辅导专业人员**

当以上方法都无力应对时，要积极求助专业支持。出现精神症状，如幻觉，要具备简单识别的能力，尽快到医院就诊。

### （二）心理危机的干预

一旦他人出现心理危机，要做到耐心倾听、给予力所能及的帮助和关心。特殊情况立即上报，学校会启动干预程序，一方面有专业的心理教师、医务工作者介入，另一方面需要同学和相关人员的持续密切配合。

**1. 迅速确定问题**

积极倾听，从当事者的角度出发探索和定义问题，主要是目前的问题；既要注意言语信息，也要注意非言语信息。

**2. 当事者亲属或朋友参与危机干预**

组织家属、其他学生、工作人员 24 小时陪伴，确保其生命安全是首要目标。

**3. 给予支持**

为当事人提供具体帮助（食物、水和护理等），以实际行动与其建立真诚的信任关系。期间应注意不要急于侵入和打断当事人目前的精神状态；保持倾听，以肢体语言增强当事人的安全感；避免说教、评价和虚言安慰。不要说："我知道你的感觉是什么；你能活下来就已经很幸运了；你还年轻，能够继续生活或再找到另一个爱你的人；不会有事的，所有的事都不会有问题；时间会治疗一切创伤"等。

**4. 帮助当事人探索可以利用的替代性解决方法**

调动被当事人忽略的积极资源，如可以获得的环境支持、可以利用的应对与思维方式。切记勿从干预者自身经验出发，强加于人。

**5. 制定干预计划**

帮助当事人做出现实的短期计划，包括发现另外的资源，提供相应的应付方式，确定当事人能理解的、可行的行动步骤。

**6. 获得当事人的承诺**

严格保护受助者的个人隐私，避免向无关的第三者透露其个人信息；鼓励去建立自信，不要让当事人产生过度依赖心理，因为干预的目标是促进其重建心身平衡；行动必须是行动者本人的、可实现的、可接受的。

## 四、自杀的预防

人的行为较难预测，更何况自杀行为原因复杂，具有突发性而令人措手不及。危机干预如前所述，既要兼顾当事人隐私与自尊感，又要及时给予帮助，也非易事。但自杀行为确有规律可循，及时发现、因势利导去防患于未然，不仅可能而且更具有现实意义。

### （一）识别自杀的高危因素

不同的地区与文化差异使因素的危险程度不尽相同。

**1. 失恋、学习和就业压力**

虽然这些应激源十分常见，但对于部分存在错误观念、缺乏自我调节力的大学生而言，却可能转变为危机源。苦难让人成长、逆风才能飞得更高等"鸡汤式"的心灵安抚并不适用于所有人。案例中的小闵，在长期家庭寄予厚望的基础上，进入大学新环境，不能客观看待社会竞争、及时转变学习思路与方法，与同学横向比较致心理落差增大，因而感到失望、无助，既有客观现实的原因，也有主观因素和文化建构的影响。

**2. 精神障碍**

特别是抑郁症，因自我评价低、缺乏有效应对能力而引发长久的无意义、无价值感，进而在情绪低落、兴趣减退、意志行为退缩的基础上产生自杀冲动。

**3. 躯体疾患**

先天与后天的躯体疾病往往引发自卑、抱怨命运不公，继而诱发自毁行为。

**4. 家庭突遭变故**

如父母长期冲突、离异等，致使部分心理不够成熟的大学生曲解为是自己的错，感觉被抛弃，进而厌世轻生。

## （二）自杀心理过程的评估

自杀的心理过程可分为三个阶段，但相互之间存在一定的往复重叠。

**1. 动机形成阶段**

动机产生的基础是需要。自杀成为个别大学生回避应激源、满足自我解脱诉求的极端手段。

【延伸阅读】

### 大学生自杀动机的类型

1. 利他性动机

大学生在社会习俗或群体压力下，为追求某种目标而自杀，因为他们认为死是有意义的，是唯一的选择。其实，任何个人、家庭、集体乃至社会价值体系的建构都需要一个长期而坚韧卓绝的历程，因此，自杀所形成的利他效应不仅短暂而且更多地来源于曲解和想象。例如，某些家庭因各种困难而消融彼此间的心理界限，无论生存还是内在空间极度内缩，于是任何一方的爱与付出都会对其他成员构成巨大的压力，引发内疚与自责。这样的家庭表面上联系紧密，本质上却因张力过大而弹性不足，对挫折、失败的缓冲、支持作用较低，而且爱所承载的意义也是丰富的，不仅有内疚的道德感，更有包容豁达、理解接纳的人文情怀。

2. 自我动机

与利他性动机相反，因为与社会的固有关系被破坏而对他人、环境漠不关心，于是通过自杀满足自我解脱的诉求，如大学生失恋、找不到工作、亲人亡故、人际关系疏离等。该类人的自我认知与调节功能常常处于失调状态，对生命历程中的无常变化缺乏客观认识，不能用哲学式的智慧获取心理上的释放，从而彷徨失控。

### 3. 宿命动机

个人出于不同的原因而受外界过度控制，认为命运不为自己掌控而选择自杀，以符合自己的宿命观。学校与社会在尊重人宗教信仰的同时，加强正确世界观、生命观、人生观教育，改善大学生生活与生存环境，目的就是避免邪教对人的控制，因为宿命般的世界末日与献身论才是对生命与死亡最大的漠视。

### 2. 心理冲突阶段

自杀动机的形成有可能引发求生本能的对抗，形成矛盾心理，难以做出决定。此时，大学生常常表现出热衷于死亡相关的话题、查阅自杀者遗留的笔记、预言并暗示自杀，或者以自杀进行威胁。本质上既是可能自杀的征兆，更是引发他人关注并求助的信号。案例中的小闵也是如此，如能引起同学、老师的注意，并及时介入、找到解决困难的方法，就有可能减轻甚至打消自杀的企图。

### 3. 心理平静阶段

如果当事人既无法回避应激源、处理困难，又无法从社会支持中获得帮助，便可能走向身心耗竭，心情变得平静，情绪低落缓解，也不再聚焦与自杀有关的事情，似乎从困扰中解脱出来。其中，确有部分人正在康复而逐步恢复常态。但周围人不可放松警惕，因为自杀者很有可能已经做出了自杀的决定。心情平静仅仅是生与死矛盾心理解除而不再为此苦恼的标志，目的是摆脱他人对其决定和自杀行为的阻碍和干预。

## （三）自杀的预防

自杀危机的预防是个人、学校与家庭、社会文化三个层面同时展开的系统工程。

### 1. 大学生方面

通过阅读、听课、听讲座、与他人交流、心理咨询等认识心理及其健康，感悟生命，努力提高自身素质；学习并实践宣泄法、升华法、放松法等恰当的自我调适技术；正视困难，合理安排生活，改变不良习惯，培养高效学习的思维方式与自我管理的学习能力。必要时积极寻求科学心理咨询的帮助。

### 2. 学校与家庭方面

自杀的预防和管理需要建立包括专业人员在内的干预体系，其人员要具备基本的自杀预防知识。

（1）学会识别自杀征兆　除从以上危机识别中的自杀征兆来判断外，也可从9个方面密切观察：①对自己关系亲近的人直接或间接地表达过想死的念头，或在日记、绘画、信函中流露出来。②喜好谈论应激或压力，却没有采取实际应对的行动。③情绪明显不同于往常。④陷入抑郁状态。⑤明显减少与生活中重要人物的接触。⑥学习或工作成绩下降。⑦性格行为突变，好像变了一个人。⑧无缘无故地收拾东西、向人道谢、告别、归还或赠送物品。⑨日常生活中表现出不同于平常的行为。

（2）学会与欲自杀者沟通　基本注意事项包括：不要对求助者责备或说教，不要对求助者的选择、行为提出批评；不要与求助者讨论自杀的是非对错；不要被求助者危机已经过去的话所误导；不要否定求助者的自杀意念；不要让求助者一个人留下，或者因为周围的人或事而转移目标；在急性危机阶段，不要对求助者的行为进行解释；不要让求助者保留与自杀有关的秘密；不要把过去或现在的自杀行为说成是光荣、浪漫或神秘的；不要忘记追踪观察。

**3. 社会文化方面**

（1）注意识别新闻报道的自杀"传染性"，及时纠正错误观念　易引发模仿性自杀的新闻报道具有 5 个特征：①对自杀所致的身体伤残较少提及。②忽略自杀者生前长期患有精神疾病或处于心理不健康状态。③将引发自杀的原因简单化。④自杀者知名度高，社会影响大。⑤使人误解，认为自杀会带来好处。

（2）消除对自杀者错误的刻板印象　刻板印象是人们对某个现象或人群的一种概括性的、固定的看法。对自杀的下列刻板印象容易忽略个体差异，形成误导而放松警惕：①自杀无规律可循。②宣称要自杀的人不会自杀。③所有自杀者都是精神异常的患者。④自杀危机好转后就不会再次自杀。⑤对有自杀危险的人不能提及自杀，其实，有效的干预从直面问题开始，周围人一味回避只会让当事人感到更绝望。⑥一般人不会出现自杀念头。⑦自杀原因应主要聚焦学业问题。

最后，我们共同重温一下《钢铁是怎样炼成的》的主人公保尔·柯察金说的一段话："一个人的一生应该是这样度过的：当他回首往事的时候，他不会因为虚度年华而悔恨，也不会因为碌碌无为而羞耻；这样，在临死的时候，他就能够说：'我的整个生命和全部精力，都已经献给世界上最壮丽的事业——为人类的解放而斗争。'"青春在拼搏中闪亮，生命在奋斗中豪迈、绽放！

【课后活动】

活动一

### 生命线游戏——认识生命特征

我们每个人都有自己的生命线，世界上有多少人就有多少条生命线，而每一条生命线都是我们用心生活的每一秒组成的。生命线就是我们每个人生命走过的路线，这个游戏就是画出我自己的人生路线图。

**一、活动工具**

一张白纸，红色、蓝色笔各一支。

**二、活动过程**

（一）准备工作

1. 游戏活动需要画一条有方向的线段，代表生命的长度，从生到死，终点即是你预测死亡的年龄。然后在线段上找出今天你的位置，写上今天的年龄、今天的日期。然后以此为分界线。

2. 在线条左侧写上"0"这个数字，在线条右方、箭头旁边写上你为自己预计的寿数。可以写 69，也可以写 100。此刻，在这条标线的最上方写上你的名字，再写上"生命线"三个字。游戏的准备工作就基本完成了。

（二）活动过程

1. 请按照为自己规定的生命长度，找到目前所在的那个点。比如你打算活 75 岁，现在只有 25 岁，就在整个线段的 1/3 处，留下一个标志。

2. 之后在标志的左边，即代表过去岁月的那部分，把对你有重大影响的事件用笔标出来。比如 6 岁上学，就找到与 6 岁相对应的位置，填写上学这件事。

注意：如果你觉得是件快乐的事，就用鲜艳的笔写，并写在生命线的上方。如果觉得快乐非凡，就把这件事的位置写得更高些。依此操作，用不同颜色的彩笔和不同位置的高低记录自己在今天之前的生命历程。数一数截至目前，你的生命线是在上方的线多还是下方的线多。

3. 接下来就是将来生涯的规划，当然还会有挫折和困难，如父母离世、孩子离家、自己开始第二个事业、自己实现年轻时的目标、自己的资产突破千万、自己做了爷爷/奶奶、自己写了一本自传等等。

（三）活动引导

看看亲手写下的这些事件位于线的上半部分较多还是下半部分较多。也就是说，是快乐的时候比较多还是痛苦的时候比较多。这不是评判你选择的正误和你生活质量的优劣，而是看你感受如何。如果你觉得这样还好，你就不妨如此继续下去。如果你不甘心，可以尝试变化。

已经发生的事情不能改变，重要的是我们从中得到成长，能够改变的是我们看待它的角度。一个人的成熟度体现在治愈自身创伤的程度。过去的再重要也没有现在的生活重要。活在当下，活在此时此刻，这是最有价值的生活态度。真正抓在你手里的只有此时此刻。把握当前，更是对生命本体的尊重。

不要因为将来的改变而不肯在今天做出决定。如果有人一生都无需改变，那他要么是未卜先知，是具有极高悟性和远见卓识的天才；要么就是僵化和刻板的化石。

**三、活动感悟**

生命线只有一条，而且它时时刻刻地在你毫无觉察的时候静悄悄地行进着。我们的生命只有一次，就像是这条有方向的线，我们不能够重新来过，我们能做的就是回顾过去，总结经验，调整心态，并且朝着心中未来的方向勇往直前地走下去，时刻不要忘记最要紧的是当下的每时每刻。未来不可改变，我们只有把握当下的每时每刻，才能书写未来的美好篇章。

活动二
### 人生五样——体会生命价值

在人的一生中，往往是一个选择，决定了一条道路；一条道路，到达一方土地；一方土地，开始一种生活；一生生活，形成一种命运。

做出决定的前提是什么？那就是——你到底想要什么。

**一、活动工具**

一张白纸、一支笔。

**二、活动过程**

（一）准备阶段与游戏

1. 请深呼吸……放松、放松。

安静的、独自的、真实的面对自己的内心，静静地冥想。

请在白纸上端中间郑重地写下你的名字和游戏内容，比如："李耀辉的五样"。名字一定要写，因为这个名字代表的就是你自己。当我们孤零零地来到这个世界时，你只有你自己。当你有一天离开这个世界时，也是你一个人飘然而去。

2. 写下你生命中最重要的五样东西。这五样东西可以是实实在在的物体，如食物、人、动物；也可以是精神的东西，如宗教、学习；还可以是一些表述，如健康、快乐、幸福、事业、金钱、名誉、地位。总之，你可以天马行空地想象，只要把内心最珍贵的五样东西写出来就行。你可以思考斟酌，但不一定要冥思苦想。这仅仅是游戏而已。如果写好了，就屏住呼吸，认真地审视一下这五样东西——他（她、它）们可是你人生中最重要的五样东西啊！

3. 拿起笔，在这五样东西中去掉一个。用笔狠狠地涂掉，直到看不清字迹或成为黑洞。现在，你的人生出了点意外，生命中最宝贵的五样东西保不全了，要舍去一样。你只有这样做才能继续你的人生，这是我们每个人都不可避免地要遇到的，这就是人生。如果涂去的是金钱，那么从今往后你将一贫如洗，艰难度日；如果涂去的是……你将……好了，经历了失去的痛楚，你现在只剩下四样最重要的东西。

4. 命运是残酷的，现在它又在向你发起挑战。你必须在剩下的四样东西中再划去一样，这就是命运，你别无选择。如果你涂掉的是健康，从此你将疾病缠身，甚至卧床不起；如果你涂掉的是……你将……好了，这并不是我的无情，你可以不玩这个游戏，可是人生的游戏你不能不玩。

5. 命运又在捉弄你，现在你又遇到了人生的重大变故，在你剩下的四样最珍贵的东西中还得去掉一样，用你的笔把四样当中的某一样涂黑。如果涂掉的是你的红颜知己，从今以后，你的苦水将无人无处倾诉，你的快乐将没有红颜知己的分享，你的幸福将可能大打折扣；如果……好了，你仅剩下三样最宝贵的东西了。你可能会说，不玩了，不玩了！如果放弃，人生还有什么意思！游戏的核心价值就在这里——你要学会放弃。你有权力不再放弃任何东西，但命运和生活更有权力让你放弃你的最爱。

6. 现在你要在仅有的三样中再去掉一样。希望你咬牙坚持，咱们把游戏进行到底。这不是我逼你，是生活本身在逼你。残酷的压榨不是来自一张白纸，而是来自不可预测的命运。危险无处不在，机遇稍纵即逝。当然，如果实在玩不下去了，你可以中断退出。现在，你人生中最重要和珍贵的东西就剩下两样了。你在哭泣吗？但请你千万要挺住并坚持下去。

7. 你还要从仅剩的两个挚爱中再涂掉一个！比如，你可以去掉你的父母、你的妻子或者是……大难临头，现在你的纸上只剩下了一样东西，这就是你最宝贵的东西。你涂掉了四样，它们同样是你宝贵的东西。被涂掉的顺序就是你心目中划分的主次台阶，有点像奥林匹克竞赛中的领奖台，冠军是金，亚军是银，第三名是铜。

好好记住这个顺序吧，它就是你的人生优先排序。如果生活中遇到无所适从的时候，不妨用头脑中的打印机把这张纸无形地打印出来。它会告诉你，什么才是你的最爱，什么才是你最为重要的东西，什么才是你恋恋不舍的东西。也许有人会问，究竟剩下哪一样东西才是正确的呢？排列顺序有没有最终的正确答案？从某种意义上说，心灵游戏都是没有答案的游戏。

（二）游戏引导与总结

请原谅，让你在大舍弃、大悲伤、大痛苦中完成了这个游戏。现在请你闭上双眼，再回顾一下刚刚过去的不堪回首的人生磨难和撕心裂肺的一次次抉择。

游戏进行到这里，每个同学都会沉浸在煎熬之中，但痛苦中诞生的就是你内心真正想要的东西。这东西以前只是在你的潜意识里，你也许并没有察觉。这最后一样直接或间接只想要的东西你要格外珍惜，它往往与你的生活经历密切相关。

### 三、活动感悟

让我们重新回到这阳光明媚的现实生活中来。现在请你回味一下，你选择的五样东西真的是你的最爱吗？真的是你人生的依归和生命的理由么？真的是你甚至不惜牺牲自己的生命也要追求和奋斗的吗？如果是，那么为了你人生中最爱和最重要的人与物，到目前为止你做得如何？做了些什么？有没有一直想做却一直没有做的事情？比如，多回家看看父母、多陪陪妻子和孩子、多锻炼锻炼身体……学会放弃，珍惜拥有。遇到难以做出决定的时候，请想想你的五样东西，尽量使你的决定与你的价值观吻合。


活动三

### 六个岛屿游戏——树立目标，关注当下

我们树立目标的时候，当然要结合自己的人格特点和兴趣等。根据霍兰德的人格特质理论，人格特质可以归纳为实用型、研究型、艺术型、社会型、艺术型、社会型、企业型和事务型六类，犹如同一职业吸引有相似人格特质的人，他们对情境和问题会有类似的反应。因此，工作环境也可分为与人格类型一致的六种类型，而六个岛屿分别对应不同的人格类型。

### 一、活动工具

纸、笔。

### 二、活动过程

（一）解说

假设在"十一"度假的途中，你所乘坐的轮船突然发生意外，必须紧急靠岸。这时，轮船正好处于下列6个岛屿的中间。你希望选择哪一个岛屿靠岸？你可能需要在这个岛上呆很长一段时间（至少一年）。请按一、二、三的顺序挑出3个岛屿。

岛屿R：自然原始的岛屿。岛上保留有原始森林，自然生态保持得很好，有各种各样的野生动物。岛上居民生活状态还相当原始，他们以手工见长，自己种植花果和蔬菜、修缮房屋、打造器物、制作工具，喜欢户外运动。

岛屿I：深思冥想的岛屿。岛上居民较少，建筑物多僻处一隅，平畴绿野，适合夜观星象。岛上有多处天文馆、科技博览馆和科学图书馆等。岛上居民喜好观察、学习、探究、分析，崇尚和追求真知，常有机会与来自各地的哲学家、科学家、心理学家等交流心得。

岛屿A：美丽浪漫的岛屿。岛上有很多美术馆、音乐厅，街边有很多雕塑和艺人，整个岛屿弥漫着浓厚的艺术文化气息。当地的居民很有艺术、创新和直觉能力，他们保

留了传统的舞蹈、音乐与绘画，许多文艺界的朋友都喜欢来这里找寻灵感。

岛屿S：友善亲切的岛屿。岛上居民个性温和，十分友善，乐于助人，社区为一个密切互动的服务网络，人们重视互助合作，重视教育，关怀他人，充满人文气息。

岛屿E：显赫富庶的岛屿。岛上的居民善于经营和贸易，能言善道，以口才见长。岛上的经济高度发展，处处是高级饭店、俱乐部、高尔夫球场。来往者多是企业家、经理人、政治家、律师等，曾数次在这里召开财富论坛和其他行业巅峰会议。

岛屿C：现代、井然的岛屿。岛上建筑十分现代化，是进步的都市形态，以完善的户政管理、地政管理、金融管理长。岛民个性冷静保守，处事有条不紊，善于组织规划，细心高效。

选择同一岛屿的学生为一组交流自己为什么选择这个岛屿，看看大家有什么共同的兴趣爱好。

根据大家的交流给自己的小组命名并选取一个标志物，在白纸上制作出本小组的宣传图。

每个小组请一位同学展示自己小组的图，在全班分享小组成员共同的特点，从中总结出6个类型最突出的特点。

（二）活动引导

同学们讨论的结果展现后与霍兰德的职业兴趣测试理论进行结合，将霍兰德职业兴趣理论呈现给参与者，给予参与者更多的对于自己兴趣、天赋、目标等设立的一个参考，给予大家一个更合理树立自己目标的方法。

下面是六个岛屿与霍兰德职业兴趣测试的相关部分内容。

（三）结果

六个岛屿代表着六种典型的职业生涯兴趣类型（其中，第一个是主要兴趣，第二、三个是辅助兴趣）。

1. 选择R岛屿

类型：实用型（realistic）。

喜欢的活动：愿意从事事务性的工作，喜欢户外活动或操作机器，而不喜欢在办公室工作。

喜欢的职业：制造业、渔业、野外生活管理业、技术贸易业、机械业、农业、技术、林业、特种工程师和军事工作。

2. 选择I岛屿

类型：研究型（investigative）。

喜欢的活动：处理信息（观点、理论），喜欢探索和理解、研究那些需要分析、思考的抽象问题。喜欢独立工作。

喜欢的职业：实验室工作人员、生物学家、化学家、社会学家、工程设计师、物理学家和程序设计员。

3. 选择A岛屿

类型：艺术型（artistic）。

喜欢的活动：创造、喜欢自我表达，喜欢写作、音乐、艺术戏剧。

喜欢的职业：作家、艺术家、音乐家、诗人、漫画家、演员、戏剧导演、作曲家、乐队指挥和室内装潢人员。

4. 选择 S 岛屿

类型：社会型（social）。

喜欢的活动：帮助别人，喜欢与人合作，热情关心他人的幸福，愿意帮助别人解决困难。

喜欢的职业：教师、社会工作者、牧师、心理咨询员、服务性行业人员。

5. 选择 E 岛屿

类型：企业型（enterprising）。

喜欢的活动：喜欢领导和影响别人，或为了达到个人或组织的目的而善于说服别人，希望成就一番事业。

喜欢的职业：商业管理、律师、政治运动领袖、营销人员、市场或销售经理、公关人员、采购员、投资商、电视制片人和保险代理。

6. 选择 C 岛屿

类型：事务型（conventional）。

喜欢的活动：组织和处理数据，喜欢固定的、有秩序的工作或活动，希望确切地知道工作的要求和标准。愿意在一个大的机构中处于从属地位。

喜欢的职业：会计师、银行出纳、簿记、行政助理、秘书、档案文书、税务专家和计算机操作员。

### 三、活动总结感悟

人是有特质的，工作是有特性的，二者之间的适配将增加个人的工作满意度、职业稳定性和职业成就感。个人的职业兴趣可为职业选择提供非常具体的参考方向，但是不能过分强调结果或与之匹配的具体职业，从而限定未来发展方向。如果确定了你的目标，那就朝着你的目标加油吧！

# 主要参考文献

［1］李文霞，任占国，赵传兵．大学生心理健康教育．北京：北京师范大学出版社，2013．

［2］欧阳辉，闫华，林征．大学生心理健康应用教程．沈阳：辽宁教育出版社，2010．

［3］聂振伟．大学生心理健康——成长从"心"开始．北京：中国人民大学出版社，2014．

［4］樊富珉，费俊峰．学生心理健康十六讲．北京：高等教育出版社，2017．

［5］鲁忠义，安莉娟．大学生心理健康教育．北京：教育科学出版社，2015．

［6］（美）Dennis Coon．心理学导论：思想与行为的认识之路．郑钢，等译．北京：中国轻工业出版社，2004．

［7］（美）Robert S Feldman．发展心理学——人的毕生发展．苏彦捷，等译．北京：世界图书出版公司，2007．

［8］钱铭怡．变态心理学．北京：北京大学出版社，2006．

［9］陈琦，刘儒德．当代教育心理学．2 版．北京：北京师范大学出版社，2007．

［10］张静．大学生网络社交功能对现实人际交往的影响．中国学校卫生，2015，36(12)：1893 – 1895．

［11］汪丽华，何仁福．大学生心理健康与生命教育．北京：北京师范大学出版社，2014．

［12］张姝玥，许燕，杨浩铿．生命意义的内涵、测量及功能．心理科学进展，2010，18（11）：1756 – 1761．

［13］全国十二所重点师范大学联合编写．心理学基础．2 版．北京：教育科学出版社，2008．

［14］赖海雄，王传中，朱伟．大学生心理健康教程．武汉：武汉大学出版社，2012．

［15］邵瑞珍．教育心理学．上海：上海教育出版社，1997．

［16］张成山，江远．新编大学生心理健康教育．北京：清华大学出版社，2009．

［17］葛明贵．大学生学习心理研究．合肥：合肥工业大学出版社，2010．

［18］冯廷勇，李红．当代大学生学习适应的初步研究．心理学探新，2002，22（1）：44 – 48．

［19］教育部人事司．高等教育心理学（修订版）．北京：高等教育出版社，1999．

［20］魏成菊，岳永红，朱海娟．大学生心理健康教育．2 版．长春：吉林大学出版社，2014．

［21］刘万伦，田学红．发展与教育心理学．北京：高等教育出版社，2011．

［22］（美）莎伦·布雷姆，罗兰·米勒，丹尼尔·珀尔．亲密关系．5 版．北京：人民邮电大学出版社，2012．

［23］（美）约翰·格雷．男人来自火星 女人来自金星．长春：吉林文史出版社，2012．

［24］弗洛姆．爱的艺术．上海：上海译文出版社，2008．

［25］李银河．性文化研究报告．南京：江苏人民出版社，2003．

［26］张玉堂，哈玉红，海存福．对当代大学生性观念状况的调查分析——当代大学生性道德问题的调查研究系列成果之一．中国性科学，2008，17（9）：26 – 29．

［27］夏永林，曲江月．"90 后"大学生恋爱心理及矫正研究——以西安 2000 例"90 后"大学生恋爱心理调查为例．北京青年政治学院学报，2013（4）：72 – 77．

[28] 王优闫，睿杰，赵久波. 大学生依恋类型和恋爱幸福感：亲密度的中介. 中国健康心理学杂志，2017（3）：357－362.

[29] 何影，张亚林，王纯，等. 大学生恋爱及恋爱暴力行为发生情况. 中国学校卫生，2012（10）：1153－1155.

[30] 王希华，张瑞. 失恋对大学生恋爱态度和心理健康的影响. 中国健康心理学杂志，2011（5）：598－600..

[31] 陈红英，舒刚. 大学生心理健康教程. 武汉：武汉大学出版社，2012.

[32] 李香凤. 心理健康教育. 济南：山东人民出版社，2015.

[33] 赛利格曼. 真实的幸福. 沈阳：万卷出版公司，2010.

[34] 赛利格曼. 活出最乐观的自己. 沈阳：万卷出版公司，2010.

[35] 丹尼尔·戈尔曼. 情商. 北京：中信出版社，2010.

[36] 刘晓明. 大学生心理健康教育. 长春：吉林大学出版社，2015.

[37]（英）吉尔·海森. 反弹力：幸福人生的源动力. 北京：清华大学出版社，2014.

[38] 朱智贤. 心理学大词典. 北京：北京师范大学出版社，1989.

[39] 杨凤池，张曼华，刘传新，等. 咨询心理学. 北京：人民卫生出版社，2007.

[40] 马建青，朱美燕. 大学生心理危机及其干预现状的调查分析. 学校党建与思想教育，2014（12）：73－75.

[41] 中国就业培训技术指导中心，中国心理卫生协会. 心理咨询师（基础知识）. 北京：民族出版社，2012.

[42] 范红霞，刘丽，王卫平，等. 大学生心理健康. 北京：高等教育出版社，2014.

[43] 罗晓路，夏翠翠. 大学生常见心理行为问题案例集. 北京：北京师范大学出版社，2017.

[44] 唐仁郭，唐文红. 致心灵. 南宁：广西师范大学出版社，2015.

[45] 沈德立. 大学生心理健康. 北京：高等教育出版社，2014.

[46] 张将星，曾庆. 大学生心理健康教育. 广州：暨南大学出版社，2017.

[47] 齐桂林，胡静敏，丁文娟. 大学生心理健康教育. 南京：东南大学出版社，2016.

[48] 刘文敏，高燕，赵丹. 大学生心理健康教育. 南京：东南大学出版社，2015.

[49] 邵政. 大学生心理健康教育. 南京：南京大学出版社，2015.

[50] 田文军. 冯友兰的人生境界论及其现实价值. 南阳师范学院学报，2014，13（1）：1－6.

[51] 范艳萍. 生命历程视角下的大学生自我迷失. 南京工业大学学报（社会科学版），2013，12（1）：111－116.

[52]（美）亚隆（Yalom，ID）. 直视骄阳：征服死亡恐惧. 张亚译. 北京：中国轻工业出版社，2009.

[53] 杨艳杰. 护理心理学. 3 版. 北京：人民卫生出版社，2012.

[54] 朱智贤. 心理学大词典. 北京：北京师范大学出版社，1989.

[55] 杨凤池，张曼华，刘传新，等. 咨询心理学. 北京：人民卫生出版社，2007.

[56] 杨艳杰，钱明. 大学生心理健康教育. 北京：人民卫生出版社，2018.

[57] 巴洛，杜兰德. 变态心理学：整合之道. 7 版. 黄峥，高隽，张婧华，等译. 北京：中国轻工业出版社，2017.

[58] David H. B. ，V. Mark. D. 变态心理学. 7 版. 黄峥，高隽，张婧华，等译. 北京：中国轻工业出版社，2017.

[59]（美）查尔斯·布伦纳. 精神分析入门. 杨华渝，等译. 北京：北京出版社，2000.

［60］江光荣．心理咨询的理论与实务．北京：高等教育出版社，2012．

［61］刘春英，张晓菲，任丽娜．强迫症的认知－行为理论和治疗研究．国际精神病学杂志，2015，42（3）：127－129．

［62］美国精神医学学会．精神障碍诊断与统计手册．5版．张道龙，等译．北京：北京大学出版社，2015．

［63］李占宏，赵梦娇，刘慧瀛，等．生命意义寻求的原因：成长抑或危机．心理科学进展，2018，26（12）：2192－2203．

［64］褚惠萍．当代大学生生命教育研究．南京：南京师范大学，2014．

［65］贾林祥．社会控制视野下的青少年生命意义教育．心理学探新，2016，36（5）：392－396．